# URIAGE

ET

## SES EAUX MINÉRALES

PAR

### Le D<sup>r</sup> A. DOYON

Membre correspondant de l'Académie de médecine,
des Sociétés d'hydrologie, de médecine de Paris,
de la Société de médecine de Lyon,
Membre titulaire de la Société des sciences médicales
de la même ville, etc..

MÉDECIN INSPECTEUR

Deuxième édition

OUVRAGE ACCOMPAGNÉ DE LA FLORULE D'URIAGE
ET D'UNE CARTE GÉOLOGIQUE DES MONTAGNES D'URIAGE

PARIS

G. MASSON, ÉDITEUR

GRENOBLE ET URIAGE
LIBRAIRIE XAVIER DREVET

1884

# URIAGE

ET

## SES EAUX MINÉRALES

7660-83. — CORBEIL. Typ. et stér. CRÉTÉ.

# URIAGE

## ET

## SES EAUX MINÉRALES

7660-83. — CORBEIL. Typ. et stér. CRÉTÉ.

# URIAGE

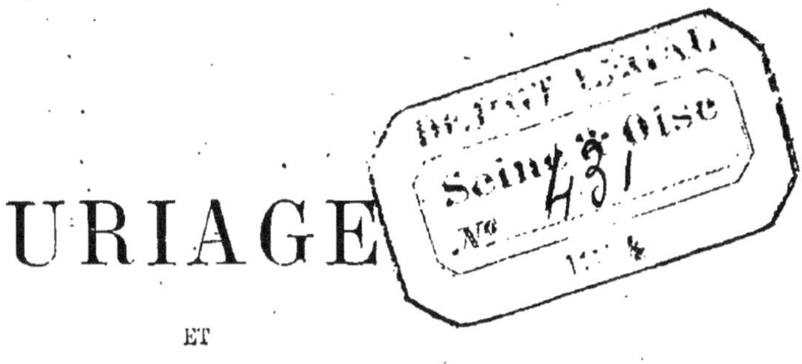


### ET

## SES EAUX MINÉRALES

PAR

### LE Dʳ A. DOYON

Membre correspondant de l'Académie de médecine,
des Sociétés d'hydrologie, de médecine de Paris,
de la Société de médecine de Lyon,
Membre titulaire de la Société des sciences médicales
de la même ville, etc.

MÉDECIN INSPECTEUR

---

**Deuxième édition**

---

### OUVRAGE ACCOMPAGNÉ DE LA FLORULE D'URIAGE
#### ET D'UNE CARTE GÉOLOGIQUE DES MONTAGNES D'URIAGE

---

PARIS

## G. MASSON, ÉDITEUR

---

### GRENOBLE ET URIAGE
## LIBRAIRIE XAVIER DREVET

---

### 1884

# PRÉFACE

## DE LA SECONDE ÉDITION

En 1865, après mes sept premières années de pratique thermale, je publiai ce travail sur l'action de l'eau d'Uriage. Depuis lors, j'ai fait paraître deux mémoires *ex professo* sur les groupes de maladies qui sont le plus efficacement modifiées par les eaux de cette station.

Aujourd'hui, après vingt-cinq années d'études et de recherches poursuivies dans le même sens auprès de notre établissement thermal, je me décide à donner une deuxième édition de mon premier ouvrage. Sans me dissimuler, à aucun point de vue, les difficultés d'une semblable tâche, il m'a semblé d'un haut intérêt :

1° De préciser encore plus exactement les indications et les contre-indications de ces eaux ;

2° De chercher à apprécier autant que possible leur mode d'action dans chacun des états morbides dont l'expérience a démontré qu'elles constituent le meilleur remède ;

3° De signaler quelles sont les nombreuses et diverses ressources balnéaires que nous avons à notre disposition ; comment et avec quelles précautions elles doivent être employées.

Car — je veux être le premier à le dire — la source d'Uriage n'est pas une panacée universelle ; elle a, comme toutes les eaux minérales, une spécialisation caractérisée. Loin de tendre à en agrandir le cercle, je me suis donc toujours plutôt efforcé de le circonscrire, sachant que, pour tout agent thérapeutique, le secret de sa réussite est dans une scrupuleuse appropriation au cas qui a été déterminé par l'analyse médicale.

En délimitant ainsi d'une façon rigoureuse la sphère d'action des eaux minérales, on échappera aux déceptions qui accompagnent nécessairement une généralisation vers laquelle trop et de trop naturelles tendances risquent, médecins comme malades, de nous entraîner.

Mars 1884.

# URIAGE

---


*Aperçu topographique.*

Uriage est situé dans une des vallées les plus pittoresques des environs de Grenoble, au pied du versant occidental des Alpes dauphinoises. Placé au centre de collines élevées, au débouché de l'étroite gorge de Sonnant, à l'entrée du riant vallon de Vaulnaveys, son bel établissement offre un accès des plus faciles.

Le département de l'Isère possède un réseau de chemins de fer qui le met en relation directe avec les principales voies ferrées de France. L'une des lignes de ce réseau se dirigeant sur Chambéry parcourt, en remontant la rive gauche de l'Isère, la riche vallée du Graisivaudan, le *plus beau jardin du tant beau pays de France,* disait le roi Louis XI; en suivant cette ligne, la première station est Gières-Uriage, situé à quelques minutes de Grenoble, station que six kilomètres seulement séparent de l'établissement thermal.

Si l'on préfère quitter à Grenoble le chemin de fer,

on prend la route départementale qui mène en Savoie en suivant la rive gauche de l'Isère. Elle sort de Grenoble par la porte Très-Cloîtres, et après avoir dépassé les fortifications, elle se dirige en ligne droite vers le hameau de la Galochère, placé au pied de la montagne, d'où, après un léger contour, on arrive en quelques minutes au village de Gières.

Par ce trajet on a sous les yeux, dès la sortie de Grenoble, un panorama grandiose de montagnes qui se déroulent avec une majesté pittoresque. Ces montagnes, surmontées de forêts de sapins dont le vert sombre contraste si étrangement avec les teintes variées des collines cultivées en moissons et en prairies, servent en quelque sorte de premier plan à d'autres montagnes couvertes de neige pendant la plus grande partie de l'année et dont la cime plus élevée, parmi les sommets dentelés qui l'entourent, est le pic de Belledonne qu'escaladent chaque année de nombreux touristes. A gauche, sur la rive droite de l'Isère, on aperçoit le massif de la Chartreuse, le mont Eynard, gigantesque muraille naturelle, que surmonte, comme une tour de château fort, la dent de Crolles.

La vallée du Graisivaudan, bordée dans toute son étendue par ces deux chaînes de montagnes qui s'élèvent en amphithéâtre, est parcourue d'un bout à l'autre par l'Isère, dont les multiples et gracieuses sinuosités portent alternativement sur l'une et l'autre rive le trésor de ses faveurs fécondantes.

A Gières, on laisse la vallée du Graisivaudan pour suivre une vallée latérale presque perpendiculaire à la première, mais dont le caractère offre un contraste frappant avec celle que l'on vient de parcourir. Sitôt les dernières maisons du bourg dépássées, le site, en effet, se métamorphose. On entre dans la gorge de Sonnant pour suivre un chemin qui serpente à travers les nombreux détours des montagnes dont il sillonne la base. De chaque côté s'élèvent de hautes collines à sommets recouverts de bois et dont les pentes plantées de vignes, de noyers ou de châtaigners sont cultivées avec soin. Cette route s'enfonce dans le défilé en suivant par des pentes douces, égales, habilement ménagées, tous les mouvements de la montagne qu'il a fallu couper en plusieurs points pour lui frayer un passage. Vers les deux tiers du trajet, la route franchit une arche en pierre — le pont de Sonnant — et passe alors sur la rive droite du torrent.

Jusqu'au pont de Sonnant la vue était bornée par les montagnes dont les bases se confondent et s'enchevêtrent pour ainsi dire; mais à partir de ce point l'horizon s'élargit, les blanches cimes des Alpes apparaissent tout à coup dans le lointain comme une barrière infranchissable aussi bien que comme un irrésistible appel, tandis que de chaque côté s'étale une longue succession de côteaux verdoyants et boisés. On se trouve alors au milieu d'un panorama grandiose, à la fois attrayant et sévère, qui rappelle les plus beaux sites de la Suisse. Dans le fond, les Alpes, dont la sombre verdure de sapins rend encore plus saisissantes les cimes escarpées et dénudées qui forment un vaste cirque dans lequel tombe la cascade de l'Oursière. Un peu plus à droite, Champrousse, dont le sommet surmonté d'une croix paraît dominer les montagnes environnantes.

Pendant ce rapide trajet, l'esprit est saisi d'admiration en présence des splendeurs de cette nature agreste et presque sauvage; solitude animée par le cours accidenté d'un torrent dont les eaux, à quelques mètres seulement au-dessous de la route, roulent sur un lit de roches schisteuses.

La route débouche enfin dans la riante vallée de Vaulnaveys, qui se dirige du nord au midi dans une longueur de 9 kilom.; elle est surmontée au nord par le vieux manoir d'Uriage et se termine au midi par le château de Vizille et le torrent de la Romanche. Plus spacieuse dès lors, cette vallée s'aperçoit bordée du côté de l'orient par une chaîne de montagnes allant du nord au sud-ouest et remonte ensuite au sud-est du côté de l'Oisans, pays riche en mines de toute espèce et dont les montagnes chaque année mieux connues deviennent de plus en plus un centre d'attraction pour les botanistes, les minéralogistes et les amateurs de courses alpestres. L'autre côté de la vallée est bordé de coteaux qui depuis quelques années sont presque complètement plantés de vignes.

C'est au pied des pentes inclinées de ces montagnes
et immédiatement au-dessous du château d'Uriage que
se trouve l'établissement construit sur l'emplacement
même des anciens Thermes romains.

Autour du château d'Uriage se groupaient autrefois
de nombreuses chaumières dont il ne reste plus aujourd'hui que de rares débris. Cet endroit, maintenant
couvert de bois, s'appelle encore le *Bourg*.

Ce trajet de 12 kilomètres (de Gières à Uriage) constitue
pour le touriste une des plus ravissantes promenades
qu'il puisse faire ; elle ne le cède, ni sous le rapport du
pittoresque, ni sous celui de la variété des sites, de la
richesse et de la vigueur de la végétation, aux vallées les
plus célèbres. Et à ce propos qu'il nous soit permis de
dire que notre Dauphiné n'a pas encore la réputation
qu'il mérite : ses vallées, ses montagnes, d'un accès
facile, quand elles seront mieux connues, attireront un
jour les touristes de tous les pays.

Le Dauphiné n'est pas la Suisse, c'est autre chose, la
différence est grande. Telle est l'appréciation d'un bon
juge en ces matières, M. Eugène Yung qui s'exprime
ainsi sur ce sujet :

« Les effets saisissants, les contrastes violents sont
plus rares en Dauphiné ; mais l'aspect est moins gris ;
la lumière est plus transparente, plus chaude; les
verts sont plus verts ; les bleus sont plus bleus. La
variété des arbres donne l'image de la fertilité. Avec

la fraîcheur et la richesse de végétation du Nord, on a
comme une sensation du Midi.

« C'est bien l'impression qu'on éprouve quand on entre
dans le Dauphiné par Chambéry et la vallée de Graisivaudan. Cette belle vallée, au milieu de laquelle l'Isère
trace ses contours, est si unie, que le chemin de fer y
passe sans déblais ni remblais, ni tunnels. Les deux
chaînes de montagnes qui la bordent et l'enserrent s'opposent l'une à l'autre. D'un côté, le massif de la Grande-
Chartreuse, entouré de sommets dont chacun porte le
nom de quelque saint du paradis, et qui montrent
leurs flancs marneux ravinés du haut en bas par les
cascades. Au pied s'étendent des maisons de campagne
où viennent se reposer les habitants riches de Grenoble, et parmi lesquelles on distingue, au bas d'une
jolie cascade, la Terrasse-les-Bains, dont les eaux guérissent de la goutte. De l'autre côté de la vallée se
déroule le groupe des montagnes dont le pic de Belledonne est le point culminant, les Cinq-Pointes, les
Sept-Laux (lacs), etc. Ici, tout est riant ; les arbres frui-
tiers abondent, noyers, châtaigniers, cerisiers, et mettent le paysage au milieu de la grande nature. Tout
au fond des gorges, le long des escarpements et autour
des champs de neige, les forêts ont l'air de vergers,
et les prairies ressemblent à des gazons. Ces **gorges**
nous conduisent à des stations minérales célèbres :
ici Allevard ; là Uriage, tranquille et coquet au fond
d'une grande vasque de verdure comme dans un oasis.

La vallée nous montre toute sorte de cultures : sur la
rive droite, la vigne est attaquée cette année par l'oï-
dium et redoute les approches du phylloxera; sur la
rive gauche, le mûrier, le chanvre cèdent la place au
tabac. Sur les deux rives, de nombreux villages et des
châteaux en ruines ou en bon état ont vu naître des
personnages historiques : Bayard, le baron des Adrets,
deux guerriers bien différents; madame de Tencin,
Vaucanson, Mably, Condillac, Barnave; au delà
d'Uriage, s'élève le château de Vizille, d'où est parti le
programme de la Révolution de 1789 et qui est passé
des mains des Lesdiguières à celles des Casimir-Périer.
Enfin, au bout de la vallée du Graisivaudan, apparaît
Grenoble, placée au confluent de trois vallées fertiles,
et qu'on transforme en un vaste camp retranché où
une armée pourra toujours se réorganiser en toute sécurité pour marcher au secours de Lyon. Tout vous
fait sentir que vous êtes en France, non en Suisse. »


## *Histoire.*


Dans la première édition de ce livre j'avais rappelé
que suivant Guy Allard, Uriage viendrait d'*urentes
aquæ*; que d'après Court de Gebelin, Uriage serait composé de deux mots celtiques dont l'un, *ur* ou *uri*, voudrait
dire cabane pastorale ou pâturage, et que l'autre, *ag*
ou *ak*, signifierait montagne pastorale. A cette époque
j'avais adopté l'interprétation donnée par Guy Allard

dans son *Dictionnaire historique*. Mais M. Quicherat, le regretté et savant directeur de l'École des Chartes, dont l'autorité en ces matières est incontestable, a eu l'obligeance de me communiquer les recherches particulières qu'il a faites à ce sujet : je suis heureux de pouvoir en transcrire ici l'exposé textuel. D'après cet auteur, le nom d'Uriage se rencontre à partir de la seconde moitié du onzième siècle. Il est consigné dans les chartes de cette époque, soit sous les formes latines *Auriaticum*, *Auriacum*, *Auriagium*, soit sous la forme déjà francisée *Auriatge*. *Auriaticum* est la forme pure et primitive. Elle nous représente un radical, probablement celtique, que les Romains transformèrent en un adjectif neutre, le substantif *prædium* étant sous-entendu. Le mot, par conséquent, revenait à dire : « le domaine rural constitué au lieu dit *auir* ou *oir*. » Les dialectes celtiques de l'Angleterre possèdent des analogues répondant aux sens bien divers de *feu*, de *levant*, de *bordure*, de *genêt*. Si cette dernière acception est celle qu'on doive choisir, *Auriaticum* aurait été l'équivalent du nom de lieu qui, en français, est dit *la Genetière*[1]. Quant à la forme *Auriage*, qui est devenue Uriage par corruption, elle est identique à *Auriaticum* ;

1. Cette étymologie n'est donnée que comme une pure hypothèse ; rien n'est aussi obscur et aussi discutable que l origine des noms de lieu, lorsqu'on ne peut remonter à leurs toutes premières formes. De l'avis de M. Gaidoz, le sens donné à ce radical est très contestable.

elle résulte de la façon dont le latin s'altéra dans la bouche des habitants du pays. Dans la prononciation ancienne, l'*a* du milieu étant affecté de l'accent tonique, l'effort de la voix se portait sur cette voyelle, et par suite les voyelles subséquentes perdaient leur valeur : *auriat'c'm*, par adoucissement *auriat'ch'*, et Auriatge.

L'unanimité des textes quant à la première syllabe, qui était *aur* et non *ur*, m'a fait, dit M. Quicherat, renoncer à l'idée que le lieu devait son nom à la source minérale. Le lieu était déjà baptisé lorsqu'on commença à faire usage des eaux, et vraisemblablement c'est aux Gallo-Romains qu'il faut en attribuer la découverte. Les *ex-voto* en forme de marteaux emmanchés qu'on y a découverts sont très curieux et uniques en leur genre. Peut-être faut-il y voir un symbole se rapportant au culte du Pluton (*Dis pater*) de la religion gallo-romaine ; car l'attribut principal de ce Dieu était un marteau ou maillet au bout d'un long manche.

Voici, sur ces marteaux, une opinion plus développée encore : je la dois à l'obligeance d'un autre érudit de Paris, très compétent en ces matières, M. Gaidoz, directeur de la *Revue Celtique*.

« Ces marteaux ou ces haches en plomb (car on peut y voir l'un et l'autre), offerts en *ex-voto* au génie de la source d'Uriage, sont des monuments d'autant plus curieux qu'on n'en a pas encore découverts ou du moins signalés ailleurs. Ils se rattachent évidemment aux pratiques traditionnelles dont les haches en silex étaient l'objet, et, représentant les mêmes symboles, ils avaient le même sens. Ce que le paysan contemporain appelle la « pierre de foudre ou pierre de tonnerre » en France, et nomme de termes correspondants non seulement dans toute l'Europe, mais en Asie Mineure, dans l'Inde, etc., c'est la hache en silex qui, chez les Romains, était employée traditionnellement dans certains rites et sur laquelle on prêtait les serments les plus sacrés, *per Jovem silicem jurare*.

« Le caractère sacré de ces haches en silex vient de ce qu'on regardait primitivement la foudre comme une arme, comme un trait lancé par un être doué de puissance surnaturelle, et à ce qu'on l'assimilait au trait le plus en usage aux premiers temps de l'humanité, à la hache en pierre. De là à croire, dans bien des cas, que de semblables armes tombaient réellement du ciel, il n'y a qu'un pas, et aujourd'hui même, dans plus d'une partie de la France, le paysan assure que ces haches en silex qu'il appelle *pierres de tonnerre* sont réellement tombées du ciel avec le tonnerre ! Par suite on les regarde comme ayant des propriétés merveilleuses, on les porte comme talisman ou amulette; on les garde dans les étables pour les préserver du tonnerre ; dans la Cornouaille anglaise, on croit que l'eau dans laquelle on les a fait bouillir guérit du rhumatisme, etc. C'est par la même conception d'idées que les fragments de fer météorique, c'est-à-dire provenant d'aérolithes, se rencontrent fréquemment comme amulettes précieu-

sement transmises dans les familles de génération en
génération.

» Les Gaulois avaient les mêmes croyances. Nous le
savons indirectement par la tradition vivante encore
dans nos campagnes, qui ne peut avoir d'autre
source, et par les représentations figurées de quelques
monuments gallo-romains. On a trouvé des haches
d'un type analogue aux haches en silex et à nos marteaux d'Uriage figurées sur des autels *Silvano Deo* du
sud-est de la Gaule, et dans la même région on trouve
fréquemment des statuettes représentant un Dieu
barbu, à la tête olympienne, appuyé sur une longue
tige terminée par un marteau. Le même dieu, dans
une statuette trouvée à Vienne (Isère) en 1866, est représenté d'une façon plus pittoresque encore : derrière
sa tête figure un marteau auquel, par de légères tiges,
se rattachent d'autres marteaux plus petits. C'est le
symbole de la foudre, se divisant et se multipliant en
quelque sorte par ses éclats. Ce symbolisme n'est pas
particulier à la Gaule, car le dieu germanique Thôrr,
Dieu du tonnere, a aussi le marteau pour arme, c'est-à-
dire pour emblème.

» Dans l'état peu avancé où est encore la mythologie
gauloise, on ne saurait donner un nom précis à ce
dieu, d'autant que les monuments où il figure ne
sont pas accompagnés d'inscriptions. M. Anatole de
Barthélemy, qui a étudié tout particulièrement cette
classe de monuments, a voulu y voir d'abord le Dieu

de la nuit, que César assimilait au *Dis Pater* ou Pluton des Romains ; plus tard il y a vu le Dieu nommé Taranis par les écrivains latins, et comme le nom de ce dieu est dérivé du nom celtique du tonnerre (*taran*), l'assimilation est des plus vraisemblables.

« Ce dieu était-il le patron des eaux d'Uriage ? Cela est tout à fait possible, vu le nombre des haches-marteaux offerts en *ex-voto* ; mais en l'absence de monuments épigraphiques (inscriptions), il est difficile de l'affirmer. Les sources thermales de la Gaule, déjà exploitées par les Gaulois avant la conquête romaine, étaient toutes regardées comme sacrées et placées sous l'invocation d'un dieu ou d'un génie. Quelquefois le nom de ce génie se confond avec celui de la localité, comme à Luxeuil, où l'on trouve des dédicaces *Luxovio Deo* ; le plus souvent les sources sont dédiées à Apollon, dont le nom est accompagné d'une épithète indigène, ou à des divinités indigènes féminines, *Damona* et *Sirona*, qui paraissent tantôt seules, tantôt à côté d'Apollon, et qui sont des sortes d'Hygies gauloises. La divinité que les Gallo-Romains ont appelée du nom étranger d'Apollon semble avoir correspondu à la fois à Apollon et à Esculape. Une des épithètes gauloises les plus fréquentes de ce Dieu, dans les inscriptions, était le nom de *Borvo* ou *Bormo*, et on a trouvé des inscriptions *Apollini Borvoni* dans trois stations thermales qui ont gardé le nom de ce dieu, Bourbonne-les-Bains, Bourbon-l'Archambault et Bourbon-Lancy. Peut-être de nou-

velles fouilles amèneront-elles à Uriage la découverte
d'inscriptions votives, de même qu'on y a trouvé déjà
de nombreux *ex-voto*. On saurait alors à quel nom rattacher cet hommage de naïve reconnaissance au génie de
ces eaux salutaires ; mais la présence seule des haches-
marteaux, comme *ex-voto*, suffit à montrer qu'on attribuait ces bienfaits à un Dieu qui régnait dans l'Empyrée.

« Cette assimilation n'est pas sans raison d'être pour
des eaux sulfureuses. N'est-ce pas une remarque de
tous les jours que la traînée de la foudre laisse derrière
elle une odeur de soufre? L'homme a toujours cherché
les rapports et les causes en se les expliquant suivant
l'état de ses connaissances ou mieux de son ignorance.
Ici l'assimilation était toute naturelle, aussi naturelle
pour les esprits d'une époque antérieure aux découvertes de la science, que les rapports que l'on cherche
aujourd'hui à établir entre l'électricité de l'atmosphère
et celle des eaux thermales. *Ceci vient de cela* est le
fond de tous les raisonnements humains, jusque dans
l'erreur. »

Une tradition de source digne qu'on s'y arrête attribue l'origine du château d'Uriage à deux frères possesseurs en société de la seigneurie. Ils se bâtirent
chacun une tour à peu de distance l'une de l'autre ;
puis, ne pouvant vivre isolés dans leur demeure res-
pective, ils relièrent les deux tours par une galerie ; et
de là le château. Si ce fait est fondé, il se perd dans

la nuit des temps, car il est impossible de trouver dans l'édifice actuel une pièce quelconque qui le justifie. Le château est une construction de plusieurs mains, dont les plus anciennes parties ne paraissent pas remonter au delà de la fin du quatorzième siècle. Elles sont d'une époque où l'histoire atteste que le fief n'était point tenu en pariage.

Sans vouloir rappeler ici tous les souvenirs féodaux se rattachant à Uriage, je reproduirai les précieuses indications que je dois encore à l'obligeance de M. Quicherat.

Lors de la dissolution de l'empire carlovingien, la vallée du Graisivaudan et les montagnes et vallées environnantes furent sans doute livrées à l'occupation étrangère ; mais le nom de Sarrasins donné plus tard aux envahisseurs ne prouve pas qu'ils aient été d'origine arabe ou moresque, car *Sarrasin*, dans le vieux français, servait à désigner tout ce qui n'était pas chrétien ; c'était l'équivalent de païen. Il y a toute vraisemblance que les païens qui s'établirent dans le Graisivaudan à la fin du neuvième siècle furent des Slaves ou des Madgyars. Quant aux possesseurs d'Uriage, il n'y a pas à chercher leur trace avant le onzième siècle. On les voit alors placés dans la situation de tous les seigneurs féodaux de l'époque. Ils détiennent des biens usurpés sur l'Église et dont, à force de sollicitations et aussi par peur de l'enfer, ils consentent à restituer quelques lambeaux. Ce ne sont pas des restitutions gratuites. On trouve dans le cartulaire du prieuré de Domène plusieurs actes contenant de ces transactions qui sont plutôt des ventes à bas prix que des donations ; mais on évite d'y prononcer le nom de vente, à cause des lois qui défendaient le trafic des biens ecclésiastiques. La rétribution en argent ou en nature payée par le preneur est représentée comme un don gracieux offert au bailleur en surérogation des *priéres*, qui lui sont assurées [1].

[1]. 29. *Carta Alemanni et filiorum ejus de cabannaria* (*).

« Notum sit omnibus hominibus tam præsentibus quam futuris quia dominus Alemannus de Auriatge, qui in hoc monasterio conditus jacet, dedit omnipotenti Deo et sanctis apostolis Petro et Paulo ad locum de Domina pro salute animæ suæ aliquid de sua hereditate, videlicet cabannariam unam sitam in loco qui dicetur villa Perdita quam tenet homo nomine Durannus, cum fratre suo Humberto, et alio Lamberto ; ministraliam autem cabannariæ hujus dedit quidam villicus nomine Vuillelmus prædicto monasterio, et accepit a fratribus monachis quindecim solidos. Postea vero cum filii prædicti Alemanni crescerent, scilicet Petrus et Alemannus abstulerunt prædicto Vuillelmo ministraliam, et iterum donaverunt ministraliam et placita præfato monasterio accipientes a domino Hugone priore decem solidos. »

S. Odonis de Auriatge. S. Torrenci de Porta.
S. Alvisi de Domina. S. Vuillelmi presbiteri.

* Cette charte, qui se trouve dans le cartulaire de Domène, remonterait environ à 1085. Selon la tradition ce fut Isarn, évêque titulaire de Grenoble, qui, à la tête d'une troupe d'aventuriers, chassa les Barbares de cette partie du Dauphiné. Au nombre des compagnons d'Isarn était un guerrier appelé Alleman qui, après la victoire, obtint une partie des terres enlevées aux vaincus et fut l'auteur de la race de ce nom.

Les premiers seigneurs connus d'Uriage portent le nom de Odon ou Eudes. Ce n'est que vers l'an 1100 que celui d'Alleman apparaît dans leur lignée, et il n'a pas pu y devenir patronymique avant la fin du douzième siècle. C'est sous le règne des derniers dauphins de la lignée d'Albon que cette famille Alleman arrive à l'apogée de sa puissance et qu'elle établit sa domination sur toute la vallée, et même au delà du Drac, par une confédération de ses diverses branches établies à Vaulnaveys, Champs, Revel, Vizille, Séchilienne, Valbonnais, etc. Nous avons l'acte d'une association pareille renouvelée en 1455 sous la direction de l'évêque de Grenoble, Siboud Alleman. La dernière guerre privée qui se fit par suite de ces accords eut lieu en 1477.

C'est cette union entre les différentes branches des Alleman, union fondée soit pour l'agression soit pour la résistance aux attaques de leurs ennemis, qui fut appelée au moyen âge : « la queue des Alleman. » — Cette locution, encore usitée dans certaines parties du Dauphiné, en ces termes : « gare la queue des Alleman ! » signifie : « prenez garde aux conséquences. »

Sans vouloir faire ici l'histoire de cette famille, nous nous bornerons à rappeler que Bayard tenait aux Alleman par sa mère Hélène Alleman de Laval. Un portrait du chevalier sans peur et sans reproche, datant de l'époque, se trouve encore dans une des salles du château d'Uriage.

Soffrey Alleman, petit-fils de Guigue d'Uriage, plus connu sous le nom de capitaine Molard, fit ses premières armes avec Bayard ; il se battit vaillamment en Italie, se distingua au siège de Brescia et mourut, peu de temps après, à la bataille de Ravennes.

A partir de cette époque la lignée d'Uriage ne fut pas heureuse. Depuis la mort précoce de Philibert, fils de Soffrey, elle ne s'était perpétuée que par substitution. Felix, appelé à la succession de son cousin Philibert, l'avait transmise à un de ses parents, nommé Gaspard de Saint-Just. Celui-ci en disposa au profit d'un bâtard légitimé. Enfin vint un nouveau collatéral qui aliéna Uriage et brisa ainsi le dernier lien qui rattachait son nom à la gloire de ses ancêtres.

En 1630, Thomas de Boffin, conseiller d'État, acquit ce domaine par voie d'échange. La famille de Langon l'a possédé depuis [1], et il est devenu, en 1827, la propriété de M. le comte L. de Saint-Ferriol, neveu et héritier de madame la marquise de Gautheron, dernière descendante de la famille de Langon.

M. le comte Louis de Saint-Ferriol étant mort le 26 avril 1876, la terre et le château d'Uriage ont passé entre les mains de son fils.

---

1. Le castel et la baronnie d'Uriage devinrent, dans le dix-septième siècle, la propriété de la famille de Langon, par suite du mariage que contracta, en 1659, François de Langon avec l'unique héritière des Boffin.

## Uriage ancien.

La connaissance des eaux minérales et des moyens capables d'utiliser leurs propriétés se confond avec les rudiments mêmes de la civilisation. Les Romains, ces grands précurseurs de l'art moderne, avaient de bonne heure apprécié les ressources que fournissent les bains sous le rapport de l'hygiène et de la thérapeutique. Aussi créèrent-ils d'importantes stations thermales partout où ils rencontraient des sources dignes d'être aménagées en vue de cette destination, et d'autre part développèrent-ils l'installation de celles qui étaient déjà exploitées avant la conquête de la Gaule. C'est à cette habitude ancienne de mettre à profit les eaux minérales vraiment efficaces qu'est due la fondation d'un établissement balnéaire à Uriage.

Je passerai rapidement en revue les débris de l'ancien établissement mis à découvert à différentes époques, toutes les fois que des fouilles ont été nécessaires pour améliorer le captage des eaux. Sur l'emplacement des bains actuels, dans le voisinage de la source ferrugineuse surtout, on peut constater que dans une étendue considérable le terrain est sillonné en tous sens de pans de murailles, de barrages, de constructions ayant appartenu autrefois à un établissement de bains. L'histoire est à peu près muette sur l'origine de ces thermes antiques : aussi en chercherons-nous les preuves exclusivement dans l'examen de l'étude des vestiges archéologiques que nous allons brièvement énumérer.

Parmi les objets qui attestent la destination spéciale de ces constructions, plusieurs ont été détruits, soit accidentellement, soit par l'action du temps ; entre autres, un aqueduc voûté, enduit à l'intérieur d'un stuc tellement solide qu'il fut difficile de l'entamer, lorsqu'on en entreprit la démolition, et qu'on fut forcé de le briser à coups de marteau. On a trouvé plusieurs piscines faites avec un béton composé de chaux, de brique pilée et de petits cailloux ; de grands réservoirs, dont le fond fait en pierres bien jointes était supporté sur des piliers en maçonnerie, pour permettre de chauffer le liquide qui y était contenu. Quelques-uns avaient des gradins ; une piscine présentait sur deux de ses faces cinq degrés en pouzzolane d'un beau poli.

On a trouvé de nombreux fragments de briques ; et quelques-uns de ces débris portent la marque de leurs fabricants.

Deux fonds de vases en terre noire, à moitié brisés, portent l'un SEVVO, après quoi on voit encore l'amorce d'une F ; — l'autre porte VVOFECI. Ce sont deux exemplaires de vases identiques dont la légende complète est SEVVO FECIT, « Sevvo a fait ceci ». Cette légende se trouve sur des vases des musées de Moulins, de Lyon, de Genève et d'Annecy.

Un autre fond de vase en terre noire porte le nom de CARINUS (Carinus) que l'on a également trouvé dans l'Allier, en Poitou et à Limoges.

Les marques de nos fragments de poteries en terre rouge sont assez frustes. Sur l'un d'eux on lit le nom de Peculiaris, fabricant dont les produits se rencontrent en France, en Belgique et sur les bords du Rhin. La légende est PECVLIAR. F. (en lettres liées et rétrogrades).

Un fragment de poterie porte le nom de VERPO.

Un fragment de brique porte trois fois répété C. VIR. L. C'est sans doute une faute pour C. VIRIL., marque qui se rencontre sur les produits très répandus de Caius Virilis (Schuermans, *Sigles figulins*, nᵒˢ 5788-5808). On a constaté en effet des méprises de ce genre, analogues à nos fautes d'impression, et qui permettent de supposer que les potiers anciens gravaient leurs noms avec des caractères mobiles, avec des sortes de composteurs; ainsi s'expliquent bien des erreurs ou des inversions.

D'autres fragments de tuiles, ceux-là fort nombreux à Uriage, portent le mot CLARIANA. Cette marque est très fréquente dans l'est de la France, et on en a des exemplaires au musée de Lyon. Elle indique la *Clariana Fabrica*, la fabrique Clariana ou de Clarianus.

Quelques autres fragments portent aussi des marques de potier, mais trop frustes pour que la lecture en soit possible.

Ces tuiles dateraient du premier siècle de notre

ère, et l'on devrait faire remonter à cette époque l'origine de l'établissement thermal.

Quelques inscriptions, tracées sur divers objets, méritent aussi, de notre part, une mention et une interprétation spéciales. La première, aujourd'hui perdue, était figurée en relief sur plomb. Voici comment l'abbé Greppo, dans son livre sur les eaux thermales de la Gaule, reproduit cette inscription : L. SCRI. MARTINVS. AC. F. Ce nom était peut-être celui d'un entrepreneur? En découvrant cette inscription, on recueillit en même temps un grand nombre de petits marteaux en plomb de 18 à 20 centimètres de longueur dont il a déjà été question.

Voici en quels termes un savant épigraphiste de Lyon, M. Allmer, décrit un curieux monument du petit musée de M. de Saint-Ferriol, monument qui a aussi été trouvé dans les fouilles de la source thermale :

Inscription sur l'armature en plomb d'un monument funéraire.

« *Uriage*. Petite plaque oblongue en plomb, faisant partie d'une armature du même métal, qui probablement enveloppait un cippe.... L'inscription est imprimée en relief et entourée d'un filet cordelé. — Longueur 0$^m$,25.

M. RVF. MARCIAN. V. F.

*M. Rufus Marcianus vivus fecit.*

« Marcus Rufius Marcianus a, de son vivant, fait ce tombeau. »

« La plaque de plomb sur laquelle se lit cette inscription appartient à un ensemble de débris qui méritent
d'être décrits. Ils représentent la façade, découpée à
jour, d'une sorte de petit temple, dont la plaque en
question forme le soubassement et sert d'appui à deux
colonnes supportant une autre plaque pareille qui
constitue l'entablement de l'édifice, terminé en faîte
par une hachette à deux tranchants. Une hachette
semblable est placée sur le soubassement, et une autre
encore est emmanchée dans chacune des deux colonnes à laquelle elle fait une espèce de chapiteau
bizarre, grossièrement disproportionné. D'autres débris
du même genre indiquent, quoique moins complets,
la répétition du même sujet, et font présumer une
armature appliquée sur les quatre faces d'un petit
cippe, qui n'était autre qu'un tombeau.

« Un vase gardé par deux griffons affrontés, sur la
plaque supérieure, met hors de doute la destination
funéraire du monument, et donne lieu de reconnaître
des figures de *l'ascia* dans les hachettes dont il vient
d'être parlé [1] ».

Il n'y a rien à ajouter à une description aussi complète. Mais s'agit-il bien d'un monument funéraire?
M. Gaidoz, en examinant cet objet pendant son séjour
à Uriage, y voyait de préférence un *ex voto* au Dieu de
la source.

1. Allmer, *Inscriptions de Vienne*, t. IV (1876), p. 479,
n° 1985.

De nouvelles fouilles faites en 1836 donnèrent lieu à des découvertes encore plus curieuses et plus intéressantes. Ce sont trois petites statuettes en bronze, de 25 à 35 centimètres de hauteur, d'un très beau style et dans un état de conservation satisfaisant.

Une de ces statuettes, remarquable par la beauté de ses formes et l'élégance de sa pose, représente un jeune homme. Dans sa main droite, appuyée sur la hanche, il tient le *plectrum*, instrument avec lequel on faisait vibrer les cordes de la lyre, qu'il devait tenir de la main gauche malheureusement absente. Les yeux aujourd'hui vides étaient sans doute d'argent, suivant un usage assez commun chez les Romains, qui l'avaient pris des Grecs. Cette belle statuette, de 35 centimètres de hauteur, est entièrement nue, elle est coiffée du nœud d'Apollon. C'est un Apollon Cytharède.

La seconde de ces statuettes représente aussi un jeune homme; il tient dans sa main droite un objet arrondi qui semble être un fruit. Le bras gauche est levé en l'air, mais la main est brisée. Une légère draperie, retenue sur l'épaule gauche, couvre la partie inférieure du torse et des cuisses. C'est encore un Apollon, mais d'un type différent et qui n'a ni la beauté, ni la grâce du premier. Cette statuette a 32 centimètres de hauteur.

La troisième statuette est une figure d'enfant d'une grâce charmante; malheureusement son état de conservation laisse à désirer. Ses formes sont un peu altérées par des aspérités arrondies et volumineuses qui recouvrent presque tout le corps et qui tiennent évidemment au séjour prolongé de la statuette dans un milieu humide. L'enfant tient dans sa main droite un objet qui semble être une torche éteinte. C'est probablement un Bacchus enfant. Cette statuette a 27 centimètres de hauteur.

Ces trois statuettes ont été trouvées dans les ruines des thermes Romains, à Uriage.

En 1837, on a déblayé un aqueduc encore debout sous le sol, mais en partie obstrué par l'éboulement de sa voûte et du terrain qui le recouvrait. Cet aqueduc, dont l'entrée correspondait à la source minérale, et qui avait environ 15 mètres de longueur, présentait une direction à peu près perpendiculaire à celle de la source, et s'enfonçait dans un tertre voisin. Sur les parois de cette espèce de galerie, on trouvait des ouvertures cintrées donnant accès dans des cabinets ou galeries adjacentes. Sur la partie latérale de cette galerie on découvrit un fourneau offrant une surface de près de 65 centimètres d'étendue en largeur et en profondeur, une hauteur de plus de 30 centimètres. La voûte était soutenue par de petites colonnes en brique qui laissaient un peu d'espace entre leur circonférence et les parois latérales du fourneau, et qui circonscrivaient une aire inférieure d'au moins 22 centimètres de diamètre. Il existait encore sur le foyer des cendres et des débris de bois en partie charbonné.

Ce fourneau servait-il à chauffer de l'eau minérale ?
On peut le supposer, et avec d'autant plus de raison
que, déjà dans les premières fouilles, on avait découvert un fourneau dans un état parfait de conservation,
placé sous une piscine. On peut induire de là qu'autrefois, comme de nos jours, la température de l'eau
d'Uriage n'offrait pas une chaleur assez élevée pour
être employée sans qu'on la fît chauffer. Et comme les
Romains ne se servaient pour leurs bains que des
sources thermales, la présence de ce fourneau est une
preuve de la grande importance qu'ils attribuaient à
nos eaux.

Depuis cette époque, d'autres fouilles et d'autres découvertes ont été faites. A côté de la galerie dont je
viens de parler, on a mis au jour les murailles en
partie conservées de plusieurs cabinets, dans l'un desquels était creusé un bain de 2 mètres au moins de
longueur sur 1 mètre de largeur. D'autres constructions, parmi lesquelles un bain, plusieurs piscines,
ont été plus tard découvertes dans le voisinage des
deux premières galeries ; l'intérieur de ces divers
cabinets était revêtu de marbre blanc. Une de ces
piscines, de forme carrée, avait environ 8 mètres de
côté, et l'une de ses parois est encore visible, avec son
revêtement de ciment romain, à peu de distance de
l'entrée de la seconde galerie, dont elle forme une
des parois. Au fond de cette même galerie, dans le
lieu où l'on a atteint la source pure en 1845, se retrou-

vaient des restes romains, un massif de béton considérable et très dur, des pièces de bois enfoncées verticalement dans le sol et qui devaient servir à former
un barrage vers ce point d'émergence de la source.
La disposition de ce barrage, situé à présent à 15 mètres
de profondeur, était alors à la surface du ravin et devait
servir à faire monter l'eau minérale pour qu'elle pût
être conduite dans les différents bains. Enfin, en 1844,
on mit à découvert un vaste chauffoir, destiné probablement à chauffer les eaux minérales, et dont la construction paraissait analogue à celle du petit fourneau
décrit ci-dessus. M. de Saint-Ferriol a publié, dans le
tome III du Bulletin de statistique du département de
l'Isère, une note très détaillée sur ces précieux débris
des temps passés. En rapprochant les restes de cette
construction des explications que donne Vitruve pour
ce genre d'appareils, on voit, ainsi que le fait judicieusement remarquer M. de Saint-Ferriol, que tous les
détails prescrits par le célèbre architecte se retrouvent
fidèlement exécutés dans le remarquable édifice dont
nous parlons. A cette notice que les amateurs d'antiquités pourront consulter avec fruit, est annexé un
plan de ces ruines.

Les terrains qui avoisinent l'emplacement ancien de
la source sont remplis de constructions romaines qui
devaient être considérables. Plusieurs témoignages de
leur antiquité sont encore visibles dans les points où
on les a découvertes ; mais malheureusement l'action

incessante et continue des influences extérieures a
rendu presque méconnaissables la plupart de ces restes du premier établissement, et tend à les faire complètement disparaître.

Lorsque commencèrent, en 1821, les premières
fouilles pour rechercher la source plus avant dans le
sol, « on ne connaissait rien de l'histoire de ces eaux,
dit M. l'ingénieur Gueymard dans la *Statistique du
Dauphiné*, et l'on ne se doutait nullement des constructions immenses qui n'étaient recouvertes que par
quelques décimètres de terre végétale ou d'alluvions
amenées par les pluies torrentielles. »

L'édifice romain, situé au débouché d'une gorge
torrentielle, avait été graduellement recouvert, comme
beaucoup de constructions anciennes, par des détritus,
terre, sable, cailloux, entraînés par le courant.


## Uriage moderne.


Si nous en exceptons les témoignages de l'époque
romaine fournie par les débris dont nous venons de
parler, l'histoire d'Uriage se résume dans un très petit
nombre de citations.

Chorier (1666), dans son *Histoire du Dauphiné*, n'en
fait pas mention.

Guy-Allard (1684), dans son *Dictionnaire historique
et géographique*, après avoir énuméré plusieurs eaux
minérales du Dauphiné, dit, en parlant de celles d'U-

riage, que ces eaux « ont des vertus particulières pour rafraîchir ceux à qui la bile a fait un tempérament chaleureux ».

Guétard (1779), dans sa *Minéralogie du Dauphiné*, rapporte, d'après les traditions du pays, qu'il y avait, au quatorzième siècle, à Uriage, une source d'eau minérale et des bâtiments construits, disait-on, par les Romains, et que le seigneur d'Uriage avait fait démolir pour se soustraire aux visites onéreuses dont la fréquentation des eaux l'accablait.

Le docteur Nicolas (1781), dans son *Histoire des épidémies de la province du Dauphiné*, dit que les fragments de conduits, les traces des édifices trouvés à Uriage, sembleraient attester qu'il y eut autrefois dans cette localité des bains établis pour le public. La forme des conduits et des briques indiquerait, d'après lui, que la fondation de cet établissement doit être rapportée aux Sarrasins qui s'étaient répandus en Dauphiné, et que probablement ils construisirent là un de ces hôpitaux appelés *maladreries*, pour y faire soigner les malades atteints de lèpre et d'éléphantiasis. Il termine en donnant quelques renseignements sur la nature et la composition des eaux, et en exprimant le vœu qu'on établisse à Uriage des bains pour la cure des *affections dartreuses, contre lesquelles cette source lui paraît être un remède efficace.*

Carrère (1795) mentionne les eaux d'Uriage dans son *Catalogue raisonné des eaux minérales;* mais les renseignements qu'il donne sont à peu près insignifiants.

Ce n'est plus ensuite qu'à partir de 1820, que l'on retrouve la trace de recherches sérieuses sur l'aménagement et l'emploi médical de ces eaux minérales, dont l'importance et la juste renommée n'ont fait depuis lors qu'augmenter de jour en jour.

A cette époque (1820) les eaux venaient sourdre au fond d'un ravin situé sur le versant de la montagne qui domine, à l'orient, la vallée de Vaulnaveys, à très peu de distance de l'établissement actuel. Elles formaient en ce point plusieurs petites mares où l'on puisait à grand'peine les eaux pour les administrer en bains dans une cabane construite exprès dans une prairie voisine.

De temps immémorial, et par un usage traditionnel, quelques personnes du pays et des localités environnantes venaient aussi là pour se purger.

Néanmoins et malgré l'état plus que rudimentaire de cette installation, vers 1820, quelques guérisons éclatantes opérées par ces eaux excitèrent, dit le docteur Eymard (*Album du Dauphiné*), dans Grenoble tant de surprise et d'enthousiasme qu'on songea aussitôt à fonder, près de leur point d'émergence (nous pourrions plus justement dire de stagnation), un vaste et bel établissement.

C'est en 1823, date de la véritable renaissance, que le docteur Billerey fut nommé inspecteur de cette source. Des mesures furent alors prises pour que des bains avec l'eau minérale chauffée à une température convenable pussent être donnés, et qu'il fût possible à l'administration d'y envoyer des malades pauvres. Madame la marquise de Gautheron, propriétaire de la source d'Uriage, mue par une de ces inspirations charitables qui ont maintenu à son nom une juste popularité, jeta ainsi les premiers fondements de ces thermes dont M. le comte de Saint-Ferriol a fait un établissement de premier ordre.

En somme, et personne ne le conteste, ce dernier a été le véritable créateur d'Uriage. A l'époque où il en devint le propriétaire, Uriage ne représentait qu'un marais, et la source, incomplètement connue dans notre vallée, ne l'était point au delà. Il fallut drainer profondément le sol, entailler la montagne pour donner au futur établissement un siège plus solide et d'étendue suffisante. Le captage des eaux, leur aménagement ne se firent pas sans grandes difficultés. Toutefois les travaux, dirigés par une main expérimentée, furent couronnés de succès, et depuis 1846, époque où l'on perça la galerie actuelle, la source n'a subi ni réduction de quantité, ni changement dans ses principes minéralisateurs.

C'est au milieu de ce splendide site alpestre, que domine comme un nid d'aigle son vieux château féodal, que M. de Saint-Ferriol construisit successivement établissement thermal, hôtels, casino et villas. Son activité, ses ressources personnelles, les produits

de l'exploitation thermale, il les a consacrés intégrale-
ment à doter sa création d'un aménagement qui aujourd'hui peut rivaliser avec ceux des principales
stations de notre pays.

Aussi est-ce un devoir pour nous qui l'avons connu,
qui l'avons vu et à l'étude et à l'œuvre, qui pendant
vingt années consécutives avons été le témoin de ses
constants efforts, de son zèle infatigable, de ses préoccupations incessantes pour améliorer toujours son
œuvre, de rappeler que c'est à lui que notre contrée
doit la fondation prospère qui sera son éternelle gloire.
Uriage est là pour témoigner ce que peuvent et l'amour
passionné du bien et l'initiative courageuse et l'intel-
ligente persévérance d'un seul homme. Son nom vivra
non seulement comme celui de fondateur de l'établissement, mais comme celui de bienfaiteur du pays. Honneur donc, honneur et reconnaissance à l'homme qui
transformant un sol ingrat, improductif en une riante
et salubre vallée, a su y faire fructifier, au profit de la
santé et de la fortune publique, les richesses inexplo-
rées qu'il renfermait, qu'il avait, lui, devinées dans
son sein.

Depuis la mort de M. le comte de Saint-Ferriol, sa
famille, restée en possession de l'établissement, n'a
pas cessé d'améliorer et de développer l'œuvre qu'il
avait fondée. Aussi cette station a-t-elle maintenu son
rang, comme installation balnéaire et centre d'aména-
gements à la portée de toutes les classes sociales, en

face des sources les plus justement accréditées dans le monde scientifique.

## Climat.

L'établissement thermal est situé à 420 mètres d'altitude, son peu d'élévation au-dessus du niveau de la mer fait que son climat est analogue à celui de la vallée du Graisivaudan ; aussi la végétation y est-elle des plus vigoureuses, et sur les pentes bien exposées de ses coteaux la vigne réussit très bien.

La vallée est complètement abritée des vents du nord par la colline sur laquelle s'élève l'antique demeure des Alleman. Les orages y sont rares, les variations atmosphériques peu sensibles, les brouillards inconnus. Ce vallon spacieux, bien aéré, inondé de soleil et d'exhalaisons végétales, se trouve par conséquent dans les conditions météorologiques les plus satisfaisantes sous le rapport de l'hygiène.

## Considérations sur l'origine géologique des sources d'Uriage.

Je dois à l'obligeance de M. Lory, professeur à la Faculté des sciences de Grenoble, la note géologique suivante sur les eaux minérales d'Uriage. Qu'il me soit permis de remercier ici le savant auteur de la *Géologie*

*du Dauphiné* des renseignements intéressants qu'il a
l ien voulu joindre à cette étude, sur la nature des
terrains que traversent les eaux d'Uriage et sur la
manière dont elles se minéralisent. Ce n'est là, sans
doute, comme le fait remarquer l'auteur lui-même,
qu'une hypothèse ; mais elle a en sa faveur les données de la science la plus autorisée : aussi, à ce seul
titre, mérite-t-elle toute l'attention de nos lecteurs.

Les eaux minérales d'Uriage sortent, par plusieurs
fissures, des schistes argilo-calcaires à bélemnites, que
tous les géologues compétents s'accordent à rapporter
au terrain du *lias*. Ce terrain forme un revêtement
épais à la base et sur les flancs de la grande chaîne
des Alpes occidentales, depuis l'Oisans jusqu'à Mar-
tigny en Valais. Toutes les collines cultivées et les
croupes gazonnées, à formes arrondies, qui bordent
cette chaîne, de Vizille à Allevard, appartiennent à
cette zone de schistes du lias. Au-dessus d'Uriage, ces
schistes argilo-calcaires supportent les divers hameaux
de la commune de Saint-Martin ; ils sont souvent
cachés, surtout dans le haut, sous des nappes plus ou
moins épaisses de débris erratiques et d'éboulis de la
grande chaîne. Plus haut, vers mille à douze cents
mètres d'altitude, commencent des pentes beaucoup
plus raides, rocheuses, couvertes de forêts, puis des
pâturages alpins, qui sont formés par les schistes
cristallins du *terrain primitif* (schistes chloriteux,
gneiss, etc.), continuant jusqu'aux sommets de la chaîne.

Les schistes du *lias* sont des calcaires argileux contenant toujours des quantités notables de carbonate de magnésie, et dans lesquels la proportion d'argile varie, en général, de 10 à 50 pour 100, et souvent plus. Quand ils contiennent environ 15 pour 100 d'argile, ils peuvent être employés à faire des chaux hydrauliques, comme celle de Brié ; quand ils en renferment environ 25 pour 100, ils peuvent donner, par la cuisson, des ciments hydrauliques tels que celui qui a été fabriqué et employé avec succès à Uriage même, par M. de Saint-Ferriol, pour le revêtement de la galerie de la source et divers autres travaux. La couleur noire de ces roches est due simultanément à une matière charbonneuse et à du bisulfure de fer très divisé : on peut supposer avec quelque probabilité que les réactions qui se produisent par l'altération de ce sulfure ne sont pas étrangères à la présence de l'hydrogène sulfuré dans les eaux d'Uriage, et dans beaucoup d'autres sources sulfureuses qui proviennent également des schistes du *lias* ou d'autres groupes de calcaires argileux imprégnés de sulfure de fer.

Les couches du *lias* sont fortement inclinées, et se redressent vers la grande chaîne sous un angle de 60 à 70 degrés. En outre, elles sont toujours divisées par des fendillements à peu près perpendiculaires aux joints des couches. Ces fissures, qui ne se sont produites qu'après le redressement des strates dans leur position actuelle, sont les voies par lesquelles les eaux

peuvent pénétrer ce terrain ou en jaillir d'une profondeur plus ou moins grande.

Mais pour expliquer avec quelque probabilité l'origine
des matières salines contenues en proportion si remar
quable dans les eaux d'Uriage, il est nécessaire d'en
chercher la provenance dans un terrain inférieur au *lias*.

En effet, les assises argilo-calcaires du *lias* ne sont
pas, en général, immédiatement appliquées sur les
schistes cristallins de la grande chaîne. Sur la surface
de ceux-ci et dans leurs replis reposent des lambeaux
plus ou moins étendus de *grés houiller*, contenant des
indices d'anthracite, au-dessus de Vizille et de Vaulnaveys. D'autre part, au-dessous du *lias*, on voit af-
fleurer, à Vizille et autres points environnants, des
*gypses* accompagnés de calcaires magnésiens et de
schistes argileux à teintes variées : cet ensemble de
roches, d'une composition chimique spéciale, constitue le terrain du *trias*. La vallée de Vaulnaveys,
creusée entre les collines de *lias* et la grande chaîne de
roches *primitives*, occupe l'emplacement où ce *trias* devait continuer à se montrer. Mais le prolongement de
ce terrain est indiqué encore, au-dessus de Saint-
Martin d'Uriage, par des affleurements de *cargneules*
ou calcaires magnésiens celluleux, jaunâtres, ressemblant à des tufs, que l'on voit percer çà et là à travers
les talus de débris superficiels. Ces roches spongieuses
représentent ici, comme dans une foule d'autres localités, le résidu de l'épuisement du terrain par les in-

-filtrations aqueuses qui en ont dissous et en disso -
vent encore, dans la profondeur, toutes les parties
facilement solubles.

A quelques kilomètres plus loin, en suivant toujours
la limite entre le *lias* des collines cultivées et les
schistes cristallins de la grande chaîne, on retrouve le
*trias* bien visible, à la traversée de la Combe de Lancey, au lieu dit les Boucherans, et dès lors ce terrain
se montre en une bande continue qui s'élargit brus-
quement, à partir de la Bastière, sur Laval, dans les
pâturages des Adrets et de Theys, et se rattache
ainsi, sans discontinuité avec les gisements bien
connus du *trias* auxquels appartiennent les gypses de
La Ferrière et ceux d'Allevard.

Or le *trias* est le terrain éminemment *salifère*, dans
les Alpes comme ailleurs. Les eaux qui filtrent à travers ses gypses et ses calcaires magnésiens se char-
gent de sulfates et de carbonates de chaux et de magnésie. Quant au chlorure de sodium, quoique sa
présence soit moins générale dans le *trias* des Alpes
occidentales que dans celui d'autres contrées, c'est
encore à ce terrain qu'appartiennent les roches salées
de Bex, du Bourg-Saint-Maurice, les sources salées de
Moutiers et beaucoup d'autres moins connues, dans
la Savoie, le Dauphiné, les Basses-Alpes, etc. Enfin,
c'est du *trias* même, ou bien du *lias*, mais à peu de
distance du *trias*, comme à Uriage, que jaillissent la
plupart des sources minérales des Alpes françaises,

surtout celles qui contiennent des proportions notables de chlorures et de sulfates : les eaux d'Allevard, de la Motte, de Digne, du Plan de Phazy, du Monestier de Briançon, de Brides, de Saint-Gervais (Haute-Savoie), et beaucoup d'autres, sont dans ces conditions géologiques.

Quant à l'hydrogène sulfuré existant dans plusieurs de ces eaux et qui est d'une si grande importance au point de vue thérapeutique, on le retrouve dans d'autres sources jaillissant de divers terrains, mais presque toujours en relation avec des roches calcaires contenant du sulfure de fer très divisé et très altérable [1]. Dans des conditions convenables, une série de réactions faciles à comprendre explique naturellement la sulfuration des eaux qui sortent de ces roches.

Pour les eaux d'Uriage en particulier, nous admettrions volontiers qu'elles ont pour origine des infiltrations qui se réunissent dans quelque déchirure du sol, à une altitude de onze à douze cents mètres, descendent profondément à travers le *trias*, puis s'échappent et viennent jaillir au dehors, à l'altitude de 420 mètres, par des fissures transversales du *lias*. Dans ce

---

1. C'est ainsi que, en Savoie, les eaux de Challes sortent à peu près à la limite du terrain *jurassique* et du terrain *néocomien;* les eaux d'Aix et de Marlioz, des marnes *néocomiennes;* près de Grenoble, la petite source sulfureuse de l'Échaillon sort des calcaires bleus *néocomiens* inférieurs, identiques à ceux de Fontanil dont la couleur est aussi due à du *sulfure de fer* très divisé.

trajet supposé, les eaux deviendraient *thermales* par la profondeur de six à sept cents mètres à laquelle elles descendraient souterrainement, *salines* par leur infiltration prolongée à travers le *trias*; et peut-être ne deviennent-elles *sulfureuses* qu'en dernier lieu, en traversant le *lias*.

Les eaux d'Allevard jaillissent dans des conditions géologiques analogues ; mais à Allevard, le *trias* et le *terrain primitif* sont à découvert à une faible élévation au-dessus de la source. Le trajet souterrain des eaux a lieu, sans doute, à une faible profondeur ; le *trias* n'est traversé que dans le sens de son épaisseur, sur une étendue peu considérable et dans des parties voisines de la surface, presque épuisées de leurs sels solubles : on comprend donc que ces eaux doivent être froides et bien moins salines que celles d'Uriage. Mais elles sont, d'autre part, plus chargées en acide sulfhydrique et en acide carbonique : ce qui montre bien que ces principes gazeux sont d'une autre provenance que les principes salins, qu'ils se produisent indépendamment de la thermalité, et qu'ils résultent, selon toute apparence, des réactions consécutives de l'altération du sulfure de fer dans les schistes argilo-calcaires du *lias*.

Des considérations analogues nous paraissent pouvoir s'appliquer à beaucoup d'autres sources minérales, pour lesquelles, de même que pour celles-ci, il ne nous semble pas nécessaire de chercher l'origine des principes qu'elles renferment ailleurs que dans la composition chimique des terrains qu'elles traversent. Cette explication nous semble beaucoup plus satisfaisante que l'idée d'une origine éruptive et d'une liaison plus ou moins mystérieuse avec les grandes dislocations du sol. La considération du terrain du *trias*, naguère encore méconnu dans nos Alpes, introduit dans la théorie des sources minérales de cette chaîne une précision et une généralité très remarquables.

Quant aux fractures qu'il peut être nécessaire de supposer pour concevoir la pénétration des eaux dans le sol, même à plusieurs centaines de mètres de profondeur, ce sont, dans les Alpes, des accidents insignifiants qui peuvent se rencontrer à toute distance des grandes lignes de dislocation.

Toutefois, pour Uriage en particulier, on peut remarquer que la zone d'infiltration des eaux, supposée placée à la limite des terrains secondaires et des roches cristallines anciennes, ne correspond pas à un contact régulier de ces deux ensembles : ici, comme à Allevard et sur d'autres points, où on peut étudier nettement ce contact, le terrain primitif, complètement rigide, n'a pu se prêter aux derniers façonnements du relief que par des ruptures, des *failles*, le long desquelles les couches secondaires, flexibles, ont subi des glissements et ont été fortement redressées. C'est une circonstance favorable à la pénétration des eaux à une grande profondeur, suivant le contact vers lequel les roches, peu consistantes, du *trias* et du *lias* sont toujours très brisées. De là aussi, dans le *lias*, des fissures transversales aux joints des couches par lesquelles on peut présumer, avec quelque probabilité, que les eaux d'Uriage arrivent au griffon en *remontant* à peu près perpendiculairement à l'inclinaison

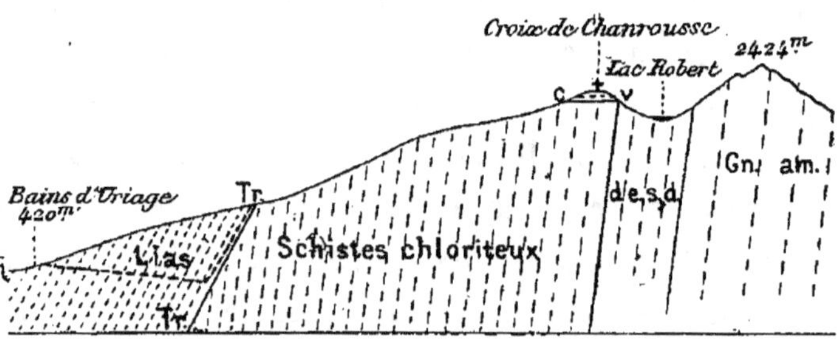


*Profil géologique de la montagne d'Uriage.* Échelle $\frac{1}{50000}$.

Calcaires argileux schisteux du *lias*, formant les coteaux cultivés de Saint-Martin d'Uriage :

*tr, trias*, dont l'affleurement est masqué par les débris couvrant la pente de la montagne ;

Le trajet supposé des eaux minérales à travers le trias et le lias est indiqué par la ligne pointillée ;

*c*, calcaire magnésien (de la base du *lias*?), couronnant le sommet de Chanrousse ;

Roches éruptives du lac Robert : *v, spilite ; d, diorite ; e, euphotide ; s, serpentine ;* elles sont intercalées entre les *schistes chloriteux* du chaînon de Chanrousse et les *gneiss amphiboliques* (*gn. am.*) de la crête plus élevée, qui se rattache directement au pic de Belledonne.

générale des couches calcaires, comme nous les figurons dans le profil ci-joint.

Une grande fracture, très remarquable, s'observe aussi, dans l'épaisseur même de la chaîne primitive. La montagne de Chanrousse et toute la crête qui lui fait suite, en allant vers la cascade de l'Oursière, se trouvent détachées de la grande chaîne par une *faille* bien marquée, parallèle à la direction de la crête [1]. Le vallon rocheux au fond duquel est le lac Robert marque la position de cette faille. Dans cette grande fracture, dont les bords sont formés de gneiss amphiboliques et de schistes chloriteux, a surgi une grande masse de roches éruptives, qui se présente, dans ses diverses parties, sous les divers caractères de *diorite*, d'*aphanite*, d'*euphotide*, de *serpentine* et de *spilite*. La *serpentine* forme tout le fond de l'entonnoir occupé par le lac Robert ; l'*euphotide* apparaît surtout au sud de ce lac, la *diorite* et l'*aphanite* à l'ouest. Ce massif de roches éruptives a percé à travers la fracture du terrain *primitif*, dans lequel il est encaissé de toutes parts. Toutefois il confine, par un de ses bords, à un petit lambeau de calcaire magnésien peu épais et très peu étendu, qui couronne précisément la sommité de Chanrousse. Ce calcaire, qui appartient probablement au *lias*, est un témoin de l'ancienne extension de ce terrain sur le massif primitif dont il a partagé les dislocations ultérieures.

Nous avons cru devoir rappeler ces faits, très intéressants pour la science, parce qu'ils sont voisins d'Uriage et qu'ils complètent le tableau géologique de cette localité.

1. Lory, *Description géologique du Dauphiné*, §§ 102 et 103.

Mais comme le gisement des roches éruptives du lac Robert est séparé du *trias* et du *lias* par un massif de schistes cristallins de près de quatre mille mètres d'épaisseur, nous ne pensons pas qu'il y ait lieu de supposer une liaison immédiate entre la fracture qui a été remplie par ces roches éruptives et l'origine, sans doute bien moins ancienne, des sources minérales d'Uriage.

## *Sources d'Uriage.*

Les sources minérales d'Uriage sont de deux espèces bien différentes et comme origine et comme constitution chimique. Ainsi, tandis que l'une, la source sulfureuse, a une origine évidemment géologique et est caractérisée par la présence d'une grande quantité de chlorure de sodium avec un volume très pondérable d'acide sulfhydrique, l'autre, la source ferrugineuse, est une eau minérale dite superficielle ou de lixiviation, dont la grande quantité de fer constitue la propriété la plus remarquable.

## *Source saline et sulfureuse.*

La source saline et sulfureuse est celle qui alimentait les thermes romains, celle aussi qu'on emploie pour les bains actuels. La première galerie qui fut construite (celle dite de Madame de Gautheron) n'isolant pas complètement l'eau minérale d'avec les eaux communes environnantes, on se décida (1843) à creuser une deuxième galerie un peu au-dessus de celle qui existait, et parallèlement à son trajet, en se dirigeant, après quelques tâtonnements, pour rejoindre la source vers le fond de l'ancienne galerie. Après avoir suivi la source pendant 10 mètres de trajet, on trouva l'eau minérale émergeant verticalement des profondeurs du sol, à travers un massif sableux dont on était entouré. A partir de cette époque la source devint invariable, mais il était évident aussi qu'on n'avait pas capté la totalité de la masse liquide. Le produit était pur, mais on ne possédait pas tout le produit. L'eau minérale émergeait de bas en haut, à travers un sol spongieux formé de sable et de cailloux roulés : aussi n'arrivait-elle à la surface que divisée en plusieurs petits filets.

On résolut alors de percer une troisième galerie à la base de la colline, au-dessus du chauffoir des douches et à 32 mètres au-dessous de la galerie récemment terminée. Ce travail, entrepris en 1846, put être achevé au début de la saison de 1847, après les plus grandes difficultés d'exécution et un ensemble de complications imprévues. Depuis cette époque, la source émerge par le griffon même du rocher à l'extrémité d'une galerie de 300 mètres de longueur.

La fissure d'où l'on voit sourdre l'eau minérale existe au milieu d'une roche schisteuse fendillée, et dont la surface est devenue spongieuse par suite de l'action corrodante de l'eau. Depuis quelques années on a creusé en ce point un puits de 8 mètres de profondeur, dans lequel est enfoncé un tuyau de plomb qui forme la petite branche d'un siphon par lequel l'eau arrive aujourd'hui à l'établissement, dans toute sa pureté et complètement à l'abri du contact de l'air.

Depuis la construction de cette dernière galerie, le volume de la source n'a pas changé (il est de 3,000 hectolitres en vingt-quatre heures) et sa température est restée invariablement la même.

La première analyse qui ait été mise au jour est celle que nous trouvons dans l'ouvrage du docteur Nicolas, publié en 1781 [1]. Plus tard de nouvelles analyses furent faites successivement par MM. Albin Crépu, Berthier, ingénieur en chef et professeur de docimasie à l'École des mines, Gueymard et Breton, Gerdy, etc... Enfin, M. Jules Lefort, membre de l'Académie de médecine, a fait, en 1865, une analyse que nous reproduisons ici.

### *Analyse chimique de la source sulfureuse d'Uriage.*

#### I

Nous n'entrerons pas dans le détail des procédés mis en usage par M. Lefort pour reconnaître et pour doser

1. *Histoire des maladies épidémiques*, etc. 1 vol. in-8. Grenoble, 1781.

chacun des principes élémentaires contenus dans les eaux de ces deux sources ; nous constaterons seulement que le savant chimiste dont nous venons de parler a découvert dans l'eau de la source sulfureuse, indépendamment des principes élémentaires indiqués par nos prédécesseurs, la présence de la potasse, de la lithine, de l'oxyde de fer, des acides hyposulfureux et arsénique, et enfin de l'oxyde de rubidium. Tous nos efforts pour déceler l'existence de l'oxyde de cæsium, qui, dans les eaux chlorurées sodiques, paraît toujours accompagner l'oxyde de rubidium, ont été infructueux, et cela en opérant avec le précipité platinique formé du produit salin de 300 litres d'eau minérale.

La présence à peu près constante de l'iode dans les eaux très chlorurées a conduit M. Lefort à entreprendre une série d'expériences sur la présence et le dosage de ce métalloïde dans l'eau d'Uriage ; d'autant que la recherche de ce corps a offert certaines particularités qu'il est impossible de passer sous silence.

Et d'abord, ce métalloïde existe dans l'eau sulfureuse d'Uriage, ainsi que l'avait annoncé depuis lontemps Gerdy ; mais, selon nous, il ne s'y rencontre pas à l'état d'iodure de calcium, et ensuite en quantité pondérable.

Malgré la grande proportion de sels alcalins que l'eau sulfureuse renferme, il est indispensable, si l'on veut fixer tout à fait l'iode, et éviter par conséquent de l'éliminer pendant la concentration du liquide, d'ajouter

un peu de carbonate de potasse pur, afin d'en séparer
les bases terreuses (chaux et magnésie).

L'alcool anhydre démontre que l'eau minérale
contient du sulfate de chaux : mais, après l'évaporation de l'eau, ce sel a disparu, pour donner naissance
à du sulfate de soude et à du carbonate de chaux ;
d'autre part, les lois qui régissent l'affinité permettent
de croire qu'en présence d'une quantité aussi considérable d'alcalis (soude et potasse), les corps haloïdes
sont combinés normalement de préférence à ces oxydes
plutôt qu'aux bases terreuses ; or, pendant la concentration de l'eau minérale, voici ce qui se passe :

L'iodure de sodium et le sulfate de chaux réa-
gissent l'un sur l'autre, de manière à produire du
sulfate de soude et de l'iodure de calcium, et peut-être
même de l'iodure de magnésium, aux dépens du sulfate
de magnésie que l'eau minérale contient également.

Tous les chimistes savent que les iodures de calcium
et de magnésium sont des sels d'une extrême instabilité,
et qu'il suffit de chauffer modérément leurs solutions
pour les décomposer ; mais, par l'addition d'un léger
excès de carbonate de potasse, on produit des carbonates
neutres de chaux et de magnésie insolubles, du sulfate
de potasse, et l'iode reste saturé soit par le sodium, soit
par le potassium, sels jouissant d'une plus grande
fixité que les iodures à base de chaux ou de magnésie.

Voilà pour la recherche de l'iode ; occupons-nous
maintenant de son analyse quantitative.

L'iodure de sodium se trouve dans l'eau sulfureuse d'Uriage, c'est un fait incontestable; mais il n'y existe qu'en quantité impondérable. Ainsi, en opérant avec un volume de liquide variant d'un à trois litres, nous n'avons obtenu que des colorations rosées d'iodure d'amidon, tandis que si la proportion du métalloïde eût été pondérable, l'iodure d'amidon se serait traduit par une teinte bleue très prononcée.

D'autre part, on sait que, dans l'état actuel de nos connaissances, il n'existe pas un procédé assez précis, pour évaluer sûrement une très minime proportion d'iode disséminée dans une grande masse d'eau et mélangée à des sels solubles et insolubles. Cependant nous avons pensé qu'en comparant la coloration de l'iodure d'amidon formé au moyen d'un poids déterminé d'iode avec celle produite par de l'eau minérale, nous obtiendrions quelques résultats intéressants. C'est donc à la voie synthétique que nous nous sommes adressé pour résoudre ce problème. Nous avons opéré de la manière suivante :

Deux litres d'eau distillée et d'eau de Seine ont été additionnés chacun d'une solution contenant 1 milligramme d'iodure de potassium ; à cet état de dilution, l'amidon et l'acide nitrique ne produisent aucune coloration bleue ou rose d'iodure d'amidon. C'est seulement dans ces eaux concentrées avec soin au dixième que nous avons vu, après une demi-heure ou trois quarts d'heure, se produire de l'iodure d'amidon de couleur rose, puis rose foncé ; après quelques heures, il s'est formé un dépôt bleu foncé, indice certain d'une quantité pondérable d'iode, mais difficile à évaluer, même approximativement, par l'intensité seule de la coloration. L'analyse nous permettant de découvrir facilement 1 milligramme d'iodure de potassium dissous dans 100 centimètres cubes d'eau distillée ou d'eau de Seine, il était important de rechercher si nous obtiendrions un résultat semblable avec l'eau sulfureuse d'Uriage. Voici ce que nous avons observé.

Après avoir ajouté un léger excès de carbonate de potasse dans un litre de cette eau sulfureuse, afin d'en isoler les oxydes terreux et de fixer l'iode, nous avons fait concentrer le liquide jusqu'à 100 centimètres cubes, et nous y avons ajouté, comme précédemment, de l'empois d'amidon et de l'acide nitrique. Dans ces conditions, le mélange s'est toujours conservé parfaitement incolore, même après plusieurs jours : d'où nous sommes autorisé à penser que, dans un litre d'eau minérale d'Uriage, la quantité d'iodure est trop minime pour être reconnue, même après sa concentration au dixième.

Au contraire, si on fait évaporer l'eau minérale jusqu'à siccité, si on reprend le résidu par de l'alcool à 86 degrés, et si, après avoir calciné le dépôt provenant de l'évaporation du véhicule alcoolique, on ajoute une petite quantité d'empois d'amidon et d'acide nitrique dans la solution aqueuse de la substance qui contient tout l'iodure, on obtient alors une coloration faiblement rosée d'iodure d'amidon, ainsi que nous l'avons dit précédemment, mais bien différente de celle que donne une quantité pondérable d'un iodure quelconque.

Disons-le en terminant, cette expérience, répétée à trois reprises différentes, nous a toujours fourni des résultats parfaitement identiques : d'où nous pouvons conclure que l'eau sulfureuse d'Uriage contient des traces évidentes d'iode, mais en quantité inférieure à 1 milligramme par litre.

## II. — *Propriétés physiques.*

### Propriétés organoleptiques.

Au moment même où elle jaillit des fissures rocheuses dont nous avons parlé, et dans son état normal, l'eau minérale est toujours parfaitement limpide et incolore; mais, comme toutes les eaux de cette nature, elle se trouble lorsqu'elle reçoit pendant quelque temps le contact de l'air, et dépose du soufre à l'état de division extrême, entièrement soluble dans le sulfure de carbone, et incristallisable.

On sait que les phénomènes météorologiques ont une influence très grande sur les propriétés physiques, chimiques et même thérapeutiques des eaux minérales en général. Voici, en ce qui concerne la source sulfureuse d'Uriage, ce que nous avons été à même d'observer à l'approche des orages et sous l'influence de causes que l'on doit évidemment rapporter à l'état électrique de l'atmosphère. La source sulfureuse se trouble d'une manière notable par suite de la précipitation d'une partie du soufre ; aussitôt que les causes qui ont amené cette décomposition partielle de l'acide sulfhydrique ont disparu, l'eau minérale reprend sa limpidité naturelle.

Un essai sulfurométrique nous a montré que l'eau minérale, qui, à l'entrée de la galerie, marquait 8 degrés lorsqu'elle était limpide ou à son état normal, n'accusait plus que 6°,8 lorsqu'elle était lactescente. Ainsi cette eau avait perdu un huitième environ de son acide sulfhydrique en déposant du soufre et en donnant naissance à de l'acide hyposulfureux, toutes substances qui communiquent à l'eau des propriétés thérapeutiques nouvelles et peut-être plus actives, ainsi qu'on l'a déjà observé auprès de quelques stations sulfureuses des Pyrénées, là où le phénomène de la *dégénérescence* des eaux minérales est fréquent.

Tout nous porte à croire que, dans cette circonstance, la combustion spontanée d'une partie de l'acide sulfhydrique est due à l'ozone ambiant, dont la proportion dans l'air varie, comme on sait, avec la pression atmosphérique et les phénomènes qui en sont la conséquence. Nous nous réservons, du reste, de poursuivre ce genre d'observations en relatant avec soin les rapports qui existent entre la température ambiante, la pression atmosphérique, la proportion d'ozone disséminée dans l'espace, et les propriétés physiques de l'eau sulfureuse d'Uriage.

L'odeur de cette eau minérale est franchement sulfureuse, aussi bien à son griffon immédiat qu'à ses divers points de distribution ; d'où nous concluons déjà que l'acide sulfhydrique est le principe qui la caractérise, de préférence à un sulfure alcalin ou terreux.

Sa saveur est dite hépatique, puis très manifestement salée et un peu amère, tous caractères appartenant à l'acide sulfhydrique, au chlorure de sodium et aux sulfates alcalins.

### Température.

Depuis que les derniers travaux de captage ont mis la source sulfureuse tout à fait à l'abri des eaux douces avoisinantes, sa température est restée à peu près invariable à toutes les époques de l'année.

Au griffon de la source et au fond de la galerie.   27°.2
Au réservoir des bains et des douches........   26
Au robinet de l'embouteillage................   24
A la buvette................................   23 .4

### Densité.

La forte minéralisation de l'eau sulfureuse nous donnait lieu de croire que la balance accuserait une

pesanteur spécifique supérieure à celle de l'eau distillée ; en effet, cette dernière étant représentée par
1,000, l'eau minérale d'Uriage a indiqué 1,0084.

*Nature et proportion des principes élémentaires contenus dans*
*un litre d'eau sulfureuse d'Uriage.*

Azote à zéro et à 760$^{mm}$.... 19$^{cc}$.
Acide sulfhydrique........ 7 ,3443 ou 0$^{gr}$,0113
— carbonique libre et combiné....... 0 ,3299
— chlorhydrique................... 3 ,9926
— iodhydrique.................... impondérable.
— hyposulfureux................... —
— sulfurique..................... 1$^{gr}$,9664
— silicique.................... 0 ,0790
— arsénique..................... 0 ,0013
Potasse........................ 0 ,2533
Soude ........................ 3 ,9752
Chaux ........................ 0 ,6267
Magnésie ...................... 0 ,2016
Lithine ....................... 0 ,0012
Oxyde de rubidium.............. indices
— de fer...................... impondérable
Matière organique.............. indices

$$\overline{\qquad\qquad\qquad}$$

11$^{gr}$,4385

Si nous cherchons maintenant à traduire en formule
chimique rationnelle les résultats fournis par l'analyse
qualitative et quantitative, et ensuite si nous nous ba-
sons sur l'ordre d'affinité probable des acides avec les
bases, nous pouvons assigner à l'eau sulfureuse
d'Uriage la composition chimique suivante :

*Composition hypothétique de l'eau de la source sulfureuse
d'Uriage (pour un litre d'eau).*

Densité....................  1.0084
Azote à zéro et à 760$^{mm}$......  19$^{cc}$,5
Acide carbonique libre.......   3 ,2   ou  0$^{gr}$,0062
  — sulfhydrique ...........   7 ,3443   0 ,0113
Chlorure de sodium......................   6 ,0569
  — de potassium...................   0 ,4008
  — de lithium........ ............   0 ,0078
  — de rubidium......................  } impondérables
Iodure de sodium........................  }
Sulfate de chaux........................   1$^{gr}$,5205
  — de magnésie......................   0 ,6048
  — de soude........................   1 ,1875
Bicarbonate de soude....................   0 ,5555
Hyposulfite de soude....................   indices
Arséniate de soude.... .................   0 ,0021
Sulfure de fer..........................   impondérable
Silice..................................   0$^{gr}$,0790
Matière organique.......................   indices

                                                10$^{gr}$,4262
Poids du résidu salin obtenu à 180 degrés.   10 ,2760

Depuis 1865, j'ai fait, à plusieurs reprises chaque saison, des expériences sulfurométriques, elles m'ont toujours donné les mêmes résultats. En 1881, j'ai eu la bonne fortune de recevoir à Uriage un éminent chimiste, M. Péligot, membre de l'Institut, qui a bien voulu renouveler encore ces essais qui confirment complètement ceux de M. Lefort. Voici la note que M. Péligot a eu l'obligeance de me remettre :

*Essai sulfhydrométrique de l'eau d'Uriage (Août 1881).*

Liqueur d'épreuve.

Iode.............................  1$^{gr}$,27
Iodure de potassium..............  2 ,00
Eau..............................  100$^{cc}$

Le titre de cette liqueur a été vérifié avec une dissolution de 2$^{gr}$,48 d'hyposulfite de soude cristallisé dans
une quantité d'eau suffisante pour faire 100$^{cc}$. 10$^{cc}$ de
la liqueur d'iode exigent 10$^{cc}$ de la dissolution d'hyposulfite de soude.

Pour l'essai de l'eau d'Uriage, on a opéré sur 250$^{cc}$
d'eau, avec addition d'eau d'amidon.

Ces 250$^{cc}$ ont exigé 3 divisions de la burette sulfhydrométrique. Soit 12 divisions pour 1000$^{cc}$ d'eau
ou pour 1 litre. Ces 12 divisions de la burette représentent 6 centimètres cubes.

Or 10$^{cc}$ de la liqueur d'épreuve d'iode correspondent
à 0$^{gr}$,127 d'iode et 0$^{gr}$,017 d'acide sulfhydrique ; par
conséquent 6$^{cc}$ = 0$^{gr}$,0102 d'acide sulfhydrique.

Ou bien 0$^{gr}$,039 de sulfure de sodium.

Ces 0$^{gr}$,0102 d'acide sulfhydrique représentent à
l'état gazeux 7$^{cc}$,3 d'acide sulfhydrique, le litre de ce gaz
pesant 1$^{gr}$,523, à 0° et 0$^{m}$,76 de pression barométrique.

(Ces 7$^{cc}$,3 sont le chiffre qu'indique M. Lefort ; mais
au lieu des 0$^{gr}$,0102 comme poids, il donne 0$^{gr}$,0113, ce
qui constitue une différence tout à fait insignifiante.)

Depuis cette époque M. Peligot m'a spontanément

donné une nouvelle preuve de haute bienveillance en me remettant l'analyse plus complète de notre source, que je suis heureux de pouvoir transcrire ici :

Mon cher docteur,

Pendant le court séjour que j'ai fait à Uriage, j'ai manifesté le désir de soumettre à un examen attentif l'eau thermale qui fait la richesse de votre beau pays.

Nous avons déterminé ensemble, sur place, la proportion du principe sulfuré (acide sulfhydrique ou sulfure alcalin) qu'elle renferme, et vous avez bien voulu m'adresser les échantillons d'eau et de résidus salins qui m'ont servi à déterminer sa composition chimique.

Une analyse d'une eau minérale, alors même qu'elle a déjà été faite par plusieurs chimistes distingués, peut être intéressante à plusieurs titres. Dans un milieu aussi complexe que celui qui constitue cette eau, il y a lieu d'y déceler quelquefois divers éléments qui avaient échappé aux premiers investigateurs. C'est ainsi que la présence de l'arsenic qui, malgré sa faible proportion, offre une importance réelle au point de vue thérapeutique, n'a été constatée que tardivement dans un assez grand nombre d'eaux minérales; il en est de même de l'iode, de l'acide borique, de la lithine, de la strontiane, du rubidium, etc. ; leur existence, intéressante surtout au point de vue géologique, permet d'asseoir sur des bases nouvelles les hypothèses sur l'origine et le mode de formation de ces eaux.

En outre, des analyses faites de temps à autre permettent de constater si la composition d'une eau reste sensiblement la même, quel que soit son mode d'aménagement; si les conditions météorologiques de la localité, l'extrême sécheresse, les pluies abondantes, les tremblements de terre, etc.; n'exercent pas une influence quelconque, passagère ou permanente, sur sa composition.

Les modifications subies à diverses époques par l'eau

d'Uriage ne sauraient être mises en doute : en 1823, Berthier, l'analyste le plus autorisé de son temps, ne portait qu'à 5$^{gr}$,760 le poids des sels anhydres fournis par un litre de cette eau, vingt ans plus tard, ce poids était presque double ; à la suite des travaux de captage entrepris par M. le comte de Saint-Ferriol et habilement exécutés par MM. Gueymard et Redon. Les analyses successivement faites par Gerdy, par M. J. Lefort et celles que je viens de terminer établissent que la minéralisation ne s'est pas modifiée depuis cette époque.

Les nombres qui suivent représentent les résultats de cette dernière analyse :

Un litre renferme :

|  | gr. |
|---|---|
| Acide sulfhydrique | 0.010 |
| Carbonate de chaux | 0.388 |
| Chlorure de sodium | 6.000 |
| Chlorure de potassium | 0.402 |
| Sulfate de chaux | 1.143 |
| Sulfate de soude | 1.253 |
| Sulfate de magnésie | 0.609 |
| Arséniate de soude | 0.002 |
| Silice | 0.014 |
|  | 9.807 |

Sauf l'acide sulfhydrique, qui disparaît par la dessiccation, ces corps sont calculés à l'état anhydre ; en évaporant un litre d'eau dans le vide, à la température ordinaire, le résidu pèse 11$^{gr}$,917 en raison de l'eau de cristallisation des sulfates de soude, de chaux et de magnésie.

J'ai constaté, en outre, la présence de très petites quantités d'iode et d'acide borique ; ce dernier acide avait déjà été signalé par M. Dieulafait. M. Lefort a noté, de plus, des indices de lithine, de rubidium, de sulfure de fer, d'hyposulfite de soude et de matières organiques.

Les nombres qui précèdent s'écartent peu de ceux qui ont été obtenus par M. Lefort ; pris isolément, le dosage des acides et des bases est sensiblement le même : mais je donne à son interprétation, c'est-à-dire aux différents sels résultant de l'union de ces acides et de ces bases, une forme un

peu différente : Vous savez d'ailleurs que cette interprétation
est essentiellement hypothétique.

J'ai fait, néanmoins, une remarque qui ne s'accorde pas
avec une observation de M. Lefort; d'après ce chimiste,
l'eau d'Uriage « évaporée à l'air libre et aux deux tiers de son
« volume environ, se trouble légèrement et forme un très
« léger précipité, composé surtout de carbonate de chaux
« et de carbonate de magnésie, imprégné de traces d'oxyde
« de fer. » Dans les mêmes conditions, l'eau soumise à l'é-
bullition m'a fourni un précipité abondant, du poids de $0^{gr},388$
pour un litre d'eau. Comme dans toutes les eaux calcaires,
les carbonates sont dissous par l'acide carbonique que l'eau
renferme en grande quantité et qui se dégage d'abord sous
l'influence de l'ébullition. C'est à ces carbonates qu'il faut
attribuer, à mon avis, l'alcalinité faible, bien que sensible,
de l'eau d'Uriage ; elle serait probablement plus prononcée
si, comme l'indique M. Lefort, cette eau renfermait par
litre plus d'un demi-gramme de bicarbonate de soude.

Quant à l'origine de l'eau d'Uriage, l'hypothèse qui avait
cours autrefois sur la minéralisation de cette eau sous l'influence des éruptions volcaniques ne saurait être admise
désormais. Conformément à l'opinion de M. Lory, auquel on
doit une géologie si complète du Dauphiné et aux travaux de
M. Dieulafait, les Alpes françaises et les Alpes suisses, si
riches en gisements salifères, tiennent à la disposition de
l'eau pluviale les produits de l'évaporation d'anciennes mers ;
telle serait l'origine de ces sources salines, si nombreuses
dans ces contrées. Le célèbre gisement de Stassfurt, aux environs de Magdebourg, qui fournit à l'industrie et à l'agricul-
ture d'énormes quantités de sel marin, de sels de potasse et
de magnésie, est le type des dépôts de ce genre ; on y trouve
toutes les substances qui se rencontrent dans l'eau des mers
et aussi dans l'eau d'Uriage. M. Dieulafait a recherché dans un
assez grand nombre d'eaux minérales salines les substances
qui n'existent qu'en petite quantité et d'une façon presque
exclusive dans ces dépôts salifères ; ces substances sont comme
la caractéristique de ces gisements et de l'eau des mers :

la lithine, la strontiane, l'acide borique, l'iode ont été successivement retrouvés par lui ou par d'autres observateurs.
En conséquence, il ne paraît pas douteux que l'eau d'Uriage
ait une origine marine.

Quant au principe sulfuré, il est peu probable que ce
principe résulte de la décomposition du bisulfure de fer
très divisé qui imprègne les schistes du *lias* ou d'autres
groupes des calcaires argileux. On a admis pendant longtemps que les sulfates, notamment le sulfate de chaux, se
transforment en sulfures sous l'influence des matières organiques ; dans ces derniers temps, cette opinion a pris une
forme nouvelle ; d'après M. Planchud la réduction des sulfates serait due à des *matières vivantes*, et non pas à des
*substances organiques* privées de vie : d'après MM. A. Etard
et L. Olivier, ces matières sont les algues qui constituent la
*glairine* et la *barégine* des eaux sulfureuses et qu'on désigne
souvent aussi sous le nom de *sulfuraire*. Ces êtres, qui
abondent dans les eaux d'Uriage, agiraient à la manière
d'un ferment. Cette explication est plausible ; elle a besoin
néanmoins d'être confirmée par des expériences plus nombreuses.

    Agréez, etc.

EUG. PELIGOT.

(Mai 1883.)


## *Classification des eaux d'Uriage.*

D'après la composition qui précède, l'eau sulfureuse
d'Uriage appartiendrait à la classe des eaux *chlorurées*
et à la division des eaux *chlorurées sodiques sulfureuses*,
dont elle est un des types les plus remarquables au
point de vue du haut degré de minéralisation, degré
dont on ne retrouve guère d'analogue en Europe
qu'aux stations d'Aix-la-Chapelle et de Saint-Gervais.

Cette division d'eaux minérales est, comme on sait, l'une de celles qui présentent le moins de variétés.

Voici le tableau comparatif des trois types de sources dont nous venons de parler :

| POUR UN LITRE D'EAU. | URIAGE. | SAINT-GERVAIS (Source pour la boisson). | AIX-LA-CHAPELLE (Source de l'Empereur). |
|---|---|---|---|
| Acide sulfhydrique ... | 7$^{cc}$,344 | 0$^{cc}$,00081 | |
| Sulfure de calcium.... | — | 0 ,00420 | |
| Sulfure de sodium.... | — | — | 0$^{cc}$,00950 |
| Chlorure de sodium... | 6 .056 | 1 ,60337 | 2 ,63940 |
| Principes minéralisateurs ............. | 10 ,4262 | 5 ,14488 | 4 ,10190 |
| | (Lefort. 1865) | (Bourne, 1849) | (Liebig, 1851) |

Ce même type d'eaux à la fois chlorurées et sulfurées se retrouve encore en Italie à Acqui et surtout à la Poretta, en Angleterre à Harrogate, en Hongrie à Mehadia, en Espagne à la Puda, etc... Toutefois ces eaux contiennent rarement autant de sulfates que celles d'Uriage.

Le principe minéralisateur dominant de la source d'Uriage, c'est le chlorure de sodium, et la quantité de sel marin qu'elle contient est telle, qu'on doit la ranger parmi les eaux minérales chlorurées fortes ; à ce titre, elle participe aux propriétés générales de ces dernières. Leur sulfuration leur donne en même temps les vertus des eaux sulfureuses : aussi verrons-nous leurs effets physiologiques et thérapeutiques tenir à la présence des chlorures et des sulfures, ou enfin se produire par l'effet de ces deux éléments réunis.

EXPÉRIENCES SULFUROMÉTRIQUES FAITES A URIAGE.

**A.** *Eau minérale sulfureuse puisée au fond de la galerie et au griffon de la source.*

Température............................... 27°,2
Degrés sulfurométriques, par litre.......... 8 ,4
Représentant: Acide sulfhydrique, en volume. 7$^{cc}$,3443
— en poids.. 0$^{gr}$,01136

**B.** *Eau minérale puisée à la buvette de l'établissement.*

Température............................... 23°,4
Degrés sulfurométriques, par litre.......... 7 ,2
Représentant: Acide sulfhydrique, en volume. 6$^{cc}$,29513
— en poids.. 8$^{gr}$,00973

**C.** *Eau minérale puisée au robinet de l'embouteillage.*

Température............................... 24°
Degrés sulfurométriques, par litre.......... 7 ,6
Représentant: Acide sulfhydrique, en volume. 6$^{cc}$,64486
— en poids.. 0$^{gr}$,01027

Il résulte de ces expériences :

1° Que, pendant son parcours depuis le griffon jusqu'à la buvette de l'établissement, l'eau sulfureuse d'Uriage, dans son état normal, ne perd que 1°,2 de son acide sulfhydrique et 3°,8 de sa température ;

2° Que, par son blanchiment, cette eau perd 1°,6 de son acide sulfhydrique ;

3° Qu'au moment même où on la met en bouteille, l'eau sulfureuse n'a perdu que 0°,8 d'acide sulfhydrique.

## *Etablissement thermal.*

L'eau minérale amenée par le siphon se partage en plusieurs branches qui, par autant de tuyaux de conduite, se rendent au réservoir, aux chauffoirs, aux bains, aux salles de pulvérisation, à celle d'inhalation et aux fontaines servant à la boisson.

Le réservoir est une vaste construction voûtée et parfaitement cimentée, contenant plus de seize cents hectolitres d'eau. On n'a recours à l'eau contenue dans ce réservoir qu'à l'époque de la saison où il est nécessaire de donner en même temps un grand nombre de bains et de douches. Les chauffoirs sont destinés à élever la température de l'eau minérale, de 27 degrés centigrades au degré nécessaire pour les bains et certaines douches. L'eau minérale est chauffée directement au moyen de la vapeur d'eau.

L'établissement thermal renferme plus de quatre-vingts cabinets de bains, tous bien éclairés et très commodes; quelques-uns à deux baignoires, le plus grand nombre à une seule. Dans tous les cabinets, il y a quatre robinets : deux pour l'eau minérale tant à sa chaleur naturelle que chauffée, et deux pour l'eau douce tant froide que chaude. Ce luxe de moyens permet d'opérer extemporanément tous les mélanges prescrits par les médecins, selon la nature des maladies et la susceptibilité du malade. Des cabinets avec

baignoires pour douches locales de toute espèce, d'autres avec bains de siège, une pièce exclusivement
destinée aux baignoires d'enfants, etc..., ne laissant,
elles non plus, rien à désirer sous le rapport matériel,
complètent cet ensemble de la médication balnéaire
proprement dite.

L'installation des douches, complètement réorga-
nisée depuis cinq ans, est aujourd'hui au niveau de
ce qui existe de plus varié, de plus efficace, de plus
commode dans nos premières stations thermales. Le
long de la montagne, en face et parallèlement à la
galerie *de la boisson*, on a établi une deuxième galerie
beaucoup plus vaste et plus élevée, également vitrée
et close, sur laquelle s'ouvrent les cabinets de douches
des dames. Chaque système de douches se compose
d'un cabinet spacieux dans lequel la douche est administrée. De l'un et de l'autre côté de cette pièce, on a
disposé un cabinet de toilette indépendant et à double
sortie. Cette nouvelle organisation permet un service très
rapide, tout en laissant à chaque personne le temps largement nécessaire pour se déshabiller, puis s'habiller.

Quatre systèmes de douches, c'est-à-dire quatre
salles pour la douche et huit cabinets de toilette sont
affectés à ce service. A la suite de ce local et toujours
dans la même galerie, il y a une salle spacieuse avec
bain de siège et douche ascendante. Enfin la galerie
se termine par deux cabinets de bains organisés pour
douches faciales.

Les douches des hommes sont disposées de la même manière, avec des cabinets de toilette à double sortie (il y a également quatre systèmes de douches) ; elles sont placées dans une galerie où l'on a aussi installé des cabinets avec divers appareils pour douches locales.

Toutes les salles que nous venons d'énumérer sont élégamment décorées en faïence émaillée blanche ou ornées de dessins de couleur ; elles ont le double et irrésistible attrait que donnent la propreté et un goût artistique correct.

A l'aide de tuyaux doubles pour les douches générales, la colonne liquide peut être portée simultanément, comme à Aix, sur deux points différents du corps. Ces douches sont chaudes, puis froides, — ou froides, puis chaudes alternativement (écossaises). Des ajutages de calibres différents pour administrer la douche avec un jet plus ou moins volumineux, des grilles et des pommes d'arrosoir dont les trous, de dimensions variées, produisent une pluie inégalement forte, complètent ce système d'appareils, dont les applications multiples sont d'une si grande importance dans le traitement balnéaire.

Enfin, les douches sont usuellement, selon l'indication, accompagnées de frictions et de massage. Le *massage sous la douche* donne de très bons résultats, et ajoute considérablement à l'effet de la médication. Cette méthode est depuis fort longtemps em-

ployée à Uriage; c'est un des premiers établissements
de France où elle ait été mise en pratique, et, de
même que pour l'organisation de ses autres agents
balnéaires, l'initiative en est due aux conseils éclairés
de mon savant et regretté prédécesseur, le D$^r$ Gerdy.

La température à donner aux bains et aux douches
a une importance qu'on ne saurait méconnaître : aussi,
rigoureusement fixée pour chaque malade et pour
chaque jour par les prescriptions de son médecin,
elle est strictement observée par le personnel de service.

Les douches surtout, réclamant la précision la plus
délicate dans le degré de chaleur, ont été installées
avec le plus grand soin. Au niveau du chauffoir le plus
élevé, on a établi des vases spacieux dont la capacité
est de quatre à huit hectolitres; tous sont munis de
thermomètres et correspondent deux par deux à chaque cabinet de douches. Par là, chaque fois qu'une
douche est prescrite, il devient aussi simple qu'aisé
d'obtenir exactement les degrés thermométriques de-
mandés. La hauteur de la colonne d'eau est de huit
mètres environ pour les grandes douches, ce qui est
largement suffisant. Rien n'est plus facile que de diminuer la pression pour les personnes de complexion
délicate, pour les enfants, ou pour établir sans brus-
querie l'assuétude à cet agent héroïque, mais parfois
un peu éprouvant dans ses premiers effets.

## *Buvette de l'établissement.*

La fontaine est située sous une galerie vitrée et
close, servant en même temps de promenoir les jours
de mauvais temps. Cette galerie, dallée d'asphalte, se
trouve à gauche en entrant dans l'établissement ; elle
est parallèle aux bains des dames. Au-dessus de la
vasque de la fontaine s'élève une colonne de marbre
blanc supportant la statue en bronze d'Esculape cou-
ronné et armé de la massue au serpent symbolique.
Dans un angle, à droite, coule une fontaine d'eau
douce, dont la proximité permet aux baigneurs de
faire tous les mélanges appropriés à leur goût ou aux
prescriptions de leur médecin.

## *Salles de pulvérisation.*

Il existe deux salles de pulvérisation, l'une pour les
dames et l'autre pour les hommes. Elles sont toutes
les deux situées dans un pavillon qui se trouve au
centre même de l'établissement. Chacune de ces deux
salles contient huit appareils ; à côté, il y a en outre
deux vestiaires.

La pulvérisation de l'eau se fait par le procédé du
D$^r$ Sales-Girons. L'appareil qui fonctionne à Uriage
consiste dans une pompe aspirante et foulante de la
force de cinq à six atmosphères. Par le côté aspirant,

cette pompe communique, à l'aide d'un tube de plusieurs mètres, avec l'eau de la source et la fait monter ; par le côté foulant, la pompe pousse l'eau aspirée
dans un autre tube, lequel se bifurque pour pénétrer
dans l'intérieur de chacune des deux salles où il se
divise en autant de branches qu'il y a d'appareils. A
l'extrémité de chacune de ces branches l'eau sort par
un trou capillaire, et vient se briser, à une distance
de huit à dix centimètres, mais que l'on peut faire
varier à volonté, et sous un angle droit, sur un petit
disque en platine d'où le liquide rejaillit en pous-
sière extrêmement fine et ténue.

Le tube dans lequel arrive l'eau pour la pulvérisation passe dans un manchon en tôle rempli de vapeur,
ce qui permet de porter la température de l'eau minérale au degré désiré. C'est là un point très important
pour la pulvérisation ; l'eau d'Uriage en se brisant perd
une partie notable de son calorique ; elle se trouverait
donc alors trop froide pour être mise en contact avec
certaines régions telles que la face ou le larynx.

Chacun des appareils pulvérisateurs consomme environ 4 litres d'eau par heure, soit, pour les deux
salles, à peu près 64 litres pour le même laps de temps.


## *Pavillon de l'hydrothérapie.*

Depuis trois ans on a construit un pavillon destiné
au traitement hydrothérapique. Il se compose d'une

grande salle carrée, décorée de fayences émaillées en couleurs semblables à celles qui ornent les cabinets de douches, et de deux vestiaires.

Toutes les variétés de douches y sont installées.

Dans une partie de ce bâtiment on a disposé une pièce pour l'inhalation chaude et les bains de vapeur.

## *Bains des indigents.*

Outre ces diverses installations qui ont été réorganisées complètement et mises au niveau des établissements les plus justement renommés, on a encore entrepris et achevé d'autres travaux non moins importants, notamment un nouvel établissement de bains pour les indigents. Depuis 1879, les douze cabinets de bains et les cabinets de douches ont été placés, ainsi qu'une fontaine pour la boisson, dans un pavillon qui a été entièrement restauré et approprié à sa destination.

Les conditions d'admission des malheureux sont des plus simples. Tout malade muni d'un certificat d'indigence délivré par le maire de sa commune est admis au traitement gratuit, et reçoit en outre, deux fois par semaine, des secours alimentaires.

Ces distributions de pain, assez fréquentes pour suffire à leurs besoins, sont le produit de quêtes faites dans l'établissement tous les huit jours, pendant la saison thermale.

Les malades indigents ne sont reçus à l'établissement que du 15 mai au 1ᵉʳ juillet, et du 1ᵉʳ septembre au 15 octobre.

Rappelons, en outre, (les communes ou les particuliers qui nous adressent des pauvres ne doivent pas l'oublier), qu'il n'existe à Uriage aucun hôpital[1] pour les indigents, et que, par conséquent, il est nécessaire de leur fournir au départ quelques avances pour qu'ils puissent payer le complément de leur nourriture et leur logement dans les petits hôtels ou les fermes du voisinage ; bien entendu, les soins médicaux et pharmaceutiques leur sont délivrés gratuitement. Faute d'avoir connu ce détail, plusieurs pauvres, qui croyaient avoir les vivres et le couvert gratuits pendant la saison balnéaire, ont eu à subir de pénibles mécomptes ; et les personnes charitables qui, dans leur zèle bienfaisant, avaient cru faire assez pour ces malheureux en payant leurs frais de voyage, ont eu le regret de les avoir, par ignorance, exposés à des désappointements ou même à des privations bien faciles à éviter en prenant d'avance quelques renseignements.

1. Il y a néanmoins à Uriage une maison louée par l'hôpital de Grenoble. Elle renferme 24 lits, et, chaque année, au commencement de juin et à la fin du mois d'août, l'administration de l'hôpital de Grenoble y envoie un certain nombre de malades. Le prix de la journée est de 2 francs. Les baigneurs peu aisés peuvent y être admis en payant le prix fixé par l'administration.

## *Ressources locales.*

Contrairement à toutes les stations thermales, Uriage offre ce caractère, peut-être unique, de n'être situé ni auprès d'une ville ni même dans un village. Complètement isolé, l'établissement se trouve à un ou deux kilomètres des hameaux les plus rapprochés ; aussi n'est-il entouré que de maisons destinées au traitement et aux divers besoins ou plaisirs des baigneurs, et qui toutes ont été construites en vue du but spécial qu'on se proposait. Il en résulte, outre la pureté de l'air et l'éloignement de toute industrie incommode, un aménagement et une installation qui, on s'en aperçoit au premier abord, laissent peu de chose à désirer.

Dans l'origine, un petit bâtiment existait seul; quelques baignoires au rez-de-chaussée, une vingtaine de chambres à l'étage au-dessus, constituaient alors tout l'établissement.

Aujourd'hui, de vastes constructions, des maisons d'habitation dont la création successive a eu lieu dans l'espace d'une quarantaine d'années, répondent amplement à des besoins dont ils démontrent en même temps l'extension toujours croissante. De nombreux hôtels, soit centraux, soit à faible distance, un vaste et élégant chalet renfermant de très confortables appartements, plusieurs villas, des maisons meublées, offrent des ressources pour toutes les fortunes et tous les goûts.

Plusieurs restaurants parfaitement tenus, avec table d'hôte et salons particuliers, un beau café, des magasins de tous genres, en un mot, tout ce qui peut concourir au bien-être et aux plaisirs des baigneurs a été réuni, soit par l'administration, soit grâce à l'initiative individuelle, et chaque année, sous ce rapport, le perfectionnement est sensible.

Le casino se compose d'abord et principalement d'un vaste et beau salon pour les bals qui ont lieu deux fois chaque semaine, le jeudi et le dimanche pendant toute la saison. Les autres jours, les soirées sont consacrées à des représentations données par une troupe de comédie ou d'opérette que le directeur du casino engage expressément pour la saison d'été.

Le casino contient, en outre, des salons de conversation, des salles où les amateurs peuvent se livrer à l'exécution de la musique de chambre et les écoliers à leurs exercices de solfège, une salle de lecture avec de nombreux journaux, une salle de jeux, un estaminet avec billard, etc.

Il est, je crois, inutile d'énumérer ici toutes les autres parties de l'établissement ; de parler de la chapelle, fort simple extérieurement, mais renfermant quelques belles toiles, entre autres un tableau attribué à Paul Véronèse, un très ancien et fort remarquable triptyque, etc.

Dans le grand chalet se trouve aussi une salle spacieuse consacrée au culte protestant.

Uriage, d'ailleurs, se trouve, nous l'avons dit, à proximité de Grenoble (12 kilomètres), avec lequel soit le chemin de fer, soit de nombreux omnibus, établissent de fréquents et faciles rapports. Il existe en plus, à portée immédiate de ceux qui veulent en faire usage, un grand nombre de voitures de louage qu'on peut se procurer aussi aisément à Uriage qu'à Grenoble, des chevaux de selle, des ânes, mulets, etc.; enfin aucun des moyens de distraction, d'exercice, d'excursion qu'on rencontre dans les autres établissements thermaux ne manque dans la première de nos stations dauphinoises.

Mais si vous voulez vous rendre compte de l'effet à attendre de ces éléments de distraction, de ces stimulants de la nutrition alanguie, n'oubliez pas celui à qui, comme à l'appétit pour la digestion, appartient le nom du meilleur des assaisonnements; n'oubliez pas cet air alpestre qui, à toute heure du jour, souffle la fraîcheur, la force, le bien-être.

N'oubliez pas surtout que cet air, cette verdure, cette fraîcheur, tout ce qui dilate la poitrine, tout ce qui fait vivre et rêver, ici vous entoure, vous enserre. Ce n'est point au loin, à distance, qu'il vous faudra, dans un *jardin,* dans un *parc,* aller chercher l'image plus ou moins ressemblante du *rus* de Virgile et d'Horace. La campagne !... Elle est là sous vos pas, à votre porte. Quelque hôtel que vous ayez choisi, vous ne pouvez sortir sans la rencontrer, faire un pas en quelque sorte, sans la fouler aux pieds.

Insistons sur cette disposition topographique, car elle est loin d'être fréquente. A Uriage, la nature s'étale partout dans sa large et attrayante beauté. Une vaste, une immense prairie, coupée d'allées, semée d'épais bouquets de peupliers, d'ormeaux, de sapins et de chênes de toute hauteur, commence au seuil même, je le répète, de quelque domicile que vous ayez choisi : elle leur est à tous, sans exception, comme une salle commune. Puis de là sans murailles, sans barrières, sans la plus simple haie, elle va se continuer avec la libre campagne. La campagne ! ce rêve ardent, inné, inassouvi du citadin, rêve qui, ici, devient immédiatement pour lui la plus palpable des réalités, se pliant à ses caprices, et, par monts et par vaux, aussi loin que son regard pourra s'étendre, que ses jambes pourront le porter.

Car (et c'est ce qu'il y a surtout de remarquable dans notre villégiature d'Uriage) l'entourage agreste se transforme comme à volonté, selon les besoins, les désirs, les forces de chacun.

Faut-il vous orienter, vous mettre sur la voie ? Au couchant, un vaste et pittoresque bois incliné dont les allées conduisent à la route de Villeneuve et par là au point culminant des Quatre-Seigneurs. — Au midi, le vallon de Vaulnaveys ; après quelques pas, à gauche, de sombres châtaigneraies vous offrent leur mystère ; à droite des collines couvertes de vignes. Puis on arrive au hameau de Saint-Georges dont les prairies sont encerclées de ruisseaux aux vives ondes. — Au levant, un sentier vous conduit à travers un véritable jardin anglais jusqu'à la source ferrugineuse, où s'élevaient les anciens thermes romains. — Au nord enfin, cet étroit vallon qui termine la gorge de Sonnant, beau de la seule grâce de ses pentes verdoyantes et boisées, de ses sinueuses échappées à l'extrémité desquelles on aperçoit le massif du Saint-Eynard.

Uriage a la clientèle des enfants. Et c'est un attrait pour le spectateur le plus indifférent, comme c'est une joie pour leurs heureuses mères, de les voir folâtrer, gambader, se poursuivre sur l'herbe, y accomplir en toute liberté, comme en toute sécurité, ce premier précepte de l'hygiène puérile : vingt fois tomber et vingt fois reprendre sa course ; remplir l'air de leurs cris joyeux, sans avoir jamais à appréhender un caillou ni un courant d'eau, sous l'œil des parents qui, au besoin, de la fenêtre voisine, peuvent suivre leurs interminables ébats. Ah ! certes, nous croyons — et comment ne croirions-nous pas ? — à l'efficacité puissante des eaux d'Uriage, à la vertu des bains, de la douche hydro-minérale, d'où nul ne sort sans se sentir en quelque sorte régénéré. Mais pour les principaux tributaires de nos sources, pour les pauvres petits êtres que le lymphatisme ou la scrofulose a marqués de son empreinte, les *séances de la prairie* n'exercent pas moins que les *séances balnéaires* une salutaire et décisive influence ; elles sont le complément obligé de l'exercice hydriatique ; s'associant si bien à lui, d'ailleurs, confondant leurs effets dans une telle communauté d'action, qu'on serait fort embarrassé, à l'issue de la cure, de dire pour quelle part y a contribué chacun de ses agents également quoique diversement régénérateurs.

## *Divers modes d'emploi des eaux d'Uriage.*

Ainsi que je l'ai déjà dit, c'est de 1820 que date réellement la renaissance médicale des eaux d'Uriage. Ébauchée par le D<sup>r</sup> Billerey, premier inspecteur de ces thermes, c'est surtout aux travaux persévérants et au zèle scientifique de son successeur, le D<sup>r</sup> V. Gerdy, médecin inspecteur d'Uriage pendant près de trente ans, que revient le mérite d'avoir fait connaître toutes les ressources qu'on peut retirer de l'emploi judicieux de cette eau minérale. La magistrale étude qu'il a consacrée à leur action physiologique et thérapeutique, les règles qu'il a posées pour leur administration, ont, sous ce rapport, laissé bien peu à glaner pour ses successeurs. Depuis vingt-quatre ans que j'exerce à cette importante station, l'observation attentive et rigoureuse des faits m'a conduit à ce premier résultat, savoir, de confirmer pleinement les conclusions énoncées dans les travaux de cet éminent clinicien. Je suis heureux de pouvoir joindre ici le consciencieux témoignage d'une expérience déjà longue à l'autorité réelle et incontestable de mon savant et regretté collègue. Bien des fois, dans les premières années de mon séjour à Uriage, dans nos excursions alpestres du début et de la fin de la saison, le D$^r$ Gerdy m'avait, sous forme de confraternelles causeries, de récits instructifs, initié aux précieux enseignements de sa pratique.

Dans mes premiers essais, comme dans mes investigations ultérieures sur les eaux d'Uriage, je me suis toujours inspiré du souvenir de ces indications que me dictait la longue observation de mon cher prédécesseur. Aussi ne saurais-je trop rendre hommage aux titres vivaces de celui qui doit à tous égards être considéré comme le véritable créateur de cette station, au point de vue médical. Je m'honore d'avoir dû, de devoir beaucoup à son zèle pénétrant, d'avoir largement puisé dans l'exemple de sa méthode d'études positives. Plus encore m'honorerai-je d'en pouvoir continuer la tradition !

## *Boisson.*

Au griffon du rocher, l'eau minérale est parfaitement limpide ; exposée à l'air, elle prend une teinte légèrement opaline, se trouble et blanchit rapidement par le fait de la décomposition de l'acide sulfhydrique, dont le soufre se précipite dans l'eau.

Quoiqu'elle soit au premier abord d'un goût peu agréable, il est d'observation, parmi les buveurs, qu'on

s'y habitue facilement; après quelques jours, ils arrivent à en ingérer sans répugnance aucune, et en
quantité plus grande même que de l'eau ordinaire.

Les effets de l'eau d'Uriage varient suivant la quantité que l'on en absorbe, suivant son mode d'administration et suivant les individus, soit quant à leur
idiosyncrasie native, soit quant à celle que leur imprime l'état morbide.

Prise à la dose d'un ou deux verres dans la journée,
l'eau d'Uriage est apéritive ; elle exerce une douce stimulation sur la muqueuse digestive, excite légèrement
la soif, et imprime une activité plus marquée aux propriétés vitales, et par suite aux fonctions de l'estomac
et de l'intestin. En un mot, l'appétit est augmenté, la
digestion se fait plus rapidement. A dose plus élevée,
de 3 à 6 verres, par exemple, elle purge facilement;
elle détermine des évacuations abondantes, sans coliques, et tellement promptes que le plus souvent deux
ou trois heures suffisent pour que l'effet soit complètement produit. Aussi peut-on faire un appel réitéré à
ses qualités laxatives, comme du reste à celles de la
plupart des autres eaux minérales purgatives, sans
crainte de soumettre à de périlleuses épreuves les
organes digestifs. Cette tolérance des voies gastro-
intestinales pour les eaux d'Uriage prises à dose purgative est, comme nous le verrons plus tard, d'un
précieux secours dans le traitement de certaines dermatoses. Cette action de l'eau d'Uriage sur l'intestin est

du reste très variable : chez quelques personnes, il n'est
pas besoin de plus d'un ou deux verres pour déterminer des selles copieuses et répétées. J'ai vu plusieurs
fois des malades bien constitués être fortement purgés
chaque fois qu'ils prenaient un verre. En général,
cependant, il est nécessaire, pour réaliser l'effet voulu,
d'en avaler de trois à six verres, en ayant la précaution
de mettre un intervalle convenable (dix à quinze minutes environ) entre chaque dose.

Si les malades qui fréquentent les thermes sont presque toujours disposés à exagérer le traitement, nulle
part, je crois, ce genre d'abus ne s'observe sur une plus
grande échelle qu'aux eaux minérales purgatives. Il en
est ainsi à Uriage. Beaucoup de personnes se purgent
chaque jour ; d'autres ingèrent des quantités vraiment
incroyables d'eau minérale, vingt, trente, quarante,
cinquante verres dans l'espace de quelques heures.
Les buveurs, on le voit, sont toujours les mêmes que
ceux dont parlait le D$^r$ Nicolas, un des premiers médecins qui se soient occupés de l'emploi des eaux
d'Uriage. On se figure l'effet thérapeutique lié au
nombre des évacuations obtenues ; et, voulant être vite
et entièrement guéri on ne croit pas devoir marchander
sur les doses. Or, l'économie humaine n'ayant pas
plus changé depuis lors que l'humaine indocilité,
comme il y a cinquante ans, ces doses exagérées et si
fréquemment renouvelées déterminent souvent des
accidents. Chaque année j'en observe quelques

exemples; Gerdy en a cité plusieurs cas dans son ouvrage et il me serait facile de publier, moi aussi, ma série analogue.

Il est d'autant plus utile d'insister sur l'effet pernicieux de cet oubli de toute règle que parfois, chez des sujets fâcheusement prédisposés, tout ne se borne pas à des accidents temporaires. On a vu exceptionnellement, il est vrai, mais on a vu, la susceptibilité gastrointestinale imprudemment éveillée, persister durant plusieurs mois, et ne céder qu'au prix d'un régime sévère et d'abstentions assujettissantes.

Si d'ailleurs la purgation traditionnelle, celle qu'on renouvelle chaque matin et pendant un certain temps, ne détermine pas toujours des accidents immédiats, cette pratique n'en est pas moins condamnable, si l'on voulait l'ériger en méthode générale. Ce n'est d'ailleurs pas toujours durant le traitement même que les inconvénients de cet ordre se manifestent. Sous l'influence de l'excitation tonique opérée par les eaux et par les bains, il n'est pas rare de voir l'estomac résister à la secousse de ces purgations réitérées et ne témoigner aucun ressentiment actuel ; mais parfois après la cessation du traitement thermal, on observe un état d'irritation, d'inflammation même des premières voies, état qu'il est aussi difficile de faire disparaître qu'il serait irrationnel de rapporter à une autre cause que celle que je signale.

Du reste, je n'ai pas besoin de rappeler que, chez bon

nombre de malades, la purgation est soit inutile, soit
tout à fait contre-indiquée. Ainsi, toutes les fois que les
organes digestifs sont le siège d'une phlegmasie,
ou même présentent une susceptibilité tant soit peu
prononcée, il importe de s'abstenir complètement de
l'eau minérale à l'intérieur, ou tout au moins de n'en
faire usage qu'avec précaution, à doses minimes,
prises à des intervalles assez éloignés.

J'ajouterai encore que les sujets nerveux, facilement
excitables, supportent en général assez mal l'usage
interne de l'eau d'Uriage. C'est là un fait que j'ai eu
souvent l'occasion de vérifier, et que Gerdy avait déjà
signalé. Il en est tout autrement chez les individus
lymphatiques.

Les dispositions individuelles jouent, du reste, dans
la production de ce trouble fonctionnel un rôle important : le médecin doit en tenir compte et savoir varier
l'administration des eaux suivant les cas, suivant la
susceptibilité des organes et des tempéraments, suivant
les effets obtenus, et surtout suivant ceux qu'il veut
obtenir. Chez quelques personnes, l'action purgative
ne s'effectuant pas, l'eau est évacuée par les urines.
Mais doit-on pour cela lui attribuer des effets diuré-
tiques spéciaux ? Non, si dans ces cas la sécrétion rénale
est activée, cela tient seulement à ce qu'il a été
absorbé une quantité considérable de liquide. Cependant, dans un certain nombre de cas, nous avons constaté une action diurétique réelle.

Mais le pouvoir médicamenteux de l'eau d'Uriage est loin de résider exclusivement dans son action purgative : prise à dose fractionnée, un demi-verre ou un verre deux fois par jour, elle exerce sur l'économie une toute différente et non moins salutaire influence. Dans ces conditions, elle stimule les fonctions de la vie végétative ainsi que les échanges nutritifs, et réalise dans l'organisme des modifications profondes et souvent très favorables dues à ses propriétés altérantes.

Du reste, tout en l'employant ainsi chez certains malades, on peut, — dans l'intervalle — et c'est la pratique dont j'use dans nombre de cas, recourir à des doses purgatives, qui viennent répondre aux indications supplémentaires et compléter les résultats.

Quelle que soit d'ailleurs la méthode employée, il y a souvent utilité à ne pas conseiller l'eau minérale pure chez les personnes qui ont l'estomac irritable : s'il est indispensable d'administrer chez elles la boisson, il convient de mitiger l'eau minérale soit avec du lait, soit avec une infusion émolliente, un sirop approprié ou même de l'eau ordinaire. C'est au médecin à apprécier et à indiquer dans quelles proportions tel ou tel de ces mélanges devra être effectué, et, surtout, quand il est opportun d'y avoir recours.

Mais, dans bon nombre de cas, il est tout à fait inutile d'user de l'eau minérale prise en boisson, à n'importe quelle dose. Bien souvent, en effet, nous avons vu des malades chez lesquels l'état des voies digestives excluait l'usage de l'eau à l'intérieur, et qui cependant ont été parfaitement guéris par les bains seuls ou par l'emploi simultané des bains et des douches. La distinction de ces indications constitue le tact médical et ne s'acquiert que par une expérience attentive et prolongée.

Aussi, sans vouloir proscrire l'usage rationnel, médicalement ordonné et réglé des eaux en boisson, usage utile, indispensable même chez un certain nombre de baigneurs, nous ne cesserons de nous élever avec énergie contre l'abus que quelques personnes, suivant en cela une routine aveugle, persistent encore à en faire, et contre cette croyance populaire, nous devrions dire cette erreur : qu'il est impossible de guérir si l'on n'a pas avalé une quantité plus ou moins considérable d'eau minérale.


## *Bains.*


De même que pour la boisson, il est impossible de dire exactement *a priori* quelles conséquences seront produites par la balnéation sur les divers individus.

Je n'ai pas ici à étudier les effets physiologiques des bains. Cette étude, du reste, a été faite et on la trouvera exposée dans les divers traités de balnéothérapie générale.

Les bains d'Uriage sont *toniques et fortifiants;* c'est

là leur résultat habituel, caractéristique : cette action, variable en intensité, mais constante, est des plus importantes, et il est facile de la constater dès les premiers jours. Mais, comme pour tous les bains, on pourra, suivant leur température, voir apparaître des phénomènes très variables, car les bains agissent non seulement d'après les sels et les gaz qui sont dissous dans l'eau, mais encore par leur température, etc.

Les bains d'Uriage, s'ils sont frais et de courte durée, ont une action tonique constante, et amènent, surtout chez les névropathiques, une sédation très manifeste du système nerveux. Au bout d'un certain temps, variable suivant les individus, on y éprouve une sensation de froid assez désagréable, pouvant parfois déterminer une espèce de refoulement vers les organes intérieurs.

D'une manière générale, on peut le dire, les bains trop frais ne conviennent pas dans les maladies de la peau, car la réaction qu'ils provoquent augmente l'inflammation cutanée; ce n'est que dans des cas spéciaux, dans certaines dermalgies, pour parer à des indications passagères, qu'on pourrait y avoir recours.

Mais il n'en est pas de même quand il s'agit de la scrofule, du lymphatisme, de pertes séminales, de leucorrhées chroniques, rebelles, chez des jeunes filles chlorotiques, des femmes anémiées, étiolées par des causes déprimantes quelconques. On augmentera, dans ces cas, l'action essentiellement reconstituante du bain chloruré sodique sulfureux, en faisant prendre des bains plutôt frais. L'utilité avérée du bain de rivière se trouve alors renforcée de tout le pouvoir minéralisateur de l'agent thermal. C'est là, si je puis m'exprimer ainsi, une reconstitution simultanée, et de par la chimie et de par la physique, à laquelle nous devons chaque année de beaux succès obtenus sans aucune chance d'accidents, et d'autant plus stables qu'ils sont obtenus par une modification que l'organisme, énergiquement sollicité, opère en quelque sorte de lui-même sur lui-même.

Les bains d'Uriage, à une chaleur tempérée (34 à 35° C.), déterminent chez les uns une surexcitation nerveuse plus ou moins prononcée, — mais qui se dissipe au bout de quelques jours par le fait seul de la continuation du traitement; — chez d'autres, leur influence tonique et vivifiante se manifeste par l'augmentation des forces, une activité musculaire plus grande, et un bien-être général très appréciable.

Chauds (entre 35 et 40° C.), ils tendraient à débiliter, mais ils se recommandent particulièrement comme appelant sur la surface tégumentaire une excitation parfois très vive. La peau devient rouge, et, sur les portions restées hors de l'eau, il se produit des transpirations abondantes. La circulation, la respiration s'accélèrent; la tête se congestionne, devient lourde, pesante, la face est rouge et turgescente, les yeux sont injectés, et pendant le reste de la journée, le sujet

éprouve de la céphalalgie, de la lassitude et un affaiblissement assez pénible.

Quant à l'absorption par la peau des principes minéralisateurs contenus dans l'eau du bain, il nous est
aussi impossible qu'il serait hors de propos de traiter
ici, avec tous les développements qu'elle comporte,
cette question si complexe et si débattue. Malgré les
innombrables travaux auxquels le point en litige a
donné lieu, la science est loin d'être fixée. Toutefois,
*si l'absorption se produit*, il paraît aujourd'hui démontré que ce serait surtout au niveau des régions pi-
laires et qu'elle serait favorisée là par des frictions
énergiques faites sur la peau pendant le bain (Röhrig,
Leichenstern, Aubert, etc.). En second lieu, il serait
nécessaire d'enlever avant le bain, à l'aide de lotions
savonneuses, l'enduit sébacé qui recouvre le tégument
et qui est un obstacle à l'absorption. Mais l'absorption
peut se faire par les muqueuses ; aussi d'après Gubler
serait-elle plus prononcée durant le bain chez les
femmes, en raison de la pénétration, qui s'opère par
la surface muqueuse du vagin et des lèvres: dans tous
les cas, cette absorption-là doit être bien minime.

Il en est également ainsi lorsque l'enveloppe cutanée
est dépouillée de son épiderme, c'est ce qui a lieu
toutes les fois qu'il s'agit d'éruptions ayant détruit la
couche protectrice de la peau.

L'augmentation de la sécrétion urinaire, qui se
produit dans le bain d'Uriage chez les baigneurs ne

faisant pas un usage interne de l'eau, peut aussi s'expliquer soit par l'absorption cutanée, soit par la suspension de l'exhalation (perspiration insensible) de la surface tégumentaire, soit par une action réflexe due aux nerfs de la peau.

Remarquons, en outre, que chez un sujet qui, pour tout traitement à Uriage, fait usage des bains, il survient parfois un effet purgatif tout à fait indéniable. Néanmoins, tout authentiques qu'ils sont et déjà constatés par Gerdy et vérifiés par moi chez plusieurs baigneurs, ce sont là des faits exceptionnels et auxquels on ne doit accorder, dans la discussion générale du phénomène physiologique, qu'une importance secondaire.

Quoi qu'il en soit, et à un point de vue clinique, notons que les bains à minéralisation différente déterminent des effets différents; que, par exemple, les résultats produits par les bains de Néris, de Plombières, etc., sont tout autres que ceux d'Uriage, de Luchon, etc. ; que, si les premiers sont incontestablement sédatifs, calmants, les seconds ont des propriétés toniques, reconstituantes, non moins évidentes.

Or comment expliquer ces différences? Faut-il les mettre sur le compte de l'absorption? Ne serait-ce qu'un simple effet de contact?

En ce qui nous concerne, nous sommes disposés à attribuer les effets des bains à cette action que les Anglais ont désignée sous le nom de *counter-irritation* (Sydney-Ringer). C'est cette même influence curative que **M.** le professeur Bouchard désigne sous le nom de *réaction nerveuse*. C'est par l'intervention de ces réactions nerveuses que l'on peut expliquer l'effet si différent des bains à minéralisation si différente aussi.

Par leur contact avec les extrémités terminales des nerfs cutanés, ils déterminent, par voie de réaction nerveuse, des phénomènes qui varient suivant la composition des bains. Ajoutons à cela l'influence de la température, de l'électricité, de la pression de l'eau, etc..., et il sera possible de se rendre compte, conformément aux données de la science moderne, de l'influence si énergique que les bains exercent sur l'économie sans qu'on soit obligé de faire intervenir une absorption dont la réalité n'est rien moins que démontrée et n'a point été établie par des expériences directes. Toutefois il faut encore tenir compte de l'absorption des gaz dissous dans l'eau des bains, qui est expérimentalement démontrée. — C'est donc surtout en agissant sur les extrémités nerveuses périphériques que la balnéothérapie réalise ses succès les plus certains.

Les bains d'Uriage, outre les propriétés spéciales inhérentes à leur composition chimique, auront donc, par suite des différences nombreuses que peuvent offrir leur mode d'administration, leur durée, etc., des actions multiples que l'on utilise de la manière la plus fructueuse suivant les indications à remplir. Si, prise en boisson et à petites doses, l'eau minérale est peu

diurétique, il n'en est pas de même sous l'influence
du bain. Les baigneurs savent bien reconnaître et sont
les premiers à dire que non seulement ils urinent
pendant leur séjour dans l'eau plus abondamment
qu'ils ne le feraient dans un bain ordinaire, mais encore que cet effet se prolonge plusieurs heures après.

Non seulement la sécrétion urinaire est accrue,
comme nous venons de le dire, mais on y constate
souvent la présence de l'acide urique en plus grande
quantité ; preuve nouvelle de la suractivité qu'ont
subie, sous l'influence du traitement thermal, l'assimilation et la désassimilation, et par suite la recompo-
sition de l'organisme.

L'influence des bains d'Uriage sur l'enveloppe tégumentaire comme sur l'ensemble de l'être vivant ne
saurait être mise en doute ; elle se manifeste de plusieurs manières : augmentation de la transpiration
cutanée, parfois même, sueurs, principalement au lit ;
exaltation de la sensibilité ; appels inflammatoires;
augmentation de la tonicité générale. Et sous cette
influence j'ai pu noter souvent un résultat fort avantageux, je veux dire l'atténuation de la sensibilité aux
variations atmosphériques.

En outre de la calorification physiologique l'usage
des bains détermine à la peau une chaleur spéciale,
persistante, des démangeaisons, parfois l'apparition
de rougeurs érythémateuses sur diverses parties du
corps. Cette irritation cutanée est plus ou moins

prompte à éclater. La durée n'en est pas moins très variable ; chez quelques malades, des picotements surviennent presque instantanément sur toute l'enveloppe tégumentaire ; chez certaines personnes, les démangeaisons se produiront sur une partie limitée ; et, dans les deux cas, ces manifestations peuvent apparaître sans qu'il soit possible d'apercevoir aucune trace d'une éruption cutanée quelconque. De tels phénomènes se manifestent habituellement au début, après quelques bains ; ils disparaissent en général durant la continuation du traitement.

D'autres fois, mais plus rarement, on voit survenir diverses éruptions cutanées, plaques érythémateuses, papuleuses, vésiculeuses, des furoncles, etc. Ces effets plus accentués se produisent pendant l'usage des eaux, à une époque très variable, quelquefois on ne les voit arriver qu'après qu'on en a cessé l'emploi.

Cette inflammation cutanée, à formes diverses, constitue la *poussée*. Certaines eaux sont renommées pour l'intensité ou la constance de la poussée qu'elles provoquent : c'est même à cette circonstance que quelques-unes, et des plus célèbres, doivent leur réputation.

Le mouvement fluxionnaire, le raptus sanguin et nerveux qui a lieu vers la peau, est favorisé par la température du bain, par sa durée. Quand la température atmosphérique est très élevée, par des temps orageux, ces manifestations sur l'enveloppe tégumentaire m'ont paru être plus accusées.

Quelle est l'importance réelle de la poussée? A Uriage, l'usage régulier des bains produit quelquefois, au bout de dix à douze jours, une irritation cutanée qui peut varier depuis la simple rougeur de la peau jusqu'à l'éclosion des éruptions diverses dont nous parlions en commençant. Cette poussée est en général salutaire et son apparition dans les affections cutanées chroniques paraît un symptôme heureux. Toutefois cette excitation est encore très variable suivant la nature des dermatoses; dans les formes sèches, on la voit très peu marquée, tandis que les affections humides de la peau en offrent les exemples les plus prononcés. Toutefois nous n'observons jamais à Uriage la médication balnéaire provoquant une irritation exagérée des surfaces malades, même de celles qui sont le plus facilement excitables, comme on peut le constater dans le traitement par les eaux sulfurées.

L'eau d'Uriage a, dans ces cas, une double action qui peut s'expliquer par la nature de sa composition chimique à la fois chlorurée sodique et sulfureuse. On peut dire que le chlorure de sodium modifie dans un sens régressif l'action phlegmasigène, substitutive des éléments sulfurés sur les surfaces malades. Aussi à Uriage ne sommes-nous jamais obligés, dans les dermatoses humides les plus aisément excitables et donnant lieu aux plus vives démangeaisons, d'interrompre le traitement thermal, comme cela est souvent nécessaire auprès des eaux simplement sulfurées. C'est là un point sur lequel nous appelons tout particulièrement l'attention et qui constitue un des côtés les plus caractéristiques de notre source. Nous aurons d'ailleurs occasion d'y revenir à propos de l'étude clinique et thérapeutique des maladies de la peau.

Cette poussée, bien qu'en général salutaire, est cependant loin d'être indispensable au succès de la cure. Sous ce rapport on a peut-être exagéré l'importance de ce phénomène; aussi je ne pense pas que l'on doive chercher, soit par des bains très chauds, soit par des bains prolongés, à provoquer cette recrudescence artificielle. Notamment chez les malades impressionnables, dont le système nerveux est facilement irritable, il importe d'agir avec plus de prudence et de modération et de ne pas vouloir à tout prix obtenir cette action substitutive *loco dolenti*.

Cette même réserve doit être observée à l'égard de certaines dermatoses qui, trop vivement irritées par une médication perturbatrice, pourraient ensuite offrir de grandes difficultés pour la réalisation de la cure définitive. Du reste, la poussée à Uriage est toujours limitée dans ses effets, et on ne saurait la comparer aux poussées intenses qui s'obtiennent à Louesche après des bains de huit à dix heures par jour à une température élevée.

La poussée, d'ailleurs, n'est pas, comme je l'ai déjà dit, une condition indispensable pour le succès du traitement. Cette stimulation de la peau ne survient pas toujours dans les mêmes conditions ; En dehors des susceptibilités individuelles qui la font varier à l'infini, la constitution médicale, des températures atmosphériques élevées et persistantes jouent certainement un rôle important dans sa production. Cependant j'ai vu dans certaines années la poussée être plus fréquente, plus forte, sans qu'il fût possible de trouver dans les conditions météorologiques appréciables une explication rationnelle de ce fait.

Les bains d'Uriage ont une influence très connue et incontestable sur la menstruation. C'est un fait avéré, populaire dans le pays, que les personnes qui prennent les bains d'Uriage voient leurs règles devancer de trois ou quatre jours et même davantage l'époque habituelle et couler en général plus copieuses et plus durables.

Mais cette action s'exerce parfois aussi en sens opposé : ainsi, chez des personnes lymphatiques ou accidentellement débilitées, on constate souvent que les bains d'Uriage diminuent l'abondance morbide de la menstruation, qui était dans ces cas favorisée par la faiblesse de la constitution et souvent entretenue par l'exagération même de la fonction. L'explication de cette double action en sens inverse, paradoxale en apparence, se déduit de la composition chimique de la source saline et sulfureuse d'Uriage. Elle est, du reste, confirmée chaque jour par l'observation des malades, et constitue l'un des avantages de nos thermes, de se traduire pour les malades en résultats immédiatement appréciables.


## Douches.

Tels qu'ils sont installés à Uriage, les appareils pour les douches sont, j'ose le dire, complets et répondent à toutes les indications si nombreuses et si variées que présentent les divers malades venus pour suivre le traitement thermal.

Les douches constituent l'un des moyens les plus énergiques que l'art possède contre certaines affections. C'est un accessoire indispensable de la médication balnéaire ; mais leur action est variable à l'infini, suivant qu'on les emploie générales ou locales, suivant leur température, suivant la force ou la forme du jet, etc. On comprend que nous ne pouvons ici entrer dans les détails que comporterait l'étude de chaque sorte de douches ; nous exposerons seulement leurs résultats les plus généraux et les plus habituels.

Mais tout d'abord il est nécessaire de donner une description exacte de la manière dont la douche est administrée. Le baigneur s'étend sur le plan incliné, dont nous avons parlé. Dans cette condition l'eau lui tombe perpendiculairement sur toutes les parties du corps, et le doucheur, tout en dirigeant le tuyau avec son épaule successivement sur les différentes régions, peut pendant ce temps frictionner la peau, masser les muscles ou faire mouvoir les articulations.

La douche dure en général de 8 à 15 minutes ; une fois terminée, le baigneur est *emmailloté*, puis transporté dans une chaise à porteur à son domicile où on le met dans un lit préalablement chauffé. Là, il reste plus ou moins longtemps dans ce *maillot*, ensuite il séjourne dans son lit pendant un certain temps jusqu'à ce que la sudation provoquée par la douche et le maillot soit complètement tombée.

Dans d'autres circonstances, au contraire, une fois bien séché et bien essuyé, le baigneur fait une promenade qui provoque la réaction nécessaire.

Les douches écossaises, ou à température alternée, se composent d'un jet d'eau chaude et d'un jet d'eau tiède ou fraîche administrée alternativement pendant un temps plus ou moins long. Après la douche écossaise, le baigneur doit faire un peu d'exercice pour favoriser, ou plutôt pour continuer la réaction produite par la douche.

Mais le volume de l'eau, sa température, le mode d'administration, etc., peuvent varier à l'infini suivant les prescriptions du médecin.

Disons enfin que cette espèce de lit de camp est installé de façon à ce que, pendant les douches chaudes, une partie de l'eau est retenue de manière à ce que les pieds soient baignés par cette eau, tandis que dans la douche écossaise elle s'écoule immédiatement, grâce à deux conduits que l'on ouvre ou ferme à volonté.

Ce mode d'administration des douches sur un plan incliné me paraît réaliser de la manière la plus heureuse et la plus pratique le mode d'administration des douches.

Le baigneur étant étendu, tous ses muscles sont à l'état de relâchement, de détente et il est bien plus facile alors de les masser que lorsque le baigneur est assis sur une chaise.

C'est à Gerdy que revient le mérite de cette organisation sur les avantages de laquelle je ne saurais trop insister.

Les douches, avons-nous dit, peuvent être très variées : aussi les effets qu'on peut en obtenir sont-ils variables en quelque sorte dans la même proportion.

Ainsi la douche tiède, tempérée est sédative, le pouls s'élève à peine de quelques pulsations. Elle a une action plutôt tonique.

La douche chaude, au contraire, accélère notablement la circulation et augmente la température. Cette action est plus ou moins prononcée, plus ou moins longue ; en général, elle ne se prolonge pas au-delà d'un quart d'heure.

La douche chaude s'adresse plus particulièrement aux fonctions d'assimilation, toutes les fois qu'on veut obtenir un effet résolutif, dans les engorgements ganglionnaires du système lymphatique, dans les tumeurs blanches des articulations, les affections rhumatismales, etc.

La douche écossaise a, suivant les températures employées, tantôt un effet simplement reconstituant, sédatif du système nerveux, tantôt déterminant des sueurs modérées qui modifient heureusement le rhumatisme chez les malades dont la susceptibilité nerveuse s'opposerait à l'emploi des douches chaudes. Elle trouve un utile emploi dans le névro-rhumatisme, dans certaines affections utérines, dans certains cas d'anémie, dans les paralysies, etc.

Les douches écossaises rendent de très grands services chez des enfants qui l'hiver s'enrhument facilement ou sont disposés aux bronchites. Par leur action tonique sur l'organisme et sur la peau, elles rendent ces petits malades moins impressionnables et plus résistants à l'influence des causes extérieures, des variations de température, etc.

Les douches ascendantes ont une action dérivative très réelle. Leur puissance est d'autant plus prononcée, quand on les donne avec l'eau d'Uriage, que les principes minéralisateurs de cette eau possèdent un pouvoir stimulant de la muqueuse intestinale. Elles deviennent, dans beaucoup de cas, de précieux auxiliaires pour certaines affections, et peuvent, en outre, faire disparaître des constipations opiniâtres dues souvent à un état d'atonie ou de faiblesse de l'intestin.

Nous ne parlerons point ici des douches des extrémités, de celles du visage, du pharynx, du vagin, etc., des effets résolutifs ou dérivatifs qui ont lieu suivant la température du liquide, la force du jet, le mode de projection, etc. Les considérations qui pourraient surgir de l'examen de tous ces moyens, des résultats qu'on en obtient, nous entraîneraient trop loin. En terminant, j'insisterai cependant sur un point essentiel de la médication par les douches, fait déjà mis en lumière par Gerdy : c'est que, chaque fois qu'on désire imprimer une modification résolutive, il m'a toujours paru préférable, au lieu de diriger la douche seulement sur la partie malade (car on n'est jamais certain de produire une stimulation convenable et de ne pas provoquer une excitation ou une inflammation sérieuse), il m'a toujours paru préférable, dis-je, de joindre à la douche locale une douche générale qui, dispersant sur toute la périphérie l'excitation, atténue les inconvénients de la stimulation locale sans pour cela rien enlever à son efficacité.

## *Douches locales.*

Il ne sera point question, pour le moment, des douches ascendantes en arrosoir, nous les apprécierons dans la section consacrée à la thérapeutique au sujet de certaines lésions cutanées ; ni des douches des extrémités, etc., des effets résolutifs ou dérivatifs qui ont lieu suivant la température du liquide, la force du jet, etc. Les considérations qui pourraient surgir de l'examen de tous ces moyens, ainsi que des résultats qu'on en obtient nous conduiraient à des développements hors de propos. Un mot seulement sur les douches faciales.

Ainsi que je l'ai dit dans la description de l'établissement, quelques baignoires sont installées avec douches *faciales*. A un tuyau qui descend perpendiculairement sur la baignoire est adapté un autre tuyau dirigé horizontalement et dont l'extrémité se trouve au niveau de la tête du baigneur. A l'extrémité de ce tuyau, on place, suivant les indications à remplir, soit une petite pomme d'arrosoir, soit un jet plus ou moins volumineux. Le malade a lui-même à la portée de sa main le robinet qui lui permet de régler à volonté l'intensité du jet. L'eau minérale est donnée à la température indiquée par le médecin.

Ces douches rendent dans quelques cas de très grands services, notamment pour certaines formes d'acné (acné indurée, etc.); pour les engorgements ganglionnaires du cou; pour les cas, en un mot, où une révulsion locale un peu énergique est nécessaire. Je les ai employées aussi avec succès dans des pharyngites chroniques, pour les irrigations naso-pharyngiennes; mais dans ce dernier cas le siphon de Weber est encore préférable. Il serait superflu de faire ressortir les avantages que présentent ces douches ; ceci ressort clairement de leur description.

6

## Salles de pulvérisation.

Quant aux douches d'eau pulvérisée, il en sera
parlé à propos des maladies dans lesquelles elles sont
le plus habituellement employées. Je mentionnerai seulement ici que leurs indications se bornent au traitement local de certaines affections des paupières, des
yeux, de la face, du conduit auditif et du pharynx.
Cette notion sommaire suffit pour le moment, autrement je serais forcément entraîné à des répétitions, à
des doubles emplois fastidieux. Disons seulement que,
très employées à Uriage, elles nous ont donné dans
des cas que nous spécifierons plus loin des résultats
vraiment remarquables.

## Salle d'inhalation.

En ce qui concerne la salle d'inhalation je rappelle
seulement que l'atmosphère chlorurée sulfureuse m'a
paru agir surtout par la présence du gaz acide sulfhydrique, et produire des phénomènes analogues à ceux
qu'on observe auprès d'autres sources sulfureuses.

Elle est indiquée dans certaines variétés d'asthme
(voir plus loin), et dans les affections catarrhales chroniques. Toutefois les guérisons qu'on obtient souvent
dans les inflammations chroniques simples des voies

respiratoires ne sont pas dues uniquement à la fréquentation de la salle de respiration ; nous faisons presque toujours concourir simultanément à cet effet les bains ou d'autres procédés d'application hydriatique qui aident puissamment au résultat.

### *Applications locales.*

Notre eau est encore fréquemment employée comme agent topique pour apaiser l'irritation et la démangeaison qui accompagnent si souvent les affections de la peau. Le soulagement constant que déterminent les lotions ou l'application de compresses imbibées de cette eau n'a rien qui puisse étonner, si l'on se rappelle, comme le remarque très judicieusement Devergie, que les inflammations aiguës de la peau, et par suite les souffrances des malades, sont souvent aggravées par l'emploi de topiques émollients, de corps gras ou pulvérulents, tandis qu'un liquide résolutif ou astringent procure une sédation réelle. Cette manière d'agir, si opportune dans certains cas, et qu'explique si bien la composition chimique de l'eau d'Uriage, pourrait être utilisée dans la pratique particulière, et à ce compte notre source sulfureuse et saline constituerait, comme moyen local, un puissant auxiliaire au traitement général. Quoique, ainsi employé, il n'ait pas d'autre prétention, qu'on se garde de repousser un modificateur toujours capable de calmer, quand il n'en arrête pas le cours, des symptômes dont la persistance constitue par elle-même un état-morbide, ou devient une complication fâcheuse.

Cette eau pourrait encore être utilisée avec succès en gargarismes, irrigations, fomentations, injections, etc., dans une foule de circonstances où le médecin a besoin d'un sédatif à propriétés essentiellement toniques et résolutives.

Ces notions si conformes à la réalité des choses et inspirées par les souvenirs d'une pratique déjà ancienne, nous amènent naturellement à entrer dans quelques détails sur les services qu'on pourrait retirer de l'eau d'Uriage à distance de l'établissement.

Cette eau, en effet, peut être facilement transportée au loin sans subir d'altération, pourvu que l'on prenne toutes les précautions convenables ( ce sont les mêmes, d'ailleurs, que pour toutes les eaux sulfureuses). Or, nous croyons que l'eau d'Uriage ainsi conservée serait appelée à rendre les plus grands services dans les cas dont nous venons de parler, c'est-à-dire en applications topiques dans les affections de la peau (notamment dans l'eczéma) ; en lotions et pulvérisations dans les ophthalmies chroniques, surtout celles de nature scrofuleuse ; dans certaines dermatoses de la face (acné) ; en injections contre des leucorrhées rebelles ou des écoulements du conduit auditif chez les enfants ; en gargarismes contre des pharyngites chroniques, spécialement dans les cas où l'on reconnaîtrait à ces affections une origine ou quelque complication arthritique, herpétique ou scrofuleuse, etc.

## Source ferrugineuse [1].

### I

C'est de la galerie creusée en 1845 que provient la source ferrugineuse actuellement employée. Dans cette galerie, en effet, affluent de nombreux filets d'eau ferrugineuse qui, réunis dans une conduite soigneusement aménagée et parfaitement séparée des eaux douces environnantes, forment au dehors une fontaine où les malades peuvent venir ou boire, ou chercher de l'eau pour remplir diverses indications.

### II. — Propriétés physiques.

#### Propriétés organoleptiques.

L'eau minérale ferrugineuse d'Uriage paraît très limpide au moment même où elle jaillit de ses nombreux petits griffons dispersés le long de la galerie dont nous venons de parler ; mais cet état n'est que transitoire : en effet, peu de temps après avoir reçu

1. L'analyse de la source ferrugineuse est due, comme celle de la source sulfureuse, à M. J. Lefort.

6.

le contact de l'air, et comme elle ne renferme pas assez
de gaz carbonique ou de principes minéraux capables
de la garantir de l'action de l'oxygène ambiant, elle
se trouble d'une manière notable en abandonnant une
grande partie de son fer. Toutes les parties du sol où
elle s'écoule à l'air libre sont recouvertes d'une couche
épaisse d'oxyde de fer hydraté contenant du sulfate de
chaux et de la matière organique.

Sa saveur, avant son altération par l'oxygène de
l'air, est légèrement fade, puis sensiblement atramen-
taire ou ferrugineuse; mais lorsqu'elle a été conservée pendant quelque temps en bouteille et qu'elle a
laissé précipiter tout son fer, sa saveur est seulement
fade, et rien ne la distingue plus d'une eau ordinaire;
son odeur est nulle.

### Température.

La température de cette eau n'est pas constante,
on ne doit pas oublier que les nombreux griffons,
alimentés directement par les eaux atmosphériques,
ne peuvent avoir partout la même température, et
surtout une température constante à toutes les époques
de l'année.

### III. — *Propriétés chimiques.*

*Nature et proportion des principes élémentaires contenus
dans un litre d'eau ferrugineuse d'Uriage.*

| | | |
|---|---|---|
| Azote à zéro et à 760$^{mm}$........ | 16$^{cc}$,2 | |
| Oxygène........................ | 3 ,2 | |
| Acide carbonique libre et combiné..... | 0$^{gr}$,0729 | |
| — chlorhydrique.................. | 0 ,0055 | |
| — sulfurique..................... | 0 ,0999 | |
| - silicique ....................... | 0 ,0132 | |
| — arsénique ..................... | } indices | |
| — nitrique....................... | | |
| Potasse ........................... | impondérable | |
| Soude ............................ | 0 ,0120 | |
| Chaux............................ | 0 ,0798 | |
| Magnésie.......................... | 0 ,0110 | |
| Ammoniaque ...................... | indices | |
| Oxyde de fer (Fe O)................ | 0$^{gr}$,0102 | |
| Matière organique................. | indices | |
| | 0$^{gr}$,3045 | |

Tous ces nombres, convertis par le calcul en com-
binaisons salines anhydres, assignent à l'eau minérale
ferrugineuse la composition suivante :

*Composition hypothétique de l'eau de la source ferrugineuse
d'Uriage (pour un litre d'eau).*

| | | |
|---|---|---|
| Densité.................... | 1.0007 | |
| Azote à zéro et à 760$^{mm}$.... | 16$^{cc}$,3 | |
| Oxygène.................. | 3 ,2 | |
| Acide carbonique libre..... | 6 ,5  ou | 0$^{gr}$,0127 |
| Bicarbonate de chaux................ | 0 ,1015 | |

|  |  |
|---|---|
| Bicarbonate de fer | $0^{gr},0204$ |
| Sulfate de chaux | 0 ,0960 |
| — de magnésie | 0 ,0585 |
| — de potasse et d'ammoniaque | impondérable |
| Nitrate de chaux | — |
| Arséniate de fer | — |
| Chlorure de sodium | $0^{gr},0088$ |
| Silice | 0 ,0132 |
| Matière organique | indices |
|  | $0^{gr},3111$ |
| Poids du résidu salin à 180 degrés | 0 ,2420 |

Il suffit de jeter un coup d'œil rapide sur la composition précédente pour s'apercevoir immédiatement que cette eau emprunte ses principes minéralisateurs aux couches les plus superficielles du sol. En effet, comme toutes les eaux météoriques qui n'ont pas eu le temps de se dépouiller de leurs éléments fixes et gazeux, elle contient de l'acide nitrique et de l'ammoniaque fournis par l'atmosphère, toutes matières qui, pour le dire en passant, n'ont pas été constatées par nous dans la source sulfureuse. Du reste, le voisinage de gîtes ferrugineux vient à l'appui de notre manière de voir.

### IV. — *Propriétés thérapeutiques.*

L'action thérapeutique des eaux ferrugineuses est parfaitement connue, et tous les praticiens savent avec quel avantage on peut les utiliser. La présence de cette source à Uriage semble providentielle, puisqu'un certain nombre de maladies justiciables de la source saline-sulfureuse le sont également, et à un haut degré, de la fontaine ferrugineuse.

De quelle utilité incontestable ne sera pas cette eau chez les enfants lymphatiques ou affaiblis, chez les personnes débilitées par un motif quelconque, dont les forces auront besoin d'être relevées! Aussi, grâce à cette combinaison de nos deux sources, nous avons pu bien des fois réaliser les résultats les plus satisfaisants, et nous tâcherons d'en faire ressortir la haute importance dans la seconde partie de cet ouvrage, en parlant de l'action des eaux d'Uriage dans les diverses maladies.

# DES INDICATIONS ET DES CONTRE-INDICATIONS

# DES EAUX D'URIAGE

---

## *Indications.*

Bien qu'il y ait un certain nombre de maladies chroniques qu'on rencontre dans tous les établissements
balnéaires, il serait souverainement injuste de rendre
responsables de cette confusion les médecins exerçant
auprès des diverses stations thermales. Pour aucun
d'entre eux, il n'est indifférent d'employer une eau
minérale plutôt qu'une autre.

Cette contradiction dont se prévalent les détracteurs
de l'hydrologie est donc plus apparente que réelle et
n'a rien qui puisse faire prendre le change à un esprit
quelque peu esclave de la logique, quelque peu soucieux de la vérité. Elle s'explique de la façon la plus
rationnelle et la plus vraie, par ce fait que ce n'est pas
dans la forme locale ou l'appellation nominale de la
maladie, mais dans l'état général diathésique ou constitutionnel du malade, dans son tempérament, qu'on
doit rechercher des indications ou contre-indications

réelles, partant les justes motifs de la préférence à accorder à telles ou telles sources.

Tout le monde est d'accord sur l'influence que la température, que le mode d'administration des eaux, etc., exercent sur leurs effets soit physiologiques, soit thérapeutiques. C'est en grande partie à ces conditions extrinsèques que des eaux peu minéralisées doivent la légitime renommée qu'elles possèdent. Mais il est hors de doute aussi qu'une source abondamment dotée de principes minéralisateurs actifs possède des vertus qu'on demanderait en vain à des sources relativement moins riches. Il en sera de même d'autres eaux, suivant la quantité plus ou moins considérable de leurs éléments constitutifs.

L'eau saline et sulfureuse d'Uriage agit sur l'économie tout entière en rendant aux organes affaiblis ou altérés leur énergie, primitive ou normale, en activant les fonctions, en modifiant les diverses sécrétions morbides. Aussi sera-t-elle conseillée avec succès dans les maladies de la peau, d'origine scrofuleuse, arthritique ou herpétique; dans les affections lymphatiques et scrofuleuses; dans toutes les formes morbides qui peuvent se développer sous l'influence de ces diathèses, quels que soient les organes atteints; dans les anémies, etc.

Les indications de la source d'Uriage ressortent formelles, pressantes pour toutes les affections dont nous venons parler, affections desquelles nous ferons l'étude sommaire dans la deuxième partie de cet ouvrage.

Mais, disons-le tout d'abord, le séjour à Uriage est, par dessus tout, favorable aux enfants : l'influence salutaire des eaux, l'air vif et pur des montagnes, imprégné d'émanations résineuses naturelles, en font pour les affections asthéniques, anémiques, lymphatiques du jeune âge, un moyen aussi puissant, aussi héroïque que les bains de mer. Ici la stimulation sera même moins à redouter. Aussi voyons-nous affluer auprès de nos thermes bon nombre d'enfants venus des plages de la mer, qui, n'ayant pu supporter l'impression surexcitante de cet agent, retirent les meilleurs effets de l'action, d'ailleurs plus facile à graduer, de nos sources salines et sulfureuses. En effet les eaux d'Uriage n'ont-elles pas une grande analogie avec l'eau de la mer? Ni la chimie, ni l'observation clinique ne répondront négativement. Aussi, soutenus par ces deux témoignages spontanés, dirions-nous volontiers de nos thermes, que ce sont des *bains de mer sulfureux en montagne*; ajoutons : et avec des pressions moindres que sur les bords de la mer. — L'expérience donne à cette analogie un haut degré de vraisemblance.

Les influences hydro-thermales de notre source sont appropriées, nous l'avons dit, à toutes les personnes naturellement faibles ou dont la constitution a été momentanément altérée par un motif quelconque : telles sont les femmes du monde épuisées par les veilles, celles à qui des grossesses répétées ou des allaitements prolongés ont fait connaître, après la plus douloureuse, les plus durables épreuves de la maternité ; en un mot, à tous les sujets, chez qui les forces sont éteintes, la nutrition alanguie, les ressources de l'innervation compromises.

Mais cette propriété tonique et fortifiante aura des résultats encore plus manifestement satisfaisants chez les enfants étiolés, anémiés, affaiblis par une croissance trop rapide, par le séjour dans les grandes villes, par une alimentation insuffisante, causes génératrices, en puissance ou en action, de tant de maladies, de tant de lésions graves ou même mortelles.

C'est contre cet état, c'est contre cette première étape vers une intoxication constitutionnelle ou vers la cachexie finale, que les eaux d'Uriage offrent les ressources les plus victorieuses ; c'est là une de leurs meilleures indications, un de leurs plus sûrs et plus appréciés triomphes.

En effet, cette prédisposition souvent méconnue de l'enfance devient fréquemment dans l'avenir le point de départ d'affections sérieuses, de maladies qui défient toute la puissance de l'art.

L'action multiple des sources d'Uriage combat très favorablement ce lymphatisme exagéré, en produisant des modifications profondes dans le mode de vitalité et dans le processus nutritif tout entier. Une de leurs plus précieuses conséquences, dans ce cas, tient à l'activité nouvelle qu'elles impriment aux fonctions cutanées. L'appareil tégumentaire, offrant dès lors plus de résistance aux vicissitudes atmosphériques, devient un agent de salut au lieu d'une porte ouverte à la maladie.

Les eaux d'Uriage ont un pouvoir tout spécial contre la scrofule des membranes muqueuses, contre celle de la peau et du tissu cellulaire ; mais elles ne montrent pas une efficacité moindre contre la scrofule du système osseux et des articulations. Dans certaines altérations graves, profondes des os, elles constituent un des moyens les plus énergiques qu'on puisse opposer à ces états que leur siège organique rend si difficilement influençables.

Mais elles ont surtout une vertu curative éprouvée dans les affections chroniques de la peau. C'est aux remarquables succès obtenus dans cette classe de maladies qu'elles ont dû leur première notoriété, qu'elles doivent la meilleure part de leur célébrité européenne.

Et si nous les conseillons dans toutes les maladies de la peau où elles ont souvent donné des résultats inespérés, c'est que ces affections ne sont le plus souvent que le reflet d'un état diathésique ou constitutionnel contre lequel l'eau d'Uriage convient particulièrement, ses propriétés topiques modifiant, comme par une action élective, les productions morbides et les altérations tégumentaires.

Nous spécifierons soigneusement, dans la partie

thérapeutique, quelles sont celles des dermatoses sur lesquelles nos eaux exercent la plus heureuse influence : aussi m'abstiendrai-je pour le momènt d'entrer dans aucun détail à ce sujet.

Les eaux d'Uriage ont encore une très opportune appropriation soit pour les maladies utérines, soit pour l'anémie qui est si souvent consécutive à ces affections. Certaines diathèses sont non seulement pour beaucoup dans la prolongation indéfinie des lésions de la matrice, mais encore des altérations localisées (telles qu'érosions, exulcérations, fongosités, granulations, etc.), lesquelles doivent être considérées comme des manifestations, des jetées analogues à celles que la scrofule, l'arthritis, l'herpétisme produisent sur la peau. Bien souvent nous avons vu des cas de cette nature, qui avaient résisté aux médications générales ou topiques les mieux entendues, disparaître sous l'influence d'un traitement thermal s'adressant à l'état général constitutionnel sous l'empire duquel s'étaient produits les désordres anatomiques.

Cette action tonique et fortifiante dont nous invoquerons souvent, dans le cours de ce livre, l'influence salutaire, met fin à cet état d'atonie et de relâchement que l'on observe d'une manière presque générale chez les femmes des villes, et qui s'accompagne presque toujours d'écoulements leucorrhéiques abondants. C'est en remédiant à ces désordres, en faisant disparaître ces troubles d'où peut résulter la stérilité, que l'eau d'Uriage a pu justement être considérée comme un remède contre cet état. Elle agit, dans ces cas bien déterminés, bien précis, en neutralisant les altérations dynamiques ou organiques qui s'opposaient à la fécondation.

Faut-il, d'autre part, combattre certaines irritations internes (rhumatisme viscéral) dans lesquelles il y a lieu d'imprimer une forte et énergique révulsion à la peau?... C'est à ses propriétés stimulantes que nous ferons alors appel avec pleine confiance.

Mais à côté de cette action excitante, les eaux d'Uriage produisent des effets sédatifs. Ces deux sortes de conséquences, contradictoires en apparence, évidemment dues à la nature mixte de notre source, et dont l'analyse chimique permettait déjà de pressentir l'heureuse association, s'observent dans les affections nerveuses et dans les maladies du système circulatoire. Les bains d'Uriage, administrés à la température de 32 à 33 degrés centigrades, amènent toujours un ralentissement marqué dans les battements artériels ; règle générale, le pouls tombe alors de huit ou dix pulsations.

On trouvera encore dans nos thermes de quoi répondre à l'indication si fréquente qui consiste à opérer une dérivation douce et lente sur l'intestin ; on leur donnera surtout la préférence dans ce but, s'il s'agit de sujets lymphatiques, scrofuleux, arthritiques ou herpétiques.

La stimulation spéciale qu'elles exercent sur les

fonctions de la peau leur ouvre un champ d'action non moins utile. On est heureux d'avoir à son service cet agent de révulsion physiologique chaque fois qu'il est besoin de combattre quelques-unes des formes déterminées du rhumatisme que nous indiquerons. On pourra encore utiliser leur influence tonique dans les rhumatismes goutteux vagues, chez les sujets affaiblis.

Enfin est-on en présence de certaines lésions vénériennes, et s'agit-il de concourir à l'atténuation, à la disparition de manifestations ou d'altérations, que nous spécifierons, se produisant dans nos organes sous l'effet perturbateur de cette intoxication de l'économie; c'est encore à Uriage qu'on devra s'adresser. Ce n'est pas que nous considérions notre eau comme agissant plus que d'autres d'une manière spécifique sur la diathèse, mais elle sert en aidant à l'action des remèdes spéciaux. A ce sujet, nous aurons à examiner plus loin si certaines eaux ont, comme on l'a avancé, la propriété d'appeler au dehors le virus syphilitique caché dans nos tissus, de préciser dans quel sens et dans quelle mesure on peut espérer, à la voix de l'oracle thermal, de démasquer ce principe générateur et accusé avec raison de tant d'accidents.

Nous indiquerons à ce propos quel est le mode de traitement spécifique auquel on devra donner la préférence pendant le cours du traitement thermal, ainsi que le genre de tolérance organique que nos eaux réalisent dans l'emploi du spécifique par excellence.

Et si ce que nous dirons du tempérament sanguin tend à démontrer que d'une manière générale les individus pléthoriques se trouvent mieux d'eaux peu minéralisées et en conséquence n'ayant qu'une action tonique ou stimulante peu prononcée, il s'ensuivra au contraire que les personnes douées de tempérament lymphatique, dont la constitution est affaiblie, ou appauvrie par des causes diverses, supporteront et utiliseront admirablement les propriétés éminemment toniques et fortifiantes de nos sources.

L'eau d'Uriage conviendra donc dans tous les cas où les eaux sulfureuses sont indiquées ; et elle sera aussi employée avec succès dans les mêmes circonstances que les eaux salines.

## Contre-indications.

Aucune eau minérale, quelle que soit son efficacité, ne saurait être considérée comme une panacée universelle : aussi importe-t-il, après avoir énuméré les maladies qu'elle guérit ou améliore, de spécifier avec le même soin ses contre-indications, en désignant les cas dans lesquels il y aurait soit perte de temps, soit même danger à l'employer.

Il en est, d'ailleurs, des eaux minérales comme de tout médicament actif : le meilleur, on le sait, dans certains cas, est utile, indifférent ou nuisible.

Aussi croyons-nous superflu de répéter, à propos d'Uriage, que le traitement thermal ne convient pas aux maladies aiguës, aux dégénérescences organiques, non plus que chez les sujets atteints de lésions cancéreuses ou tuberculeuses.

Mais, en dehors de ces maladies qui, d'ailleurs, excluent l'usage de toutes les eaux minérales, il est dans les cas même les mieux appropriés à leur effet médical des circonstances particulières qui peuvent s'opposer à l'emploi des eaux d'Uriage, ou qui nécessitent certaines précautions dans leur mode d'administration. Il est de mon devoir de les signaler expressément ici.

Chez les personnes à tempérament sanguin, pléthorique, prédisposées aux accidents dus à l'exagération même de leur constitution, tels qu'une tendance aux congestions, aux inflammations aiguës, aux fluxions actives, il est nécessaire d'employer les eaux d'Uriage avec réserve, et de surveiller attentivement leur action pendant toute la durée du traitement. Les résultats favorables seront en général moins aisément obtenus, moins complets, moins durables chez cette classe de sujets.

S'il est vrai qu'un des avantages incontestables de l'eau d'Uriage consiste dans la stimulation qu'elle imprime aux organes digestifs, aux fonctions de la nutrition, il est certain qu'on devra s'en tenir aux bains seulement, et proscrire l'usage de l'eau en boisson, si l'on se trouve en présence de symptômes, habituels ou accidentels, d'irritation ou d'inflammation ayant leur siège dans l'estomac ou dans le tube intestinal. Si ces organes sont sous l'empire d'un état phlogistique, on devra, provisoirement dans certains cas, mais parfois aussi d'une manière absolue, renoncer à l'usage interne des eaux.

La phthisie pulmonaire se trouverait aggravée par l'excitation générale inséparable de notre traitement thermal.

Les affections du cœur et des gros vaisseaux, celles surtout dans lesquelles il y a lieu de craindre une stimulation trop directe du système circulatoire, s'opposent en général à l'emploi des eaux d'Uriage. Cependant, certaines altérations cardiaques, passives, plutôt névrosiques, de nature rhumatismale, ont été heureusement modifiées par ce traitement, surtout chez les enfants.

Quant aux affections rhumatismales, nos eaux ne sauraient non plus s'appliquer utilement à certaines variétés du rhumatisme chronique qu'à la condition que le mal n'ait pas conservé trop de tendance au retour à l'état aigu, et que d'autre part les rhumatisants n'aient pas un tempérament sanguin ou nerveux trop accusé.

On devra également interdire l'approche d'Uriage aux individus ayant eu des accidents apoplectiques récents, à ceux surtout qui ont encore actuellement des signes de congestion cérébrale pouvant faire appréhender de nouveaux raptus vers cet organe.

Toutefois, chez les malades restés hémiplégiques à la

suite d'un épanchement cérébral dont la date est déjà éloignée, la purgation hydro-minérale peut produire une dérivation des plus salutaires. Les douches, surtout les douches écossaises sont également indiquées dans ces cas : nous en avons obtenu souvent des effets très avantageux ; mais il peut résulter de cet agent inconsidérément administré une réaction fâcheuse du côté du cerveau. En tout cas nous ne saurions trop recommander, notamment à cette classe de malades, de ne pas s'aventurer sans guide, et de n'user des eaux qu'avec la plus extrême réserve.

Enfin, il est des circonstances individuelles, temporaires, difficiles à prévoir, qui peuvent encore s'opposer à l'emploi de nos eaux, ou réclamer surtout impérieusement des précautions dans leur emploi. C'est à la prudence des médecins traitants de les connaître, de les apprécier, de les désigner, comme c'est aux médecins exerçant aux thermes de diriger le traitement en conséquence, de l'ajourner, ou même de le refuser absolument dans certains cas.

Nous ne terminerons pas ce chapitre des contre-indications sans faire observer, d'une manière générale, que la médication thermale par notre source doit être surveillée avec soin toutes les fois qu'on aura à l'appliquer chez des malades dont les organes parenchymateux seront le siège d'une altération grave. Ainsi, lorsque le foie présente une tuméfaction notable, un travail morbide de nature inflammatoire, une dégénérescence commençante, nous ne conseillerons jamais d'essayer les eaux d'Uriage. En agissant différemment, on pourrait avoir à redouter des phénomènes d'excitation dont la production dans ce viscère ne serait pas sans danger.

# PARTIE THÉRAPEUTIQUE

Dans cette partie thérapeutique, qui est la plus importante de cette étude, je me bornerai à indiquer les affections qui sont plus particulièrement justiciables des eaux d'Uriage. Ici je ne chercherai point à établir une classification méthodique ; je veux seulement examiner, selon l'ordre de fréquence où on les observe, celles qui rentrent dans les indications de notre source.

En première ligne, j'aurai par conséquent à m'occuper des maladies de la peau, de celles du moins, en très grand nombre, qui sont susceptibles d'être traitées avec succès par les eaux d'Uriage.

Rappelons, du reste, qu'elles doivent pour une bonne part leur juste renommée aux cures obtenues dans certaines dermatoses. C'est par là que tout d'abord elles se sont fait connaître, et cela au point que, avant la création de tout établissement, avant 1820,

alors que, au voisinage des thermes actuels, on n'avait
pas encore mis à découvert les anciens débris des bains
romains, les infiltrations de l'eau saline et sulfureuse
formaient une mare (connue dans le pays sous le nom
de *mare des salées*), dans laquelle les gens du voisinage
venaient guérir par des lotions ou des applications leurs
éruptions et leurs ulcères. Ce sont même ces premiers
résultats, signalés déjà, dès 1781, par un médecin de
Grenoble, le docteur Nicolas, qui attirèrent l'attention
du public. L'empressement des malades répondit à cet
appel de la reconnaissance, et, depuis cette époque, la
notoriété de nos sources s'est affirmée de plus en plus
et d'une manière aussi générale qu'incontestée.

Gerdy, dans deux importants mémoires et dans son
livre resté classique, ainsi que dans de nombreuses
communications faites à la Société d'hydrologie, a,
le premier, montré de quel précieux avantage était
l'emploi méthodique et régulier de l'eau d'Uriage dans
certaines maladies déterminées de la peau.

Dès les premières années de mon séjour, je fus
frappé des mêmes résultats, et dans deux publications
différentes, j'ai insisté à mon tour sur les cures remarquables par leur promptitude et leur durée qui prouvent la spécificité d'action de nos eaux pour celui qui
sait les appliquer aux cas appropriés.

## *Maladies de la peau.*

Avant d'aborder le traitement des maladies de la peau par les eaux d'Uriage, il est bon de jeter un rapide coup d'œil sur leur pathogénie. Car pour déterminer exactement quand et à quel degré l'agent thermal a droit d'intervenir, a chance de réussir, dans la cure de ces affections, il importe de préciser d'abord, aussi nettement que possible, quelles sont les conditions dans lesquelles elles se développent.

Aucune classe d'affections, dans le cadre nosologique, n'avait été soumise à une telle profusion de remèdes, résultat d'ailleurs inévitable de la confusion qui régnait dans la pathogénie spéciale. Jadis, en effet, le problème médical était des moins compliqués ; toutes les affections chroniques de la peau avaient pour point de départ une altération des humeurs, et commandaient invariablement des remèdes internes corrélatifs.

Les progrès de l'anatomie pathologique vinrent bientôt mettre un peu d'ordre dans ce groupe d'entités morbides aussi différentes par leur cause que par leur modalité et n'ayant bien souvent entre elles d'autre rapport qu'une similitude d'apparence ou une identité de siège. Ne soyons pas toutefois trop sévères pour nos prédécesseurs. Au sortir d'une synthèse poussée aux dernières limites, ne tomba-t-on pas dans une analyse portée à l'excès !

Sans doute il importe de connaître toutes les lésions
élémentaires des dermatoses, d'étudier avec soin leur
anatomie pathologique, de suivre pas à pas les diverses
phases qu'elles parcourent, leurs transformations *in
situ*, leurs complications locales et constitutionnelles, etc... Mais il faut aussi et avant tout rechercher et
les causes qui peuvent engendrer les maladies de la
peau et les conditions qui les maintiennent.

Nous n'avons pas à nous occuper ici des maladies
de la peau dues à des causes irritantes, maladies qui le
plus souvent disparaissent dès que cette action irritante
cesse d'agir, et qui du reste guérissent en général très
rapidement. Mais en dehors de ces effets exclusivement
locaux, il est d'autres causes contre lesquelles les eaux
minérales pourront utilement intervenir. Il me suffira
d'en énumérer ici quelques-unes. Elles se retrouvent
dans les dermatoses qui reconnaissent pour origine des
troubles constitutionnels, des états cachectiques, des
lésions d'organes internes, des désordres fonctionnels, etc., etc...

Mais à côté de ces cas bien tranchés, combien n'en
reste-t-il pas dans lesquels la plus patiente investiga-
tion de l'organisme tout entier révèlera seule quelles
influences générales ont pu engendrer l'éruption cutanée et l'entretenir !

Ce fut là l'œuvre de Bazin auquel nous sommes redevables d'une nouvelle classification qui paraît très
rationnelle et offre l'immense avantage de réunir dans

un groupe des affections de même nature et par conséquent justiciables du même ordre de médications.

En effet, Bazin, frappé de ce fait que la syphilis engendre des manifestations cutanées qui sont bien l'effet
direct de la diathèse, manifestations dont les caractères
objectifs présentent un cachet spécial et qui disparaissent toutes, quelles que soient leur forme et leur ancienneté, sous l'influence de véritables spécifiques, le
mercure et l'iode, Bazin, dis-je, pensa qu'il était possible de rattacher les autres affections cutanées à trois
maladies constitutionnelles : l'*herpétisme*, la *scrofule*,
l'*arthritis*.

Aussi pour Bazin les affections génériques de la
peau : eczéma, lichen, psoriasis, etc., ne sont-elles
que des manifestations de l'une ou de l'autre de ces
maladies ; et c'est ainsi qu'il établit des eczémas, des
psoriasis, des lichens, etc., soit arthritiques, soit herpétiques, soit scrofuleux, présentant chacun, selon lui,
des caractères objectifs et s'accompagnant de symptômes qui révèlent au clinicien leur nature.

Pour compléter cette vue théorique, il était indispensable de mettre en regard de ces trois grands
groupes de maladies constitutionnelles des agents curatifs spéciaux, et, comme conséquence naturelle, de
distribuer le traitement par les eaux minérales d'après
les suggestions du même système.

Sans vouloir nier tout ce que peut, au premier abord,
offrir d'ingénieux et de vraisemblable la classification

proposée par Bazin, il nous est cependant impossible de l'admettre sans restrictions. Je n'ai pas à discuter ici la question de doctrine, je me bornerai simplement à dire quelques mots de la genèse de ces diverses affections.

Comme nous traiterons dans le chapitre suivant, de tout ce qui se rapporte au lymphatisme et à la scrofule, nous y renvoyons le lecteur, et nous ne nous occuperons ici que des autres diathèses : *l'herpétisme et l'arthritis*.

D'abord en fait d'*herpétides*, s'il est difficile de démontrer directement l'existence de la diathèse herpétique, nul ne méconnaît qu'il existe un état particulier de l'organisme donnant lieu à des manifestations cutanées, lesquelles présentent des caractères que nous allons chercher à préciser.

N'est-ce pas, en effet, sous l'influence d'une cause occasionnelle, minime, insignifiante, qu'on voit parfois se produire des éruptions de la peau, dont l'intensité, l'extension, la durée, la résistance ne sont en rapport ni avec la force présumée de l'agent occasionnel, ni avec l'impressionnabilité connue de l'organisme ?

Tout le monde sait que les individus exerçant certaines professions sont exposés au maniement de substances âcres, irritantes (épiciers, droguistes, teinturiers, fabricants de produits chimiques, etc.). Eh bien ! l'action morbigène de ces substances sur la peau est loin de produire chez tous des effets identiques.

Ne voit-on pas, chaque jour, parmi des personnes
travaillant dans un même atelier, touchant aussi longtemps et de la même manière les mêmes substances, etc., les unes rester toujours indemnes de lésions
cutanées ; d'autres être atteintes passagèrement de quelques vésicules ou pustules qui se reproduiront peut-être
deux ou trois fois (par l'effet de cette *tendance à la répétition* dont Baumès avait signalé l'existence comme une
des propriétés de l'organisme humain), mais sans jamais se généraliser ; personnes chez lesquelles l'éruption eczémateuse ou impétigineuse doit être mise sur
le compte d'une simple prédisposition locale, d'une
peau fine, ténue, facilement irritable. Jamais, chez
les malades de cette classe, l'affection ne se développera sur d'autres régions, elle demeurera limitée aux
parties qui se trouvent en contact avec les substances
qui lui ont donné directement naissance.

Mais il est d'autres sujets, tout à fait à part, chez qui
l'on est bien obligé d'admettre un état particulier de
l'organisme, si l'on veut, sans s'assujettir à une idée
préconçue, se rendre compte de ce qui a lieu. En effet
on voit, chez ceux-là, l'irritation locale donner naissance
à une éruption qui, loin de demeurer circonscrite, se
développera sur une grande étendue, souvent dispa-
raîtra d'un point pour se porter sur un autre, et qui,
une fois guérie, aura une tendance parfois invincible
à se reproduire sous l'influence d'une action irritante
quelconque, quelque faible qu'elle puisse être.

Pourquoi donc, si une disposition constitutionnelle innée, héréditaire n'existait pas, ne figurait pas comme facteur réel, essentiel dans la genèse des dermatoses, pourquoi verrait-on parmi ces divers sujets, de même constitution en apparence, et soumis aux mêmes contacts, verrait-on les uns toujours indemnes, d'autres faiblement atteints, facilement et rapidement curables, tandis qu'une troisième classe devient franchement herpétique et passe toute la vie avec des manifestations cutanées continues, ou renaissant par récidives plus ou moins fréquentes?

Passons maintenant à l'arthritis. « L'arthritis, selon Bazin, est une maladie constitutionnelle non contagieuse, caractérisée par la tendance à la formation d'un produit morbide (le tophus) et par des affections variées de la peau, de l'appareil locomoteur et des viscères, affections se terminant généralement par résolution. » Les caractères que l'éminent dermatologiste a attribués aux *arthritides*, c'est-à-dire aux affections rhumatismales et goutteuses sont-ils assez tranchés et suffisamment justifiés par l'observation pour autoriser à en faire une classe à part? Et d'abord, Bazin en comprenant sous une même dénomination le rhumatisme et la goutte a réuni deux entités qui ne sont peut-être pas aussi absolument semblables que le déclarent certains auteurs.

C'est là un point de doctrine qui divise les esprits les

plus éminents et qui sera pendant longtemps encore un terrain propice aux discussions théoriques.

Il est quelquefois impossible de ne pas admettre des liens de parenté assez rapprochés entre le rhumatisme et la goutte. Il est vrai que si l'on compare un rhumatisant sub-aigu bien caractérisé à un goutteux à manifestations bien tranchées, il sera fort difficile de trouver une grande analogie entre ces deux cas. Mais avec des types moins accusés les nuances se fondent et la ressemblance de physionomie trahit des rapports d'origine.

D'autre part, on avait également pendant longtemps considéré à tort le rhumatisme noueux, arthrite déformante, comme ayant une origine goutteuse. Mais si on laisse de côté le rhumatisme déformant pour s'occuper d'une forme moins caractérisée, du rhumatisme d'Heberden, on ne peut nier que cette forme de rhumatisme n'ait des affinités très grandes avec la goutte. Ainsi il existe des cas assez nombreux où il y avait coexistence de produits tophacés dans les articulations et de nodosités d'Heberden. Il faudrait croire alors soit qu'il y a, chez un même malade, coïncidence et développement parallèle de deux diathèses différentes, soit qu'il n'existe peut-être pas entre le rhumatisme et la goutte de différences aussi tranchées que théoriquement l'on est porté à l'affirmer, si l'on s'en tient à l'observation des formes extrêmes de ces deux affections.

Le rhumatisme et la goutte sont souvent des états héréditaires, bien qu'ils puissent être acquis. Cependant disons qu'on devient moins facilement goutteux que rhumatisant. Les goutteux engendrent des goutteux, c'est là un fait incontestable, mais n'engendrent-ils que des goutteux? Nous ne le pensons pas, et bien souvent on voit des goutteux donner naissance à des rhumatisants, du moins à des sujets atteints de migraine, névralgies, troubles nerveux des sens, etc.

D'autre part, on rencontre assez souvent des goutteux qui, au début, ont eu des manifestations diathésiques franches et qui plus tard ont vu, si je puis ainsi dire, leur goutte se transformer, devenir presque, sinon tout à fait, du rhumatisme. Les jetées goutteuses articulaires des premiers accès étaient plus tard remplacées par des douleurs péri-articulaires semblables à celles que l'on observe dans le rhumatisme sub-aigu.

Mais assez sur ce sujet. Je n'ai à étudier ici ni le rhumatisme ni la goutte; j'ai tenu seulement à dire en quelques mots qu'il ne s'agissait pas là de deux entités absolument différentes, mais de deux affections ayant entre elles des affinités très grandes, et notamment peut-être une origine commune, ainsi que l'admettait Pidoux.

Ce qu'il importe à notre point de vue, ce dont nous avons surtout à nous occuper, c'est de savoir si la goutte et le rhumatisme, autrement dit l'arthritis, peuvent déterminer directement des affections de la peau;

et notamment si l'on peut trouver, soit dans l'état du malade, soit dans l'aspect et la marche des éruptions, des caractères objectifs assez tranchés pour être en droit de prononcer qu'il s'agit bien là d'arthritides dans le sens où l'entendait Bazin. Mais avant d'aborder cette étude synthétique, voyons si la goutte considérée isolément peut déterminer sur la peau des éruptions caractéristiques, en un mot s'il existe des éruptions goutteuses.

Comme tout le monde le sait, ce qui constitue séméiologiquement la goutte, c'est la présence de l'acide urique dans le sang et de l'urate de soude dans les lésions goutteuses.

La question est donc de savoir si la présence de l'acide urique dans le sang a sur la peau une action irritante, capable d'y produire des lésions? Ce qu'il est permis d'avancer à ce sujet, — et l'observation clinique le prouve, — c'est qu'il peut exister dans les mailles du tissu conjonctif de grandes quantités d'urate de soude, sans qu'il y ait de réaction inflammatoire bien franche sur le tégument. Il en est de même pour les tophi articulaires ou péri-articulaires que l'on rencontre chez la plupart des goutteux et qui ne donnent cependant lieu que bien rarement à des affections de la peau. Quand il survient alors des lésions tégumentaires, elles ne consistent presque jamais que dans le processus ulcératif consécutif à des inflammations locales occasionnées par des tophi jouant le rôle de corps

étrangers. La diathèse, en ce cas, n'a pas engendré la
dermatose ; elle ne manifeste ici son influence que par
le caractère ulcératif qu'elle imprime à la lésion cutanée et par le peu de tendance à guérir qui en résulte
pour celle-ci. D'ailleurs, on trouve souvent une grande
quantité d'urate de soude sur la peau des goutteux
sans que cependant sa présence paraisse être une
cause d'éruption cutanée.

D'une façon générale on peut dire que chez les sujets
franchement goutteux, à goutte tophacée, les affections
cutanées, sans être rares, ne sont pas absolument communes. Ainsi on voit parfois chez les goutteux des
éruptions de types divers au niveau des articulations
malades, notamment des eczémas suintants, très pru-
rigineux, avec œdème, surtout aux mains et aux pieds.
L'eczéma de la face avec jetées du côté des bronches
sous forme d'asthme s'observe aussi chez quelques
goutteux. L'acné de la face est également assez fréquente, comme du reste chez la plupart des arthritiques.
D'après Garrod, le prurit de l'anus ne serait pas rare
chez les goutteux. Jusqu'à ce jour on n'a pas, il est
vrai, encore fixé exactement les caractères des affections goutteuses de la peau, mais est-ce un motif pour
dire qu'ils n'existent pas ?

Les goutteux sont en général sensibles au froid, ils
supportent bien la chaleur et, même l'été, aiment à être
chaudement vêtus. La peau, sans être malade à proprement parler, a, chez la plupart d'entre eux, une très

grande sensibilité. Ainsi bon nombre de ces diathésés ne sauraient sortir l'hiver par un temps froid sans voir apparaître une des formes si variées de l'érythème. Certains goutteux ne peuvent se raser l'hiver sans que, s'ils s'exposent à un air froid, ils ne soient immédiatement atteints d'urticaire de la face. L'érythème, du reste, paraît être l'apanage des goutteux et des rhumatisants, et cette disposition a pour caractère d'être transmissible par génération. Mon ami M. le professeur Gailleton m'a dit avoir souvent constaté une disposition très marquée aux érythèmes chez les enfants nés de parents goutteux.

Ces poussées érythémateuses à forme ordinairement chronique ne pourraient-elles pas, au point de vue de l'hérédité, être comparées à ces affections gastro-intestinales auxquelles sont sujets quelques individus ? Dans l'un comme dans l'autre cas, l'éruption cutanée et le dérangement des organes digestifs sont des manifestations goutteuses ; et si l'on pouvait suivre assez longtemps ces personnes, peut-être les trouverait-on plus tard en proie à de véritables accès de goutte. Remarquons seulement que les sujets auront ou n'auront pas la goutte suivant les conditions hygiéniques qu'ils s'imposeront ou auxquelles, au contraire, ils s'abandonneront : c'est dans ces cas, où la prédisposition n'existe qu'à un faible degré, que le régime exerce une influence absolument prédominante.

Mais, s'il est loin d'être démontré que la goutte, en

dehors des cas que nous avons cherché à spécifier,
puisse être la cause directe d'affections de la peau, il
est vrai de dire que, une fois développées, les lésions
cutanées sont en général très opiniâtres chez les goutteux.

Le diabète, affection dans laquelle, comme on sait,
les troubles morbides tiennent principalement à la présence en excès du sucre dans le sang, est souvent
d'origine goutteuse. Je n'ai, on le comprend, à m'occuper ici que de celui qui est·d'origine diathésique,
laissant de côté tous les cas auxquels on peut trouver
comme point de départ une lésion du système nerveux.
Chez les diabétiques de cette catégorie il semble qu'un
certain nombre de leurs lésions soient dues à l'action
irritante du sucre sur certains éléments des tissus qui
sont le siège de ces lésions. Or, parmi les phénomènes
constatés chez les diabétiques, il en est qui peuvent
exercer une influence étiologique sur les dermatoses. Ce
sont d'abord l'absence ou du moins la diminution des
sécrétions cutanées, vice de nutrition auquel il paraît on
ne peut plus rationnel d'attribuer une part dans la
production des lésions de la peau. En second lieu, il
faut tenir compte, dans les points où la fonction cutanée
persiste, de la composition particulière des produits de
sécrétion qui, contenant du sucre, ont une action irritante sur le tégument. Dans ces points, et dans ceux-là
seulement, on trouve des accidents à physionomie

toute particulière et propre à la diathèse dont ils constituent ainsi un signe.

Quant au rhumatisme, quelle qu'ait été son origine,
qu'il soit héréditaire ou acquis, il pourra prédisposer,
tout comme la goutte, aux affections de la peau. Non
qu'il les produise directement ainsi que le virus syphilitique produit les syphilides, mais il s'opère là une
influence analogue à celle dont il a été question à
propos de la goutte.

La syphilis, chez les sujets dartreux, prédispose aux
manifestations cutanées, elle appelle à la peau « l'herpétisme » dont elle favorise l'éclosion. C'est là un fait
bien connu . Ricord a depuis longtemps attiré l'attention des observateurs sur ce point, en signalant l'existence de certaines éruptions qui surviennent à la
suite de la syphilis par l'effet de la tendance aux congestions cutanées qui est un effet de cette intoxication ;
et Diday n'a fait que compléter l'induction du maître
en rangeant étiologiquement, dans la même catégorie,
les exfoliations épithéliales si longtemps persistantes,
surtout sur la muqueuse buccale, chez les syphilitiques.
Eh bien, ces plaques, ces éruptions ne sont nullement
syphilitiques ; et la disposition qui en provoque le développement serait peut-être restée pendant longtemps
encore à l'état latent, sans le coup de fouet imprimé
par la syphilis. On ne fait donc que suivre la suggestion

analogique la plus précise en se demandant si une influence semblable ne pourrait pas s'exercer entre le
rhumatisme et l'herpétisme?

Du reste, dans bon nombre de cas, le rhumatisme,
comme la goutte d'ailleurs, modifie directement les
fonctions de la peau.

Les rhumatisants transpirent facilement : ils ont des
sueurs abondantes de la tête, ce qui pour beaucoup
d'entre eux est une cause de calvitie prématurée —
*alopécie rhumatismale, arthritique;* — n'est-il pas rationnel d'attribuer à ces modifications dans les fonctions tégumentaires l'apparition de manifestations cutanées? L'acné de la face est également fréquente chez
les malades de cette classe.

Le rôle de l'hérédité dans bon nombre de ces affections n'est point discutable. Les goutteux, les rhumatisants peuvent, comme nous l'avons déjà dit, donner
naissance à des enfants ayant les mêmes germes morbides, lesquels se développent au même âge, de la
même manière que chez leurs auteurs et donnent lieu
aux mêmes jetées locales. Mais le plus souvent ces
diathèses se bornent à créer dans leur descendance ce
que nous appellerons des organismes *minoris resistentiæ,*
autrement dit une accessibilité aux influences nuisibles.

Suivant le genre de vie, suivant l'habitation, la profession, les stimulations morales; etc., les effets de la
diathèse pourront éclater dans la suite chez ces arthritiques. Si ces individus observent une hygiène conve-

nable, s'ils vivent dans de bonnes conditions diététiques, la diathèse pourra rester latente toute leur vie ou bien se borner à une impressionnabilité particulière de la peau, à des manifestations cutanées dues à la présence de l'acide urique en excès dans l'organisme, etc., comme nous l'avons noté pour la goutte. Les rhumatisants présenteront cette même susceptibilité du tégument qui, comme dans la goutte, se traduira par une tendance aux localisations cutanées. Du reste, la manifestation pathologique héréditaire est sujette à se montrer sous les formes les plus diverses. Bien des fois nous avons vu des parents forts, robustes, mais atteints d'une diathèse rhumatismale très prononcée, avoir des enfants chétifs, délicats, enfants dont la santé ultérieure est exposée à dévier dans des directions morbides différentes, selon les causes occasionnelles qui pourront survenir, et aussi selon l'hygiène suivie.

Chez l'un, la détermination pathologique se portera sur les voies digestives et une dyspepsie tenace sera la conséquence des rhumatismes d'un ascendant. Même tendance, chez un second, aux jetées sur les voies respiratoires. Chez un troisième, une dermatose rebelle viendra prendre la place des autres localisations, etc., etc...

Je ne saurais mieux faire, en terminant ce qui a trait à l'arthritis, que de reproduire le passage suivant de mon savant confrère et ami M. le D<sup>r</sup> Ernest Besnier :
« Oui, à côté des « dartres », des scrofulides, des syphi-

lides et des dermatoses inclassées, ou de cause externe, il existe une très vaste collection de dermopathies aiguës ou chroniques qui répondent, non pas absolument (il n'est plus nécessaire aujourd'hui de discuter ce point), mais mieux qu'à aucune autre, à la classe des arthritides de Bazin ; mais il faut ajouter immédiatement que non-seulement la plupart de ces « arthritides » sont des *rhumatides* (qu'on veuille bien nous passer un moment cette expression) ; que les *arthritides goutteuses* sont en infime minorité ; et encore que, dans un grand nombre de cas, leurs caractères objectifs se retrouvent chez des sujets scrofuleux, « dartreux » ou autres, mais qui ne présentent, ni les uns ni les autres, la moindre trace appréciable de goutte ni de rhumatisme.

« C'est une erreur sans cesse renouvelée de considérer la science médicale comme constituée, et d'oublier qu'à peine ébauchée, elle est sans cesse en voie d'évolution. Au milieu de l'ignorance générale dans laquelle nous sommes sur la nature réelle des divers états morbides constitutionnels, il apparaît quelques points moins obscurs au niveau desquels se concentrent une série de faits particuliers, et que nous désignons sous les mots de goutte, rhumatisme, dartre, scrofule, syphilis, jalons précieux sur la route, mais qu'il ne faut pas considérer ni comme exclusifs, ni comme définitifs....

« La réalité est que certaines affections cutanées *paraissent* se développer surtout chez des sujets rhumatisants, soit par hérédité, soit par accident, le plus ordi-

nairement chez des rhumatisants manifestes du fait
d'affections articulaires, musculaires ou autres antérieures, mais parfois aussi à titre de localisation
première, et sous l'influence des causes propres du
rhumatisme; la réalité est encore que certaines d'entre
elles semblent, parfois, *alterner* avec des localisations
articulaires ou abarticulaires de la maladie. Il est également difficile de contester que ces mêmes affections
cutanées offrent certains caractères *particuliers*, mais
*non exclusifs*, comme on a eu tort de le prétendre, et
auxquels il est aussi *inexact* de refuser toute valeur relative, que d'accorder une signification absolue. Il en
est en cela, d'ailleurs, des arthritides rhumatismales
comme des affections même les plus hautement spécifiques, dont la spécificité n'est pas *toujours* absolue ; je
n'hésite pas à affirmer que plusieurs dermopathies,
*non* syphilitiques se larvent à ce point sous les
caractères les plus parfaits de la syphilis, que le syphiliographe le plus consommé serait exposé à les méconnaître s'il voulait se borner à la seule considération
des signes objectifs [1]. »

A ces considérations empreintes d'un si grand sens
clinique, d'une portée pratique si élevée, je me bornerai à ajouter ces quelques réflexions sommaires :

En relevant quelques-unes des insuffisances propres
à certaines modalités des symptômes, des manifesta-

---

1. *Dict. encyclop. des sciences médic.*, art. **RHUMATISME**, p. 717.

tions cutanées de l'arthritis, notre savant confrère ne s'est sans doute pas proposé d'établir que les effets de la syphilis et ceux de l'arthritis, ainsi que de la scrofule, se traduiraient sur la peau par des phénomènes objectifs dont les caractères diagnostiques présenteraient la même incertitude... Ainsi un sujet reconnu arthritique, scrofuleux, herpétique, aura ou n'aura pas des accidents à la peau ; s'il les a, il les aura dans telle ou telle forme et assez semblables aux lésions nées de toute autre influence pour que le fait de leur rapport d'origine avec ces diathèses ait pu rester très longtemps méconnu.

Quelle différence avec la syphilis dans l'évolution de laquelle tout est prévu en quelque sorte à jour fixe ; où le médecin peut, sans risque d'erreur, annoncer à quel moment, sur quelles régions, sous quel aspect se présenteront les symptômes, en prédire l'extension, la durée, la terminaison, les concomitants ? Et, si on lui demande ce supplément de garantie, si on le place en face de l'éruption éclose, il peut non moins aisément, et presque toujours sans s'informer des antécédents, sans même jeter un coup d'œil sur les lésions coexistantes, dire presque à coup sûr : « C'est là une éruption syphilitique, et l'imprégnation constitutionnelle dont elle est le signe univoque remonte approximativement à telle époque. »

En établissant les différentes classes d'*affections génériques* de la peau, Bazin avait cherché à instituer un traitement rationnel qui réussît à modifier l'affection dans sa cause première. Il avait parfaitement compris que c'était là la meilleure preuve de la justesse en même temps que de l'utilité de sa conception.

Or, les eaux minérales plus que tous autres médicaments se prêtaient admirablement à la fondation, à l'efficacité de ce critérium thérapeutique.

Bazin donc, après avoir étudié les propriétés des eaux minérales, établit d'une manière générale : 1° que les eaux alcalines sont efficaces dans les affections arthritiques ; 2° qu'il faut administrer les eaux arsénicales dans les herpétides ; 3° enfin, que les eaux sulfureuses sont des agents énergiques contre les affections de nature scrofuleuse.

Cette trichotomie méthodique est des plus séduisantes en ce sens surtout qu'elle paraît confirmer, par le contrôle de la thérapeutique, la théorie pathogénique énoncée ci-dessus.

Disons-le tout d'abord, si, en administrant l'iode, les alcalins, l'arsenic, nous donnions de véritables spécifiques, tels que le sont les préparations mercurielles ou iodurées contre la syphilis, peut-être devrions-nous faire céder l'indication médicale à l'indication spécifique. Mais ce n'est point ici le cas.

En effet, la thérapeutique thermale n'a nullement confirmé les théories de Bazin.

Écoutons ce que dit à ce sujet M. Ernest Besnier en parlant des dermopathies arthritiques :

« Quant au renseignement *a posteriori* que pourrait fournir l'action de la thérapeutique, il est bien précaire quand il s'agit de rhumatisme, c'est-à-dire d'un état pathologique dont l'évolution est si peu modifiée par l'action des agents médicamenteux.

« Assurément, le *traitement alcalin*, par exemple, convient bien à certaines dermatoses jugées arthritiques ; mais il ne convient pas à toutes et il convient à diverses qui ne sont pas arthritiques ; plusieurs de ces dernières, enfin, guérissent à merveille, soit par les moyens externes, soit par le cours naturel de l'affection, soit encore par les arsénicaux ou les sulfureux. Sur ce dernier point, la protestation d'un grand nombre de médecins hydrologistes contre l'exclusion systématique des sulfureux et des arsenicaux du traitement d'une catégorie tout entière de dermatoses est de tout point légitime[1]. » Je ne saurais trop insister sur les données cliniques formulées par mon savant confrère et ami. Ainsi en ce qui concerne les eaux d'Uriage, j'ai vu souvent des arthritides de Bazin guérir parfaitement sous l'influence de nos eaux salines et sulfureuses ; c'est là un fait d'observation incontestable dont Uriage, d'ailleurs, ne prétend point s'arroger le monopole, et que bon nombre de mes confrères ont pu également observer à d'autres sources sulfureuses. Ces faits ne prouvent nullement, comme le prétendait Lambron, que Bazin réunit sous la dénomination d'arthritides

1. *Dict. encyclop. des sciences médic.,* art. RHUMATISME.

des affections de nature différente, car comme le dit encore et très justement M. Ernest Besnier: « Rien ne démontre que les dermatoses arthritiques soient *ipso facto* réfractaires au traitement par les sulfureux à toutes les périodes de leur évolution. Si, laissant de côté les dermatoses et les eaux sulfureuses naturelles, j'invoque mon expérience personnelle sur le traitement d'un grand nombre de manifestations rhumatismales articulaires et abarticulaires ayant dépassé la période aiguë, je ne trouve aucun agent externe qui semble agir plus efficacement que le bain sulfureux convenablement dosé et administré ; quelques années de pratique à l'hôpital Saint-Louis permettent de vérifier ce fait de la façon la plus positive. Je n'hésite pas à déclarer que l'exclusion ne doit pas s'étendre davantage à la *médication arsenicale*, interne ou externe, laquelle peut trouver, même dans les arthritides les plus authentiques, son moment d'indication, son heure d'opportunité[1]. »

Ainsi que le déclare l'éminent clinicien, et comme je l'ai moi-même bien souvent constaté, l'observation clinique des faits proteste contre l'interprétation de Bazin en faveur de cette médication spéciale et de ses conséquences.

Il ne faut pas oublier non plus qu'une eau minérale est avant tout un médicament essentiellement complexe, et que c'est bien plus encore à la résultante de

---

1. *Dict. e cyclop. des sciences médic.*, art. RHUMATISME.

ses divers éléments minéralisateurs qu'à tel ou tel principe plus ou moins prédominant que doit avoir égard celui qui a charge de l'interprétation doctrinale et, par suite, de l'indication clinique.

Dans son important ouvrage sur les thermes d'Uriage, mon savant et honorable prédécesseur avait inscrit, en tête des maladies traitées avec succès par ces eaux, les maladies de la peau. « La source d'Uriage, dit-il, est particulièrement renommée pour le traitement des maladies de la peau, contre lesquelles elle obtient souvent de très brillants succès ; aussi est-ce là une des premières et des principales causes de sa réputation. »

Ce n'est pas à dire, toutefois, comme le fait d'ailleurs très judicieusement observer Gerdy, que l'emploi de celte eau soit également favorable à tous les individus atteints de dermatoses.

« Il y a, ajoute-t-il, des circonstances que l'on est loin de pouvoir toujours apprécier, et par suite desquelles cette médication, dans certains cas, est impuissante ; il y a des altérations très opiniâtres et contre lesquelles toute espèce de traitement échoue. »

Je partage entièrement cette opinion, que mon expérience personnelle n'a fait que me prouver être parfaitement conforme à l'observation.

L'efficacité des eaux d'Uriage dans le traitement des affections cutanées est incontestable et surabondamment démontrée par l'observation clinique. On peut affirmer que, quelle que soit la nature d'une affection

cutanée, ces *eaux* réussissent en général le plus souvent, à la condition, toutefois, que le médecin fera
cette application selon certaines règles et en ayant pré-
sentes à l'esprit les contre-indications dont nous avons
déjà parlé. Mais il n'est pas moins évident que les
résultats dépendront surtout des conditions individuelles auxquelles la dermatose sera liée. Nous ne
perdrons aucune occasion de revenir sur les points
suivants : c'est que, dans le traitement des maladies
de la peau par les eaux minérales, il ne faut pas tenir
compte exclusivement du côté étiologique et qu'il
importe à un haut degré de prendre en considération
*le malade*, c'est-à-dire le terrain sur lequel se développent les éruptions cutanées, les états constitutionnels avec lesquels elles peuvent se trouver originairement ou accidentellement associées.

Au point de vue du traitement hydro-minéral, la
*forme* des maladies cutanées exerce une influence
notable sur les effets curatifs de la source d'Uriage.
Assez difficile à justifier théoriquement, ce précepte
s'impose comme un fait d'observation. Ainsi les formes
sécrétantes, humides, sont plus promptement et plus
profondément amendées à notre source que les formes
sèches, papuleuses, tuberculeuses, ulcéreuses.

L'étendue des surfaces occupées par les éruptions
cutanées ne m'a pas paru avoir une influence capable

de rendre la guérison plus difficile et plus longue. Je dois même ajouter que certaines lésions cutanées *circonscrites* opposent un obstacle plus grand à l'action des eaux que des dermatoses occupant des surfaces plus considérables. Ainsi que je l'avais écrit dans un autre travail, on voit fréquemment, dans une maladie générale, une amélioration notable survenir alors que les lésions cutanées ainsi limitées persistent encore sans changement appréciable. D'un autre côté certaines régions, surtout celles qui sont situées à l'entrée dés ouvertures naturelles, telles que l'anus, la vulve, les lèvres, le bord libre des paupières, le conduit auditif, etc., offrent souvent une résistance opiniâtre à la thérapie hydro-minérale, comme elles le font, d'ailleurs, à toutes les médications. Il en est de même, quoique pour un motif différent, des affections cutanées situées à la paume des mains et sur la plante des pieds.

Dans certains cas, la diathèse qui engendre une affection de la peau peut se traduire aussi par d'autres ocalisations, à symptômes, à types absolument différents. Ainsi le nisus morbigène se porte quelquefois sur les organes internes. Combien de bronchites, de dyspepsies, d'affections des intestins ne reconnaissent pas d'autre cause? N'a-t-on pas aussi, et dans une foule de circonstances, noté une véritable alternance se produisant entre l'affection cutanée et les troubles viscéraux? J'ai, à plusieurs reprises, été témoin de scènes pathologiques de ce genre.

Le diagnostic est souvent fort difficile et ne peut être établi avec certitude que par une observation minutieuse et suffisamment prolongée du malade et de sa famille. Bien des herpétiques, du reste, vous mettent sur la voie en insistant d'eux-mêmes sur ce fait que les douleurs gastro-intestinales, les digestions laborieuses, les flux diarrhéiques, la toux, les ténesmes vésicaux, etc., cessent lorsque leur ancienne éruption vient à réintégrer son lieu d'élection, à envahir le tégument externe. Ces alternances se constatent non moins fréquemment dans les arthritides ; et ils ne sont pas rares les patients qui, selon la saison, ont une moitié de l'année, des douleurs rhumatismales et, l'autre moitié, des poussées cutanées.

Les personnes placées dans de telles conditions, chez qui la peau et les muqueuses sont simultanément ou successivement frappées, se trouvent également fort bien du traitement thermal d'Uriage. En général — et c'est le signe et l'avantage d'une médication qui, comme les eaux minérales, a une action à la fois générale et locale — pendant que la peau se modifie, l'état des troubles bronchiques, gastro-intestinaux, etc., s'améliore, et, en définitive, on constate souvent la guérison de ces processus morbides qui se portent sur les bronches, les voies digestives, ainsi que des désordres fonctionnels connexes qui en sont la conséquence.

Je ne saurais entrer ici dans le détail des modifications que le traitement général et local aura à subir suivant les cas particuliers. La médication, on le comprend, devra être essentiellement variée pour s'approprier à toutes les conditions individuelles et répondre aux nombreuses indications secondaires qui peuvent surgir pendant le cours ou par le fait même du traitement. C'est pour n'avoir tenu aucun compte de ces règles, notamment pour avoir enfreint la plus naturelle, celle qui proportionne la durée de la médication à l'ancienneté et à la lenteur du processus morbide, qu'on a trop souvent eu à enregistrer des récidives qui ne surviennent que rarement à la suite d'un emploi judicieux et judicieusement soutenu de nos eaux. C'est dans les affections cutanées, en effet, que je vérifie journellement l'inconvénient des traitements trop courts ; inconvénients qui, dans certains cas même, rendent la guérison plus difficile, malgré la persévérance que le malade, éclairé tardivement, apporte plus tard à racheter les conséquences de sa précipitation ; car les effets à attendre d'une seconde ou d'une troisième année ne sont pas les mêmes que ceux que l'on peut espérer d'un premier *assaut* thérapeutique. On n'observe plus alors les résultats frappants que recueillent si avantageusement ceux dont l'organisme, vierge encore de toute influence thermale, livre à cette action une impressionnabilité dont le médecin peut pleinement user, pendant qu'il l'a à sa disposition.

Disons enfin que, dans des maladies qui sont le plus

souvent héréditaires, qui presque toujours tiennent par les plus étroits liens au fond même du tempérament, il est indispensable de revenir aux eaux pendant plusieurs années de suite. Et même le premier traitement eût-il, selon l'expression vulgaire, admirablement *réussi*, ceci ne saurait dispenser d'en faire un second. Dans les affections de la peau, si promptes à récidiver, il faut non-seulement détruire le mal, mais rompre d'une manière complète l'assuétude vicieuse contractée par les organes qui, longtemps encore, conserveront une fâcheuse tendance à reproduire les mêmes phéno- mènes morbides, sous l'influence de la moindre cause d'irritation locale ou générale.

J'ai, actuellement, à parler de l'action des eaux d'U- riage selon qu'elles sont appliquées à chaque groupe d'affections cutanées considérées en particulier. Ne pouvant, dans un travail de cette nature, suivre une classification méthodique, je me contenterai d'énumé- rer les diverses dermatoses dans l'ordre de fréquence où elles se présentent à notre observation à Uriage.


## *Eczéma.*


De toutes les maladies de la peau, la première par ordre de fréquence est, sans contredit, l'eczéma : c'est aussi celle que nous observons le plus souvent à Uriage. C'est, en outre, une des dermatoses que l'on voit ordinairement se reproduire avec le plus d'obstination. Enfin c'est encore celle que nos eaux modifient le mieux.

Qu'un cas donné d'eczéma présente les caractères attribués par Bazin à l'arthritis ou ceux de la scrofule ou de l'herpétisme, nos eaux auront une action à peu près identique, à la condition toutefois qu'il n'existe pas chez l'eczémateux l'une des contre-indications que nous avons déjà signalées. Ces contre-indications peuvent se résumer en deux mots : un tempérament sanguin ou nerveux à l'excès. Ce sont là les seules conditions dont il y ait lieu de se préoccuper dans le traitement par nos eaux. Aussi est-il essentiel d'attacher la plus grande importance à l'individualité du malade, au *terrain*, comme le soutient depuis longtemps, avec tant de talent et de justesse, M. le professeur Hardy.

Mettons maintenant en présence le facteur corrélatif. Les bains sulfureux, j'entends les bains d'eaux *naturelles* sulfureuses, exercent, en général, une action légèrement excitante sur la peau, action dont l'intensité est nécessairement très variable, qu'on peut, du reste, atténuer, prévenir, diriger, mais qui n'en constitue pas moins un fait certain et constant. Cette irritation cutanée sera d'autant plus prononcée que la surface tégumentaire était déjà le siège d'une inflammation antérieure, notamment d'un eczéma. C'est le motif, du reste, pour lequel certains dermatologistes, s'appuyant sur l'observation de nombreux eczémateux mal guidés ou impatients d'en finir, se sont à bon droit élevés contre l'usage par trop généralisé que longtemps on a fait des eaux simplement sulfureuses.

Mais, si l'emploi des bains sulfureux est ordinairement proscrit, et avec raison, à la période aiguë des inflammations eczémateuses de la peau, dans lesquelles l'affection locale montre une certaine tendance à s'exaspérer sous l'influence de la moindre cause excitante, en sera-t-il de même si l'agent médicamenteux a une composition différente, s'il s'agit de sources à la fois sulfureuses et chlorurées sodiques ?

A cette question je puis répondre par la négative. Dans la plupart des cas, en effet, j'ai vu l'eau d'Uriage combattre avantageusement l'eczéma, quel que fût, à ce moment, le degré d'irritation ou d'inflammation dont l'éruption s'accompagnait, quelle que fût aussi l'étendue des régions envahies.

Ainsi que le dit Gerdy, « l'action extérieure des eaux doit être variée pour s'approprier aux circonstances individuelles et répondre aux indications. Mais il s'en faut bien qu'il soit aussi souvent nécessaire qu'on pourrait le croire, *a priori*, de mitiger l'eau minérale pour atténuer ses propriétés. J'ai vu des personnes affectées de dartres humides très aiguës (eczéma aigu), éprouver plus d'irritation et de démangeaisons après avoir pris des bains d'eau douce ou des bains mitigés qu'après des bains d'eau minérale pure. Il y a plus : le meilleur moyen que j'aie trouvé, dans certains cas, pour calmer l'insupportable prurit qui accompagne cette maladie, c'est justement la lotion fréquente avec l'eau minérale et des applications de compresses imbibées de cette eau. J'ai pu ainsi obtenir un soulagement marqué, alors que des cataplasmes de fécule ou d'amidon augmentaient les souffrances. Cet effet, du reste, n'a rien qui doive surprendre; car il n'est pas rare de voir des irritations de la peau à l'état aigu s'aggraver encore sous l'influence des topiques émollients et relâchants, tandis qu'elles sont améliorées par de faibles excitants qui jouissent d'une action tonique et astringente ».

Ce mode d'action, dont bien souvent aussi moi-même j'ai constaté les résultats, s'explique d'ailleurs très rationnellement par la composition des eaux d'Uriage. En effet, il est d'observation que sous l'influence de nos eaux, non seulement la guérison de l'eczéma s'accomplit en général sans que la moindre excitation appréciable ait eu lieu, mais encore que le plus ordinairement, dès les premiers bains, il se produit une amélioration sensible, après laquelle peut survenir ensuite, et survenir impunément, un certain degré d'irritation toujours facile à contenir, mais d'ordinaire spontanément contenu dans de justes limites d'intensité et de durée.

Selon Gerdy, cette première action de l'eau d'Uriage serait due à la dose assez élevée de chlorure de sodium qu'elle renferme (7 grammes par litre). C'est ainsi que les bains de mer peuvent réaliser, quelquefois d'une manière très rapide, la guérison de l'eczéma et d'autres affections cutanées rebelles.

Outre cette action régressive, l'eau d'Uriage a encore une propriété sédative directe. S'il en était autrement, on verrait parfois à nos thermes des menaces de congestion vers les organes internes. Or, jamais je n'ai observé ce résultat, quelles que fussent l'intensité et l'étendue de la phlegmasie cutanée; et, d'autre part, j'ai toujours constaté une sédation manifeste au début du traitement thermal de l'eczéma.

Il y a évidemment là un effet complexe très difficile à analyser à fond, et de chacun des éléments duquel il est par conséquent impossible de faire la part exacte au point de vue chimique. Mais la clinique est un analyste non moins habile, un arbitre non moins digne de faire loi; et c'est en son nom que j'affirme ici la réalité de l'action sédative directe. Du reste, les eaux d'Uriage ne sont pas les seules sources chlorurées sodiques sulfureuses où l'observation fournisse matière à enregistrer de semblables conséquences.

La présence dans l'eau d'Uriage d'éléments sulfureux vient contrebalancer cette action régressive et calmante des eaux simplement salines, et le soufre déposé sur l'enveloppe tégumentaire, pendant son immersion dans le bain, détermine à la peau un certain degré d'irritation, irritation toujours plus modé-

9.

rée, plus limitée que celle qui est provoquée par des bains d'eau simplement sulfureuse.

Aussi, notre eau possédant à un degré modéré les principes actifs tant des eaux sulfureuses que des sources salines, ne voit-on jamais à Uriage les bains minéraux donner lieu dans l'eczéma aux inflammations vives, aiguës, que produisent parfois les premières, ni déterminer ces phénomènes de répercussion qui peuvent résulter de l'action des secondes. On s'explique ainsi comment, en général, à nos thermes, les eczémas les plus intenses et les plus généralisés, non seulement tolèrent parfaitement d'emblée l'immersion hydro-minérale, mais marchent régulièrement vers la guérison, sans que, à aucune période du traitement, il y ait à craindre une exacerbation notable de la lésion cutanée.

Tout ce que nous venons de dire s'applique aussi bien à l'eczéma arthritique qu'à l'eczéma scrofuleux ou herpétique. Ainsi, pour ce qui est de l'eczéma arthritique, combien de fois n'ai-je pas vu à Uriage — et il en est de même dans les autres stations sulfu-reuses — des eczémateux guérir, alors que leurs érup-tions présentaient, au degré le moins contestable, les caractères classiques attribués aux dermatoses rhuma-tismales. Est-ce à dire pour cela qu'il ne s'agissait pas dans ces cas d'arthritides? Nullement; il faut en conclure seulement que nos eaux, que les eaux chlo-rurées sodiques sulfureuses modifient dans le sens le plus favorable les éruptions arthritiques. C'est là un fait d'observation : et ce fait, qui constitue un résultat acquis, suffit au praticien.

Ces résultats, d'ailleurs, n'ont rien qui puisse nous surprendre. Les eaux sulfureuses ne constituent-elles pas un des meilleurs modes de traitement du rhumatisme chronique? Pourquoi donc seraient-elles moins efficaces contre les dermopathies qui procèdent de cette origine? Ce qui est le remède par excellence de la cause, peut-il être impuissant contre ses effets?

Autre preuve, preuve clinique de cette innocuité : chez nos eczémateux nous n'avons pas à craindre la *poussée*. Du reste, dans les cas où elle se manifeste, elle est toujours fort modérée, au point de ne jamais imposer l'obligation d'interrompre, même momentanément, l'usage régulier, c'est-à-dire quotidien de la médication balnéaire. Cet avantage, d'ailleurs, s'explique facilement. Nos eaux à la fois salines et sulfureuses ont, grâce à leur minéralisation, une action spéciale dans les cas de cet ordre. Ainsi, le chlorure de sodium modérant, comme nous l'avons expliqué, l'excitation que pourrait provoquer la présence du soufre, contribue à éviter cette poussée aiguë que l'on observe parfois à certaines eaux sulfureuses. Mais de la résultante de cette médication il ne surgit point une action substitutive, et, presque toujours chez nous, l'eczéma guérit sans avoir eu à passer par une période d'excitation.

Le mode de traitement qu'à Uriage nous employons contre l'eczéma est le plus souvent à la fois interne et externe. Néanmoins, nous n'hésitons pas à mettre en première ligne les bains. Leur usage exclusif peut suffire à la guérison.

Notre conviction à ce sujet se fonde, non sur des déductions théoriques, mais sur les résultats favorables que de tout temps on a ainsi obtenus à Uriage contre l'eczéma. Gerdy les avait signalés le premier. Je les constate chaque jour. D'abord, le bain a une action incontestable, comme topique, et tout porte à croire que l'eau minérale, avec sa propriété très légèrement stimulante, agit sur le tissu atteint d'eczéma par un mécanisme qui favorise la régénération des cellules épidermiques.

Mais l'action la plus importante des bains est incontestablement celle qu'ils exercent sur l'état général et sur l'ensemble de l'organisme.

Moins l'affection eczémateuse sera ancienne, et plus, on le comprend, sa disparition sera facile à obtenir et aura chance d'être complète.

Mais la rapidité de la cure est encore subordonnée à d'autres conditions locales. Ainsi, si l'eczéma est ancien, si les tissus sous-jacents sont épaissis, infiltrés, indurés, hypertrophiés, congestionnables, etc., ne jugez pas la cure achevée. Il faut du temps et du temps encore pour ramener ces tissus au point où ce reste d'altération non seulement ne donne plus lieu à

aucune incommodité, mais encore — et c'est l'essentiel — ne constitue plus une prédisposition au retour
de l'éruption, prête à se réveiller sous l'influence de
la moindre cause. Et c'est ce point-là réalisé, ne l'oublions pas, qui seul est le critérium d'une guérison
définitive.

Quant à l'eau en boisson, elle trouvera souvent
d'utiles applications, soit qu'on l'emploie à dose *purgative*, soit qu'on s'en tienne aux *doses altérantes*. La
purgation par nos eaux n'a certainement aucune influence spécifique, mais elle n'en est pas moins appelée
à rendre de réels services dans des cas déterminés.
Ainsi, pour les eczémas généralisés, à tendance inflammatoire, à poussées furonculeuses, elle est très
utile soit en décongestionnant la peau, soit en exerçant
une action franchement révulsive sur l'intestin.

Cette médication est indiquée spécialement chez les
sujets lymphatiques ou strumeux.

L'emploi de l'eau minérale à dose purgative nous
paraît devoir se déduire surtout de considérations tirées
de l'état général du malade, des conditions dans lesquelles se trouvent les voies digestives, de l'embarras
gastrique, de la constipation habituelle du sujet, etc.,
bien plus que de la maladie de la peau, de l'eczéma.

D'ailleurs ces propriétés diverses ne doivent être ni
isolées arbitrairement, ni groupées selon la loi banale
d'une formule identique, ni surtout provoquées au
hasard. Bien au contraire le traitement minéral a

toujours été appliqué par nous suivant les indications présentées par chaque malade en particulier. Les antécédents du sujet, sa constitution, son tempérament, la marche et la résistance variables de sa lésion cutanée, ses autres maladies habituelles, fluxions ou dispositions morbides antérieures, etc., suggèrent suffisamment au médecin la voie que celui-ci devra suivre; et il sera toujours facile de discerner de quel côté et sur quel système la médication hydro-minérale devra être de préférence dirigée.

A dose altérante, son indication n'est pas moins patente, ses services moins réels. Elle agit, nous l'avons dit, en stimulant les fonctions digestives, en imprimant aux divers mouvements organiques une activité plus grande. Favorisant, par les échanges nutritifs qu'elle sollicite ou accélère, des modifications profondes dans les tissus et, par suite, dans le tempérament des malades, elle porte sa puissance neutralisante jusque sur les affections constitutionnelles, qui sont si souvent la cause première de l'eczéma, ou qui tout au moins contribuent à l'entretenir.

L'eczéma est très fréquent chez les sujets prédisposés, lymphatiques, scrofuleux, etc., ce que l'on peut expliquer par ce fait que le système tégumentaire présente, chez les malades de cette classe, un état organique d'où résulte une réelle prédisposition aux dermatoses. Ils ont la peau torpide, fonctionnant mal et ne réagissant que très difficilement. Au toucher, elle est froide et moite; sous l'influence des plus légers refroidissements, du moindre abaissement de la température ambiante, de courants d'air auxquels tout autre resterait insensible, on voit, chez eux, la peau du visage et des mains prendre un aspect marbré, violacé, noir bleuâtre, qui est caractéristique, à des degrés divers, du lymphatisme.

Tel est donc le terrain préparé constitutionnellement sur lequel une éruption se déclarant, — et les sécrétions morbides, les lésions tégumentaires s'y développant avec une grande facilité, — elle revêtira nécessairement des caractères particuliers tenant, non à la nature intime de la maladie cutanée elle-même, mais au malade, et non seulement au malade, mais à la structure et à la vitalité toutes spéciales de son tégument.

C'est au sein de ces conditions que l'on voit, principalement dans les premières années de la vie, sur le cuir chevelu, ces éruptions abondamment sécrétantes, recouvertes de croûtes épaisses, melliformes, gommées, jaunes ou jaunes brunâtres, suivant que, par suite des grattages, un peu de sang se trouve mêlé à la suppuration. Si l'on détache ces croûtes, la surface sous-jacente est rouge, ponctuée, humide, et l'encroûtement se reproduit avec une très grande rapidité (*gourmes*, *achor*).

Ces éruptions eczémato-impétigineuses atteignent les follicules pileux et donnent alors lieu à ces petites

croûtes dures, épaisses, brunâtres, traversées par les
cheveux dont quelques-unes y adhèrent exclusivement
alors que par les grattages les malades les ont séparées
du cuir chevelu. C'est cet état qui a été si bien décrit
par Bazin sous le nom de *impetigo granulata*.

Cet eczéma s'accompagne toujours d'un gonflement
plus ou moins considérable des ganglions cervicaux.

Chez les enfants, on observe aussi fréquemment
l'eczéma de la face qui se présente sous forme d'eczéma
croûteux, impétigineux, notamment au niveau des
joues, des oreilles, à l'orifice des fosses nasales, vers
les commissures labiales, où il se produit assez souvent des fissures douloureuses.

La démangeaison, comme l'a si judicieusement fait
remarquer Bazin, est parfois presque nulle dans ces
cas, à la période chronique, caractère que l'on doit
considérer non comme exprimant une différence de
nature dans l'éruption, mais bien comme dépendant de
l'individu. Chez d'autres enfants elle est parfois si vive
que, par la privation de sommeil qui en est la conséquence, on voit leur santé en être altérée, notamment
dans la forme lichénoïde de l'eczéma qui est fréquente
chez les enfants du premier âge.

Chez ces petits malades on se rappellera l'aphorisme
hippocratique : *Infantibus quibus alvus fluxa est, cutis
nitet*; et on prescrira, outre les bains, l'eau d'Uriage à
dose légèrement laxative. Quant aux bains, surtout
chez les très jeunes enfants, il faut souvent les mitiger

avec de l'eau douce, diminuer leur durée et, si cela est nécessaire, laisser de temps en temps des jours de repos. C'est dans ces cas que nous avons souvent prescrit deux demi-saisons séparées par un intervalle de deux ou trois semaines.

Un prurit aussi irrésistible qu'invincible accompagne fort souvent certaines formes d'eczéma. L'application de compresses imbibées d'eau d'Uriage est un des meilleurs moyens que nous ayons à notre disposition contre ce phénomène qui complique si péniblement et si fréquemment la maladie générale.

Quant au traitement local, il variera presque du tout au tout suivant le siège particulier de l'eczéma. L'éruption, par exemple, occupe-t-elle la face, les paupières, les oreilles, le conduit auditif, les cavités narines, les lèvres? J'emploie alors avec beaucoup de succès la pulvérisation. C'est là un auxiliaire puissant pour la guérison. Je prescris en général des douches pulvérisées assez longues, de 30 à 40 minutes, et même davantage. Je n'ai jamais observé de poussée à la suite de ces séances prolongées; elles sont du reste très bien supportées par les malades. Je dois à cette médication ainsi réglée plus d'une guérison rémarquable.

Toutefois dans l'eczéma de la lèvre supérieure (*sycosis arthritique* de Bazin, *eczéma sous-nasal récidivant* d'Ernest Besnier), il faut avoir soin de recourir à l'épilation avant d'employer les douches tièdes pulvérisées.

Dans l'eczéma de la barbe proprement dite, il importe également de faire épiler, par séries, les parties malades avant de prescrire la pulvérisation. C'est là une des formes les plus tenaces de l'eczéma ; aussi des saisons de longue durée et renouvelées deux ou trois années de suite sont-elles souvent nécessaires pour obtenir la guérison.

Contre l'eczéma du col utérin je prescris soit des douches vaginales, soit l'usage d'un spéculum de bain.

Relativement à l'eczéma de la marge de l'anus, où les démangeaisons sont parfois intolérables, les douches ascendantes en arrosoir, avec de l'eau minérale à une température élevée, donnent d'excellents résultats. Je n'ignore pas que la chaleur du liquide joue, dans cette circonstance, un rôle très important, mais l'action de nos douches m'a toujours paru plus efficace et plus durable que celles des douches d'eau non minéralisée.

Il en est de même dans l'eczéma des parties génitales chez l'homme et chez la femme, eczéma qui s'accompagne presque toujours d'un prurit très pénible. Les lotions d'eau minérale chaude sont d'un précieux secours et un auxiliaire puissant pour la guérison.

L'eczéma qui occupe les membres inférieurs est très souvent entretenu par la dilatation variqueuse des vaisseaux sous-cutanés, par de véritables varices. L'eau d'Uriage, en bains et en applications locales, réussit très bien contre cette complication, à la condition que le traitement soit continué pendant tout le temps jugé nécessaire par le médecin. Faut-il ajouter qu'il n'est pas rare de voir la maladie se reproduire quand les sujets, trompés par la rapidité de la cure thermale, croient pouvoir, dès lors, impunément omettre les précautions nécessaires pour s'opposer à la stase du sang dans les capillaires de la région trop récemment restaurée?

A la suite des eczémas chroniques des jambes, il reste souvent un état sec, aminci, brillant de la peau (rappelant l'aspect luisant d'une pelure d'oignon), et en même temps une pigmentation brune plus ou moins prononcée. L'usage régulier et continué, pendant plusieurs saisons consécutives, de nos eaux amène presque toujours la disparition de cet état en général très tenace.

De toutes les formes de l'eczéma, les formes impétigineuses sont celles qui guérissent le mieux et le plus promptement à nos thermes. La raison en est sans doute que l'impétigo s'observe le plus communément chez les sujets lymphatiques ou scrofuleux, ceux précisément de tous les tempéraments et de tous les états constitutionnels qui sont le plus efficacement justiciables du traitement hydriatique d'Uriage.

Notons enfin que l'eczéma est, parmi les diverses formes des affections chroniques de la peau, celle qu'on voit le plus souvent se produire à l'occasion de

la ménopause. L'influence de la cessation des mens-
trues et celle des troubles qui l'accompagnent sur la
genèse des lésions cutanées est des plus évidentes ; et
si une guérison radicale ne suit pas toujours alors
l'emploi des eaux, il est au moins toujours possible de
constater une notable amélioration. Dans ces cas, il
est bon d'avoir recours à l'emploi de l'eau d'Uriage à
dose purgative ou laxative. La dérivation modérée,
mais constante, qu'elle exerce contribuera toujours
pour une part à la guérison.


## *Acné.*


Après l'eczéma, c'est certainement l'acné, dans ses
multiples variétés, que l'on observe en plus grand
nombre à Uriage. Et la raison en est facile à comprendre. En effet, la forme la plus commune de cette affection, l'acné vulgaire, débute le plus souvent à l'âge
de la puberté. D'autre part, c'est le lymphatisme, la
scrofule, la chlorose qui figurent le plus ordinairement parmi les causes prochaines de cette pénible difformité ; de telle sorte que l'indication d'eaux reconstituantes comme les nôtres se présente naturellement à l'esprit des médecins et des malades. A l'âge
adulte, l'arthritis et les dyspepsies diverses nous
envoient également de nombreuses recrues d'acnéiques. C'est-à-dire que presque toutes les variétés de
l'acné vulgaire sont à un haut degré justiciables de

nos thermes : acné ponctuée, pustuleuse, indurée, disséminée, acné à cicatrices déprimées dont le siège le plus habituel est la limite qui sépare du cuir chevelu le front, les tempes ou la nuque ; la lisière de la barbe et la barbe, la région sternale moyenne et toute la région dorsale (cette dernière espèce d'acné est essentiellement d'origine arthritique).

Quelle que soit la forme de la lésion cutanée ou son siège, la cause en est presque toujours une de celles que nous venons d'indiquer.

L'intensité de l'acné est très variable, souvent il n'y a qu'un très petit nombre de boutons ; d'autres fois, au contraire, la face, la poitrine, les épaules sont envahis par le bizarre tatouage que représentent les nodosités acnéiques à tous les degrés successifs de leur développement. J'ai vu plusieurs fois, à Uriage, des jeunes filles, des jeunes gens, dont la figure et le tronc jusqu'à la ceinture étaient complètement recouverts de pustules d'acné.

Chez les jeunes filles, cette indisposition qui n'a, par elle-même, aucune influence directe sur la santé, devient souvent le point de départ de réels chagrins, de découragements profonds ; il en est parfois de même dans le sexe masculin. J'ai vu, il y a deux ans, à Uriage, une de ces victimes de l'acné : un jeune homme, par cette cause unique, transformé en véritable monomane. Il ne pouvait voir deux personnes causant ensemble à côté de lui, sans être convaincu

qu'il s'agissait entre eux de la petite infirmité qu'il portait sur son visage et qui faisait le désespoir de sa
vie.

Uriage convient aussi parfaitement dans l'acné rosée, affection très fréquente chez les personnes du sexe
féminin, soit à l'époque de la puberté, soit à l'âge critique. Elle peut être également liée à des troubles
fonctionnels des organes sexuels, et n'est pas rare
non plus chez les arthritiques et les dyspeptiques ; on
l'observe aussi chez les sujets adonnés aux excès alcooliques ou qui restent longtemps exposés aux influences atmosphériques, notamment au soleil et au
vent — par exemple les cochers, les conducteurs de
diligences.

Dans toutes ces variétés d'acné, les eaux d'Uriage
peuvent rendre de très grands services, soit en modifiant l'état général (lymphatisme, scrofule, chlorose),
par l'action tonique, reconstituante des bains, des
douches, de l'eau en boisson à dose fractionnée, surtout secondée par l'action de notre source ferrugineuse ; soit en faisant cesser les troubles des fonctions
digestives, en activant et régularisant la nutrition.
Quant à l'indication d'une médication doucement révulsive, l'action laxative, au besoin purgative de nos
eaux peut être utilisée dans bien des cas pour combattre la constipation et décongestionner la tête, conjointement avec les autres procédés balnéaires.

Mais dans le traitement de cette affection si tenace,

ce qui nous offre depuis très longtemps le plus réel secours et nous a valu les plus grands succès, c'est l'emploi des douches d'eau pulvérisée.

Dès l'époque où Sales-Girons fit connaître sa nouvelle méthode de traitement, nous l'avons appliquée à la cure des affections cutanées de la face et à celle de quelques lésions de la conjonctive et des paupières. Le succès a répondu à nos premiers essais, et depuis il s'est, chaque année, de plus en plus affirmé.

Là encore, et plus même que dans l'eczéma de la face, nous insistons sur de longues pulvérisations répétées même deux fois par jour (40, 45 minutes et même une heure). Les effets en sont des plus remarquables ; jamais je n'ai vu une poussée suivre la douche pulvérisée prescrite dans ces termes bien définis et bien observés. Dans l'acné rosée notamment, on évite par l'action prolongée de la douche toute espèce de réaction, et sous l'influence de la désanguinification des vaisseaux dilatés de la face on peut obtenir, dans les cas où le calibre vasculaire n'a pas encore atteint de trop grandes proportions, un degré réel de resserrement des vaisseaux.

Mais la *couperose* présente tant de degrés constituant presque des espèces, tant de transformations profondes, selon le territoire de la face qu'elle a envahi, etc., que je dois, dans une revue aussi sommaire, me borner, pour épargner fausse route aux médecins, déceptions aux malades, à signaler combien le traite-

ment et les résultats doivent varier selon chaque individualité morbide. Je puis seulement déclarer que j'ai
toujours constaté des modifications favorables quand
l'inflammation n'avait pas altéré trop profondément le
tissu de la peau. Mais la guérison (toujours efficacement préparée par l'influence balnéaire) est souvent
difficile à obtenir complète par ce seul moyen, lorsque
le réseau capillaire du derme a été distendu d'une manière considérable par suite de la congestion habituelle de cette région. Les scarifications linéaires ou
ponctuées doivent alors intervenir pour achever la
cure. Chez les arthritiques, l'action de l'eau d'Uriage
se trouve à la fois indiquée et précisée d'après ce que
nous avons dit précédemment. Elle sera d'autant plus
avantageuse que l'arthritis n'existera pas chez un
sujet pléthorique ou nerveux.

Enfin des différentes formes de l'acné sébacée (séborrhée pityriasiforme, acné sébacée huileuse et acné
sébacée concrète), c'est incontestablement la première
variété qui est, et de beaucoup, la plus fréquente et
celle par conséquent que nous avons le plus d'occasions
de soigner à Uriage.

C'est au cuir chevelu que l'on observe le plus habituellement la séborrhée pityriasiforme (pityriasis banal
des médecins), et elle se traduit alors par la présence
constante de pellicules minces, d'un blanc grisâtre, qui,
soit spontanément, soit sous l'influence du grattage ou
même de la plus légère secousse, tombent abondam-

ment. Chez les adultes, celte séborrhée peut être la conséquence d'un processus inflammatoire antérieur : érysipèle, eczéma aigu ou chronique, etc., le symptôme d'une anémie, de l'arthritis, de la scrofule ; enfin elle peut être aussi idiopathique (je laisse volontairement de côté, au point de vue de l'étiologie, la syphilis).

Sous l'influence de celte séborrhée, il arrive très souvent que les cheveux tombent et que les malades se plaignent d'une alopécie plus ou moins complète. La séborrhée s'accompagne souvent aussi de démangeaisons assez vives.

Un de ses sièges fréquents est la face, surtout au niveau des parties velues, de la barbe, des sourcils.

J'ai vu souvent le *pityriasis capitis* coïncider avec l'angine granuleuse ; ces deux altérations existent même si fréquemment ensemble, que l'on est autorisé à les considérer comme l'expression d'une même diathèse : l'herpétisme. Le pityriasis du cuir chevelu est aussi très fréquemment sous l'influence de l'arthritis ; en général, il entraîne alors la chute des cheveux ; il est vrai de dire que les arthritiques étant très sujets aux transpirations profuses de la tête, il y a encore là une cause de *defluvium capillitii*. Notons aussi, pour apprécier à leur juste valeur les diverses influences citées, que l'hérédité joue un rôle considérable dans cette éclaircie des cheveux, remarque qui s'applique non seulement à la chute, mais encore à la calvitie prématurée.

10

Eh bien! dans ces formes de séborrhée du cuir chevelu et de la face, Uriage est tout particulièrement indiqué. Chez les sujets lymphatiques, anémiés, débilités, chez bon nombre d'arthritiques, il agira en reconstituant les malades, en surexcitant les fonctions languissantes de la peau. Les bains, les douches chaudes ou écossaises, suivant les indications à remplir, l'eau en boisson, seront les meilleurs agents de la guérison.

Si la séborrhée a son siège à la face, les douches d'eau pulvérisée seront des plus utiles, à la condition toutefois d'être employées pendant un temps suffisamment long. Elles exercent dans ces cas la plus active et la plus heureuse modification sur l'état de la peau. Si la séborrhée du cuir chevelu atteint le sexe masculin, on fera couper les cheveux courts, de façon à permettre des lotions dans le bain et le soir. Ce seront là de précieux compléments à la médication générale.

Un précepte sur lequel j'ai déjà tout particulièrement insisté dans une autre publication[1], c'est d'éviter les soins de toilette consistant à se débarrasser, par l'usage prolongé et réitéré du peigne fin, des pellicules dont la reproduction incessante est en général, pour le malade, une cause constante de préoccupations. En agissant ainsi on nettoie, il est vrai, momentanément la tête, mais au prix de l'irritation du cuir chevelu, irritation qui, on le comprend, est en raison directe de

[1] *Thérapeutique des maladies vénériennes et des maladies cutanées*, par P. Diday et A. Doyon, p. 668.

la persévérance, de la ténacité que l'on met à se faire
enlever les pellicules épidermiques. Souvent même,
par le fait de ces manœuvres irrationnelles, un léger
état pelliculaire s'est transformé en véritable pityriasis
et cela sous la seule influence de ces soins acharnés...
*de propreté.*

Aussi insistons-nous toujours auprès de nos malades
pour qu'ils s'abstiennent dorénavant du peigne fin, et
qu'ils se contentent, pour leur toilette, du démêloir et
d'une brosse douce.

Mais si dans la séborrhée pityriasiforme on obtient
le plus souvent à Uriage de bons résultats en raison de
l'action à la fois générale et topique de nos eaux, je
dois avouer que dans l'acné sébacée *huileuse* de la face
ainsi que dans la forme *concrète*, les effets sont très
limités. C'est là, du reste, l'une des affections les plus
rebelles que l'on connaisse. Mais si nous désespérons
de guérir, nous ne renonçons point à servir; car, dans
ces cas, l'expérience nous a appris que les scarifications linéaires, suivies ultérieurement de douches pulvérisées d'eau d'Uriage, constituent le mode de traitement auquel, de par l'observation, est acquise la
préférence la mieux justifiée.

## *Psoriasis.*

Les eaux minérales se bornent-elles ici à *blanchir?*

Sont-elles impuissantes à guérir complètement, c'est-
à dire à mettre l'individu pour toujours à l'abri des récidives? Il faut l'avouer : à Uriage, comme du reste dans
toute autre station thermale, et par quelque autre méthode de traitement pharmaceutique, on peut bien
faire disparaître les modalités pathologiques de la
peau, mais chez nous comme ailleurs, je le répète,
et comme par quelques procédés thérapeutiques que
ce soit, on est impuissant à empêcher le retour des
lésions cutanées. Ce que la médecine doit surtout avoir
en vue, et ce qu'elle peut réaliser, c'est donc seulement, après avoir réprimé, de chercher à éloigner le
plus possible les éruptions ultérieures. C'est dans ce
sens surtout que le traitement hydro-minéral peut et
doit trouver sa véritable raison d'être.

Or, comme son action ne saurait avoir une influence
décisive sur une affection dont nous ignorons encore
la cause intime, c'est bien plutôt dans l'étude attentive
du malade lui-même que dans celle, jusqu'à présent
impuissante, de la maladie que nous devons chercher
la source des indications utiles.

En nous guidant sur ces données nous osons espérer et, en réalité, nous pouvons attendre d'Uriage
de réels services. Les succès que, à force de soins dans
l'analyse et de persévérance dans la médication, j'ai souvent obtenus, succès relatifs bien entendu, l'ont été par
les voies et dans les limites que je viens d'indiquer.

L'hérédité joue un rôle important dans la genèse du

psoriasis, mais cette cause est loin d'être aussi absolue que le disent quelques auteurs. On voit souvent des sujets en être atteints sans aucun antécédent héréditaire susceptible d'être constaté. Et d'autre part, on rencontre assez fréquemment des psoriasiques issus de parents rhumatisants ou goutteux.

On a également affirmé que le psoriasis affecte de préférence les individus sains et robustes, qu'on ne trouve qu'exceptionnellement des psoriasiques de constitution délicate. Le fait est vrai, mais les exceptions néanmoins abondent. Chaque spécialiste a pu vérifier que cette dermatose frappe aussi des sujets chétifs, débiles ou affaiblis.

Ce sont ceux-là, ce sont les enfants lymphatiques, anémiés qui, lorsque le psoriasis les atteint, seront surtout, et avec les meilleures chances, justiciables de nos eaux.

Par contre, les psoriasiques sanguins, vigoureux, ou ceux dont les manifestations à la peau auraient de la tendance à s'enflammer, à se généraliser, devront être dirigés vers d'autres sources. Même dans cette médecine condamnée à rester palliative, il y a un choix à faire, des contre-indications à observer. Certains psoriasis arthritiques se trouveront bien de l'action thermale d'Uriage, surtout si la constitution du malade est en rapport avec ce que nous avons dit, car c'est toujours dans cet ordre de constatations qu'on trouvera les données les plus sûres et les plus précises.

Le traitement consistera en bains d'eau minérale

plus ou moins prolongés, suivant l'état des modalités pathologiques ; en bains de vapeur (que Rayer dans sa pratique avait presque érigés en méthode générale) et dans l'administration de l'eau en boisson. Si la lésion est ancienne, si elle a peu de tendance à réagir, si la peau est torpide, des douches légèrement stimulantes seront nécessaires pour provoquer une légère excitation qui dans ces conditions ne peut qu'être profitable.

La durée du bain a une grande importance dans le traitement du psoriasis, et si l'on veut obtenir des succès durables, il faut avoir soin de prescrire, à moins de contre-indications, des bains prolongés. Des frictions avec le savon mou de potasse sont aussi, dans bon nombre de cas, un auxiliaire très utile de la médication hydro-minérale.

Dans le psoriasis des mains, j'ai employé aussi avec avantage des douches-chaudes *loco dolenti;* la petite excitation qu'elles provoquent favorise la résolution des plaques psoriasiques. Elles agissent aussi un peu comme l'enveloppement caoutchouté, qui est presque toujours aux eaux minérales un très utile adjuvant dans le traitement du psoriasis localisé aux mains et aux pieds.

Mais il est un autre point sur lequel nous ne saurions trop insister, le régime. Si l'école de Vienne n'y attache qu'une importance minime, il en est tout autrement en France où les dermatologues lui attribuent avec toute raison une influence considérable. En ce qui nous concerne, c'est dans notre esprit

une conviction absolue qu'une alimentation excitante (charcuterie, salaisons, gibier, abus des boissons alcooliques), les veilles, etc., ont une action des
plus fâcheuses sur l'intensité et la fréquence des
poussées psoriasiques et sur leur résistance aux diverses médications qu'on peut leur opposer.

Dans des conditions opposées — et nous en con-
naissons autour de nous de remarquables exemples
— avec une vie tempérante, avec la pratique des règles
et des *vertus* hygiéniques, les soins de propreté y aidant
ainsi que quelques *saisons thermales* dirigées avec une
douceur appropriée au seul but qu'on se propose, l'individu modère la force de l'éruption, il en éloigne les
retours, il en abrège même la durée en rendant plus
hâtive l'atténuation que le cours de l'âge apporte en
quelque sorte comme récompense aux sujets qui savent
ainsi s'imposer la véritable cure naturelle.


## *Erysipèle.*


Il n'est pas rare de voir l'érysipèle de la face se reproduire chez quelques personnes, à des époques plus
ou moins rapprochées et pendant plusieurs années.
Ce n'est que de ces formes récidivantes que je veux
parler; car c'est elles seulement que j'ai vu se modifier
favorablement sous l'influence de nos eaux. Cette variété de l'affection se présente surtout chez les enfants

lymphatiques ou scrofuleux. Rappelons seulement que l'érysipèle des scrofuleux diffère sensiblement de celui des sujets non entachés de cette diathèse ; ainsi d'abord il est plus fréquent chez les premiers. C'est là un fait que démontre la statistique (voir Courbon, *De l'érysipèle scrofuleux*). Du reste les scrofuleux sont plus que les autres disposés aux inflammations cutanées. D'après M. Courbon, la fréquence de l'érysipèle est plus grande chez les filles que chez les garçons et cette fréquence correspond à l'âge de treize à dix-neuf ans, c'est-à-dire à l'époque où la menstruation s'établit. La rougeur de la peau dans l'érysipèle des scrofuleux a toujours une teinte un peu violacée. L'inflammation cutanée a fréquemment pour point de départ la muqueuse nasale, un impétigo de l'orifice des fosses nasales, il apparaît aussi dans les lésions de la peau.

Chez les enfants scrofuleux la répétition des fluxions érysipélateuses est fréquente, elle amène à la longue une tuméfaction persistante de la face et, dans certains cas, du nez et des lèvres, laquelle donne à ces petits malades un aspect plus ou moins repoussant et difforme.

Ces jetées érysipélateuses se succèdent souvent à de courts intervalles et leur évolution est en général de peu de durée.

Uriage dans ces cas réussit très bien, en ce sens qu'il reconstitue les malades et corrige la diathèse ; il n'y a donc pas lieu d'intervenir localement.

Mais j'ai aussi plusieurs fois vu à Uriage cet *érysipèle récidivant* de la face chez certains arthritiques, surtout chez ceux qui mènent une vie sédentaire, dont par conséquent les fonctions de la peau s'accomplissent irrégulièrement ou qui, gros mangeurs, sont sujets à des troubles des voies digestives.

Dans ces cas bien spécifiés, Uriage m'a toujours donné d'excellents résultats. L'indication est des plus précises ; il s'agit de combattre le lymphatisme, de rétablir les fonctions de la peau et en même temps d'exercer une énergique révulsion sur les voies digestives. Or nos bains, nos douches répondent à la première indication ; l'eau à dose purgative contribue dans une large mesure à détourner le mouvement fluxionnaire, c'est-à-dire les jetées érysipélateuses qui se produisent à la face. Quant au but capital, l'eau à dose fractionnée en activant les fonctions, en favorisant les échanges nutritifs, modifiera de la manière la plus favorable le terrain, le tempérament morbide.


## *Eruptions furonculeuses.*


Les personnes sujettes aux éruptions furonculeuses, à la furonculose, trouvent à Uriage sinon la cessation immédiate de ces séries parfois interminables de jetées inflammatoires, du moins une amélioration marquée. Je n'ai, je ne puis avoir en vue ici que cette forme de

la maladie qui, s'établissant comme une véritable diathèse à symptôme unique, se traduit par une succession
de furoncles. Il est certain, en effet, que pour un ou
deux clous accidentels, tels qu'on en voit durant le
jeune âge par exemple, il ne saurait pas plus être
question d'une saison à des eaux minérales quelconques que d'un traitement pharmaceutique ou diététique
prolongé.

Même jugement et même exclusion pour les furoncles qui sont dus à des causes locales, pour ceux si
souvent occasionnés par le diabète : les premiers
n'exigent pas de médication générale et les seconds
sont l'expression d'un état général qui est particulièrement justiciable des eaux alcalines, notamment de
Vichy.

Au milieu de l'obscurité qui couvre encore l'étiologie
du *vice furonculeux*, les causes générales qu'on peut
invoquer avec le plus de vraisemblance sont : parfois
une alimentation insuffisante, l'action de causes déprimantes ; dans l'ordre opposé, un régime alimentaire
trop excitant, trop animalisé, s'accompagnant surtout
d'un défaut d'exercice, les troubles digestifs primitifs
ou ceux consécutifs à un tel régime, etc. Eh bien ! ces
données étiologiques sont suffisantes pour montrer le
parti que, dans beaucoup de cas, on pourra tirer, non
pas d'une assurément, mais de plusieurs saisons à
Uriage. Nous n'avons pour le prouver qu'à faire l'application des principes précédemment énoncés. Ainsi

agissons-nous. — et nous avons souvent réussi —
sur des malades assez dociles et assez persévérants
pour nous aider, comme ils doivent le faire, à déra-
ciner cette incommode habitude de l'organisme. Le
traitement thermal (bains et boisson à dose purgative)
est utile, est nécessaire. Mais il ne suffit pas; le moral
doit être l'objet d'une attention toute spéciale. Or
rien n'est plus facile, chez nous, que de faire diver-
sion aux préoccupations qui ont créé ce fâcheux état,
si l'on veut seulement se prêter aux distractions,
s'essayer aux promenades et courses qui forment le
fond de l'existence à Uriage et dont l'heureux effet n'est
jamais infructueusement provoqué.


## *Prurigo.*


Les variétés de prurigo qui se présentent à Uriage
sont le prurigo de Hebra et le prurigo de la vulve,
du scrotum et de l'anus.

J'ai vu plusieurs cas de prurigo de Hebra avec toutes les lésions caractéristiques de cette longue et pénible affection : papules, excoriations, stries, produites par le grattage, croutelles sanguinolentes,
pustules, épaississement de la peau, etc., etc...

Que la forme soit grave (*prurigo agria*) ou bénigne
(*prurigo mitis*), les bains d'Uriage amènent toujours
une amélioration, mais à l'expresse condition de tirer

en longueur, c'est-à-dire de donner à ces malades des bains prolongés et de leur faire suivre une saison de plus d'un mois. Le traitement thermal a une action qui est surtout évidente sur les lésions secondaires de la peau, mais il faut l'avouer, je n'ai jamais observé de guérison radicale, on ne peut compter que sur une amélioration temporaire.

Quant au prurigo des parties génitales, il faut associer aux bains les lotions répétées avec l'eau minérale aussi chaude que les malades peuvent la supporter, et pour le prurigo anal avoir recours à des douches ascendantes en arrosoir à une température élevée. Si dans ces prurigos partiels la guérison n'est pas toujours possible, on obtiendra au moins par les moyens que nous préconisons un soulagement réel et souvent de plusieurs mois de durée. Chez quelques malades, la peau de ces régions a subi des altérations si profondes qu'elles ne sauraient s'effacer que très lentement et à la suite de traitements prolongés et réitérés.

Les résultats satisfaisants que nous promettons le seront d'autant plus que les malades présenteront les conditions générales sur lesquelles nous avons déjà plusieurs fois insisté.


## *Lichen.*


Nous ne nous occuperons ici que du *lichen scrofulo-*

*sorum* : c'est la seule variété que nous ayons eu l'occasion d'observer à Uriage un certain nombre de fois. L'éruption est parfois limitée au tronc, à l'abdomen ; le plus souvent elle est constituée par des groupes de petites papules à centre pilaire, sèches et pâles, ou rouges à leur périphérie, *peau anserine, lichen pilaire des strumeux*. Nos eaux, prises surtout en bains, donnent ici de très bons résultats grâce à leur qualité essentiellement tonique qui corrige le lymphatisme ou la scrofule, cause efficiente de la maladie.

Des autres variétés du lichen tel qu'on le décrivait autrefois, nous n'avons rien à dire ; il en a été question à propos de l'eczéma, aussi est-ce au paragraphe où il est traité de cette dermatose qu'il faut se reporter.

## *Pemphigus chronique.*

J'ai observé à Uriage quelques cas de pemphigus foliacé ; mais, sauf une fois, je n'ai jamais obtenu de résultats appréciables. Chez le malade auquel je fais allusion, la phase des bulles avait complètement cessé et il ne restait plus, au moment où il vint me consulter, qu'un état écailleux de la peau, semblable à ce qu'on a désigné sous le nom de dermatite exfoliatrice.

Il s'agissait d'un homme de 68 ans, ancien militaire, d'une constitution vigoureuse, mais qui s'était notablement affaiblie à la suite d'un séjour dans les marais de la Dobrutscha, durant la guerre de Crimée. Il avait beaucoup souffert à ce moment, soit du climat, soit de la fièvre, soit de privations, et il attribuait non sans raison à cette double cause l'origine de son affection de la peau. Sous l'influence remontante des bains d'Uriage, sa santé générale s'améliora rapidement et la peau reprit graduellement quoique très lentement son aspect normal. Trois longues saisons furent nécessaires pour obtenir une guérison qui ne s'est pas démentie depuis, car j'eus souvent l'occasion de revoir ce sujet qui succomba plus tard, à un âge fort avancé, à une maladie accidentelle. Le résultat heureux obtenu dans ces circonstances s'explique facilement par tout ce que nous avons dit, à maintes reprises, de l'action de nos thermes.

Si j'ai donné des développements inusités à la relation de ce cas, c'est qu'il est un frappant exemple de ce que j'appellerais le *pouvoir extra-spécifique* de nos eaux ; c'est-à-dire de la manière dont, par l'intermédiaire de l'organisme régénéré, elles peuvent guérir des éruptions qui n'étaient elles-mêmes qu'un effet de la perturbation des fonctions générales de nutrition.

Malgré ce succès, nous ne saurions conseiller avec confiance Uriage dans le pemphigus foliacé, à moins qu'il ne se présentât dans les conditions que nous venons de spécifier. Dans tous les cas, ce qu'il y a d'avantageux pour les malheureux atteints de pemphigus, c'est de les soumettre non seulement à une médication reconstituante, mais encore à une hygiène et surtout à une alimentation instituées dans le même sens. C'est pour toute cette classe de malades débilités ou affaiblis, soit originairement, soit par suite de leur affection (enfants scrofuleux, rachitiques, anémiés), que nous ne cessons de demander la création de *sanitaria* sur nos sommets alpestres, au voisinage des belles forêts de sapin qui les environnent. Qu'ils soient seulement admis à y vivre, à y respirer en plein air, à y économiser à leur plus grand profit, et l'huile de foie de morue et le sirop antiscorbutique, nos vœux seront remplis... ainsi que nos hospices vidés!

## *Urticaire.*

Bien entendu l'espèce d'urticaire que je spécifie ici comme susceptible d'être traitée avec succès, c'est la forme chronique qui, selon Bazin, peut être une manifestation de l'herpétisme ou de l'arthritis. Des troubles des voies digestives, certaines modifications physiologiques ou pathologiques dans les organes génitaux de la femme, méritent aussi d'être assignés comme causes actives à cette variété d'érythème. Uriage, dans ces cas, m'a encore donné de bons résultats, non par une action directe sur la dermatose, mais par l'influence salutaire qu'il exerce, soit en bains soit en

boisson, sur les troubles générateurs, c'est-à-dire sur
les états diathésiques et sur les désordres fonctionnels
mentionnés ci-dessus. Nous devons nous borner à ces
indications, quelque sommaires qu'elles puissent
paraître; elles suffiront à faire de mieux en mieux
comprendre ce que l'on peut attendre de nos thermes
ainsi utilisés. Le mode devra là, comme toujours, varier suivant chaque malade en particulier.

## *Lupus.*

C'est aussi, on le comprend, à la constitution du
lupeux que le traitement hydro-minéral peut s'adresser avec chances de succès; c'est donc dans ce sens
surtout que je parle de l'intervention de nos eaux.
Mais pour amener la résorption des nodosités ou la
cicatrisation des ulcères du lupus, il est absolument
nécessaire d'avoir recours à des saisons de longue durée et répétées pendant plusieurs années de suite, et
de plus d'intervenir localement par des moyens appropriés.

Voici donc, en deux mots, le plan efficace du traitement que je propose et par conséquent la part qui,
dans ce traitement, revient à la médication thermale.

Tout d'abord, une action locale énergique : scarifications linéaires, cautérisations au fer rouge ou avec le
thermo-cautère avec ou sans raclage préalable, raclage,

caustiques, etc... Il importe d'agir sans retard, surtout
dans certaines formes, si l'on veut arrêter ces affreuses
mutilations et les stigmates indélébiles qui en résultent
si fréquemment. Une fois la lésion locale guérie, en-
rayée du moins, séjour prolongé à des eaux minérales
reconstituantes, pour les malades du moins dont la
santé générale, la nutrition paraissent altérées ou
chez lesquels la lésion locale peut être justement qua-
lifiée de scrofulide.

Encore ne maintiendrions-nous pas toujours dans
la pratique cette réserve que la raison semble nous
commander d'inscrire dans la théorie. Il est difficile
de comprendre qu'une aussi évidente perversion de la
nutrition s'opère, continue pendant des années, sans
que les forces générales qui président à ce grand acte,
n'eussent pas été originairement ou n'aient pas été
ensuite déviées de leur direction normale. L'influence
soutenue d'agents reconstituants est donc, nous le
croyons, nécessaire bien souvent, même dans les cas
où l'indication établie par le procédé classique d'induction n'arrive pas à démontrer cette nécessité.


## *Ichthyose.*


Je ne terminerai pas ce chapitre déjà long sans dire
quelques mots de l'ichthyose que, avec la plupart des
dermatologistes, je ne considère pas comme une véri-

table affection de la peau, mais bien comme une simple difformité de cet organe. Cette altération, dont chaque saison j'ai occasion de voir plusieurs exemples, ne trouve guère chez nous plus de probabilités de guérison que dans les autres établissements d'eaux minérales. Gerdy a cependant relaté un cas très remarquable de disparition d'une ichthyose congénitale ; c'est un encouragement qui ne doit pas être perdu pour ses successeurs. Les bains, du reste, sont toujours utiles ; par la macération des squames épidermiques, par l'assouplissement des tissus rigides, par le rétablissement des fonctions cutanées qui résultent de leur emploi, ils réalisent une amélioration constante qui peut même se maintenir ensuite pendant assez longtemps.

En ce qui concerne les *affections cutanées parasitaires*, je ne comprends l'intervention d'une eau minérale quelconque que pour modifier, s'il y a lieu, les conditions générales de l'organisme, une fois les parasites détruits suivant les méthodes et les règles spéciales dont il n'y a pas lieu de parler ici.

## *Herpès génital récidivant.*

Dans la description que j'ai publiée, en 1868, de cette affection, j'ai longuement insisté et sur les caractères si particuliers, si typiques qu'elle présente, et sur l'heureuse influence du traitement thermal d'Uriage. Depuis cette époque, les cas nombreux que j'ai eu l'occasion d'observer n'ont fait que confirmer, qu'accentuer encore davantage, s'il est possible, les premiers résultats que j'énonçais alors.

Je renvoie donc pour l'étude complète de cette variété d'herpès, si peu grave en tant que lésion locale, mais si pénible, si désespérante par ses incessantes récidives, par ses réactions sur les innervations de tout genre, à la monographie citée ci-dessus et à l'article que mon cher collaborateur, M. le D<sup>r</sup> Diday, lui a consacré (in *Thérapeutique des maladies vénériennes et des maladies cutanées*, par MM. P. Diday et A. Doyon, 1876), ainsi qu'aux recherches approfondies, quoique discutables à un certain point de vue, de M. Mauriac, sur l'*herpès névralgique*.

Rappelons maintenant que ce mal à la fois si redouté et si bénin qui, chaque fois, s'éteint spontanément comme la fluxion la plus simple, montre, dans ses récidives, l'opiniâtreté des diathèses les plus invétérées.

Je laisse de côté le traitement local, il est des plus simples, on le trouvera du reste très clairement indiqué et précisé dans l'ouvrage ci-dessus.

Le traitement général a une grande importance ; c'est là la chose essentielle. En effet, il ne suffit pas de répéter aux porteurs d'herpès que leur affection n'a

aucune gravité, n'implique l'existence d'aucun virus,
n'est nullement contagieuse, qu'elle n'est qu'incommode, et incommode que pour quelques jours sur un
espace de deux ou trois mois. Quelque chiméri-
ques que soient leurs craintes, ils n'en auront pas
moins l'esprit frappé d'une appréhension invincible
Aussi doit-on s'efforcer d'obtenir la guérison radicale.
On ne peut y arriver que par un traitement général
s'adressant à la *cause fondamentale* de l'affection, c'est-
à-dire à l'herpétisme. Examinez à fond ces malades :
il est rare qu'ils ne vous présentent pas ou qu'ils n'aient
pas eu, à un moment donné, des démangeaisons, des
éruptions révélant nettement l'origine de cette affection.

Ainsi que je l'ai démontré par de nombreux faits
rapportés dans la monographie citée plus haut, nos
eaux s'approprient de la manière la plus efficace à la
cure de l'herpès génital récidivant. Uriage *guérit*; et
chaque année m'apporte de nouveaux éléments pour
constater la réalité de cette assertion. Ce n'est pas
dans *une certaine proportion* que les succès ici se comp-
tent. Ils sont *la règle*. Encore l'exception ne devrait-
elle s'entendre que des cas où l'agent thermal n'aurait
réalisé qu'une amélioration.

Comment opèrent nos eaux dans ces circonstances :
d'abord prises en boisson à dose purgative, elles
déterminent sur le tube digestif une révulsion salutaire que l'on peut renouveler deux ou trois fois par
semaine. Mais dans l'intervalle de ces purgations il y

a lieu de les prescrire à dose fractionnée pour modifier l'organisme dans le sens de la reconstitution. Enfin, et c'est là la base du traitement, les bains pris à une température convenable apportent l'élément essentiel, l'élément spécial de curation, celui qui, à la neutralisation de la cause constitutionnelle, ajoute la neutralisation non moins spéciale de la région tégumentaire qui est le siège des jetées diathésiques. On comprend toute l'importance des bains minéraux sous ce dernier rapport, en songeant à l'impuissance presque absolue des autres topiques ; et l'on comprend dès lors l'utilité pour les malades de tenir la surface herpétisable en contact *immédiat* avec l'eau pendant toute la durée du bain.

Enfin, une condition essentielle pour le succès, c'est de faire des traitements prolongés. C'est une règle indispensable, comme je l'ai déjà dit, pour toutes les affections chroniques de la peau. On ne parvient à transformer les dispositions de l'organisme qui, dans ce cas, sont à la fois héréditaires et acquises, qu'en continuant la médication pendant un temps convenable.

La maladie que nous avons ici à combattre est particulièrement rebelle ; c'est même sa tendance constante à la récidive, qui, puisqu'elle lui a valu son nom, constitue un des côtés les plus pénibles et les plus fâcheux de cette affection. Et si Uriage nous a donné des résultats si éminemment satisfaisants, nous le devons, pour une bonne part, à l'administration long-temps continuée des eaux.

Comment, en effet, serait-il possible de rompre une habitude vicieuse, de réprimer un mouvement fluxion-naire que tant de motifs sollicitent à se diriger sur un point, si nous ne créons pas une dérivation durable, et surtout si nous ne modifions pas profondément l'état général sous l'empire duquel se renouvellent les poussées d'herpès ?

Disons-le donc ouvertement, sans ambage : deux saisons pour le moins sont nécessaires. Ce malade, d'ailleurs, n'est pas difficile à persuader. Pour obtenir son assentiment, pour le décider à revenir, nous pou-vons compter sur un auxiliaire dont l'éloquence vaut toutes nos exhortations, sur l'heureux effet, sur l'amé-lioration incontestable qu'une première saison a tou-jours apportée dans la marche jusque-là irrésistible du mal.

# LYMPHATISME ET SCROFULOSE

De toutes les affections générales, une de celles que l'on est appelé à traiter le plus fréquemment aux eaux minérales est, sans contredit, la scrofule. Ceci tient, sans doute, à deux causes principales. La première est que la diathèse en question se présente sous des formes aussi nombreuses que variées ; qu'elle atteint toutes les classes, tous les rangs de la société ; qu'elle est manifestement héréditaire, enfin qu'elle complique beaucoup d'autres maladies auxquelles elle apporte, en même temps qu'un masque susceptible d'en imposer même aux cliniciens le plus sur leurs gardes, un élément dangereux de chronicité et de ténacité. — Notons, en second lieu, que cette affection constitutionnelle est modifiée de la manière la plus heureuse, tant dans sa nature intime que dans ses manifestations locales, par l'action de certaines eaux minérales.

Or, la spécialisation thérapeutique des eaux, par rapport à cette diathèse, a été depuis longtemps établie d'une façon aussi péremptoire que pratiquement efficace. Si quelques variétés d'un même groupe d'eaux minérales s'adressent plus particulièrement à telles ou telles lésions, il n'en est pas moins vrai qu'une classe bien déterminée d'eaux peut répondre à toutes les indications de la scrofule. Mais avant d'en arriver à cette application, qui découlera nécessairement de la description que nous allons faire des états morbides afférents à la scrofule, il est indispensable de caractériser, aussi sommairement que possible, la diathèse scrofuleuse et les altérations qui en sont la conséquence. On appréciera mieux dès lors et les services que l'on peut attendre des eaux minérales, et ceux dont on est à même de constater, chaque jour, la réalisation auprès des thermes desquels je parle.

Peut-être aurions-nous dû donner ici place aux diverses théories émises sur la scrofule? Mais le cadre, exclusivement pratique de ce livre, nous interdit d'entrer dans tous les développements que pourrait comporter un tel sujet; du reste, ces différentes définitions ne sont que la reproduction, plus ou moins vague et arbitraire, des idées médicales régnantes à l'époque de la publication de chacune d'elles.

La scrofule, a-t-on dit, n'éclôt pas formée de toutes pièces : elle se prépare dans l'organisme, dans certains organismes et non dans d'autres, et sous l'influence de certaines circonstances. — Cela est vrai, et nous comprenons très bien qu'il est indispensable de rechercher quelles sont les conditions soit organogéniques, soit extérieures, les plus favorables à son développement; mais il est évident aussi que le plus souvent elle se produit par voie d'hérédité.

Un trait qui caractérise la scrofule, c'est que, affection lente et insidieuse par excellence, il est presque toujours impossible de distinguer le moment où elle n'existe pas de celui où elle commence à se manifester. Il y a même une période, un *moment* si l'on peut ainsi dire, où la disposition morbide, innée ou acquise, peut, suivant les conditions extérieures, être réfrénée ou, au contraire, aller en s'accentuant davantage. C'est là le point culminant; c'est cet état qu'on désignait autrefois par les mots *être en puissance* de maladie, et que l'hygiène et des soins appropriés peuvent modifier parfois avec tant de succès ; état d'autant plus intéressant à bien saisir que la médecine thermale, opportunément invoquée et sérieusement mise en œuvre, y trouve une de ses plus précieuses indications, un des plus incontestables témoignages de sa puissance.

Les manifestations de la scrofule sont extrêmement variées et nombreuses : il n'est pas de systèmes ou d'organes sur lesquels elles ne puissent apparaître. Vouloir en faire l'histoire complète ou analyser la part qu'elle prend au plus grand nombre des maladies nous obligerait donc à passer en revue presque toute la pathologie médicale et chirurgicale.

Bornons-nous par conséquent à indiquer ici sommairement les états morbides symptomatiques de la scrofule, ou ceux de ses phénomènes que l'on peut à bon droit considérer comme des manifestations directes, essentielles.

L'étiologie de la scrofule est un des points essen-

tiels de son histoire : on doit le signaler à la plus sérieuse attention des médecins et des administra-
teurs, comme d'ailleurs toutes les maladies constitutionnelles. — Les conditions au milieu desquelles
elle peut se développer sont aussi nombreuses que
variées; mais nous pensons que le plus souvent elle
a son point de départ dans l'organisme des parents. Quelques auteurs ont nié la transformation des
maladies par l'hérédité, et notamment la possibilité
pour un syphilitique d'engendrer un scrofuleux. C'est
là, à notre avis, une erreur qu'il importe de combattre. Il est, à la vérité, impossible de démontrer
directement que la scrofule de la seconde génération
est le résultat de la syphilis de la première; car, en
fait, tous les syphilitiques n'ont pas inévitablement
des enfants scrofuleux. Mais cependant dans tous les
cas, et ils sont nombreux, où l'on ne peut découvrir
aucunes influences hygiéniques ou organiques, susceptibles d'expliquer la présence de la scrofule chez les
enfants, ne sera-t-on pas autorisé à en attribuer le développement à une syphilis que l'on constate existant
ou ayant existé chez les générateurs ? Ces faits sont fréquents, et M. Ricord avait depuis longtemps, dès la
publication de son premier ouvrage (Ricord, *Traité
pratique des maladies vénériennes*, Paris, 1838, p. 160),
énoncé que « les accidents tertiaires sont peut-être une
cause fréquente, par la génération, de la production
des scrofules, qui souvent ne sont que la syphilis dé-

générée. » Cette possibilité, vers l'admission de laquelle inclinait déjà notre illustre maître nous paraît chaque jour mieux établie. D'ailleurs, n'exerçât-elle ici aucune influence spécifique ou quasi-spécifique, la syphilis contribuerait néanmoins indubitablement à produire la scrofule chez les descendants par un autre mécanisme, c'est-à-dire en plaçant ceux-ci dans ces conditions générales d'affaiblissement que déterminent toutes les maladies qui entraînent une altération grave de la nutrition, le cancer, le rachitisme, la tuberculose. Cela ne signifie pas que la syphilis en passant d'une génération à une autre se transforme en scrofule, mais bien qu'elle déprime l'organisme de telle sorte que la scrofule puisse être, et soit, en quelque sorte, l'expression de cette influence funeste représentée par la syphilis des parents. Syphilis et scrofule sont positivement congénères ; car voyez — plus d'un triste exemple nous a éclairé à ce sujet — voyez ce qui se passe lorsqu'un jeune homme lymphatique, sujet, tous les hivers, à des bronchites prolongées, mais se maintenant néanmoins dans un état de bonne santé apparente, lorsque dans de telles conditions, dis-je, il vient à être atteint de syphilis. Pour peu que celle-ci soit intense, que surtout elle ait produit la chloro-anémie du début, l'individu dès lors paraît frappé, comme une plante atteinte par le ver dans sa racine. En vain l'hygiène multiplie-t-elle ses ressources, en vain parvient-elle à couper court aux débilitantes épreuves de la vie de jeune homme. Rien n'y fait : le sang ne se répare pas, les chairs deviennent flasques, le teint pâlit; les forces manquent; des ganglions engorgés, la pléiade inguinale indurée elle-même est frappée de suppuration (fait inouï dans l'histoire de la syphilis), et en dépit de tous les soins, du changement de climat lui-même, le sujet, exempt ou non pour le moment de lésions syphilitiques, mais épuisé par la répétition des hémoptysies, succombe à une véritable tuberculisation pulmonaire.

M. Diday qui nous a donné cette appréciation basée notamment sur deux faits dont il a été témoin en 1869, termine sa communication par ces deux réflexions : « Et pourtant par elle-même la syphilis ne tue pas? Et pourtant chacun de ces deux jeunes gens avait une famille, des frères, des sœurs, tous sujets entachés aussi de scrofule, lesquels sont considérés comme étant de santé délicate, mais qui, n'ayant pas eu la syphilis, continuent à se bien porter en apparence. » N'est-ce pas aussi à cette influence déprimante que l'on doit attribuer la scrofule d'enfants nés de parents trop âgés ou même trop jeunes?

Les mariages consanguins que l'on a accusés de tant de méfaits ne jouent-ils pas également un rôle dans la genèse de la scrofule? Quant à l'influence de l'allaitement par des nourrices scrofuleuses, influence admise par quelques auteurs, il est bien difficile d'apprécier au juste quelle est sa part d'action dans cette maladie.

Ce qui vient d'être dit sur l'influence scrofuligène de la syphilis peut cependant faire comprendre par quel mécanisme l'allaitement accompli dans ces conditions est susceptible de transmettre au nourrisson des éléments de débilitation qui, tombant dans un terrain prédisposé, créeront la dyscrasie strumeuse.

Mais il y a encore lieu de tenir compte de l'alimentation insuffisante chez les enfants du premier âge, celle qui résulte d'un sevrage prématuré ou par contre d'un sevrage trop tardif. Dans ces cas encore la pâleur, l'amaigrissement, la flaccidité des chairs et enfin l'apparition des jetées de la scrofule ne reconnaissant pas d'autre point de départ.

Mais si l'hérédité est la cause la plus fréquente et la plus effective de la scrofule, nous ne saurions cependant accepter l'opinion de Lugol, d'après lequel *il n'y en aurait pas d'autres !*

Nous croyons tout au contraire, quant à nous, que de nombreuses influences peuvent non seulement en favoriser la production, mais encore la former de toutes pièces, savoir, toutes celles qui favorisent la dégradation de l'organisme : la misère, une nourriture insuffisante, malsaine, l'habitation de logements insalubres, l'humidité, l'encombrement, la réclusion, etc. Veux-je dire par là que chacune de ces circonstances est une cause spéciale de scrofule, a le pouvoir, à elle seule, d'y donner naissance ? Evidemment non : seulement elle tend à débiliter l'organisme, à déprimer la constitution dans le sens de la genèse des scrofules.

Parmi ces générateurs de la scrofule, si nombreux et si actifs dans la première jeunesse, il en est qui, dans ces derniers temps, ont été mis en pleine lumière et d'une façon saisissante par notre éminent confrère et ami M. le professeur Bouchard. Si l'on cherche, dit-il, à analyser un des faits les plus communs que l'on ait l'occasion d'observer autour de soi, voici ce que l'on trouve :

« Un jeune homme de quatorze à quinze ans, un collégien, par exemple, en pleine période de croissance active, vit avec ses camarades, soumis aux mêmes travaux, aux mêmes exercices, au même régime alimentaire, aux mêmes conditions hygiéniques, et, tandis que ses condisciples conservent une santé excellente ou passable, il dépérit, s'amaigrit, pâlit, s'affaiblit ; il devient nonchalant, apathique ; il n'a plus goût ni au travail, ni à la distraction ; le moindre exercice l'essouffle. Le médecin scrute les divers organes et déclare que l'enfant n'est pas malade, mais que *sa constitution change*, mot profond, qui n'est peut-être pas toujours compris par celui qui le prononce, mais qui est la formule de l'exacte vérité. Puis il laisse une prescription ; il ordonne le fer, le quinquina et les biftecks. Le fer et le quinquina sont religieusement administrés ; le supplément de viande est scrupuleusement infligé au malade, malgré ses répugnances ; on n'obtient rien de bon. Mais que le médecin prenne la peine d'analyser cet état morbide, il reconnaîtra qu'une modification rapide est survenue dans tout l'organisme de l'enfant, qu'il a été soumis à une croissance rapide, sans que les modificateurs hygiéniques aient été adaptés à ses nouveaux besoins. La substance de son corps augmentait rapidement, et il n'avait pour suffire à cet accroissement que l'alimentation réglementaire strictement calculée d'après les exigences moyennes des enfants de son âge. Encore n'acceptait-il les aliments qu'avec indifférence ou même avec dégoût; il n'ingérait pas tout ce qui lui était offert et n'élaborait pas bien tout ce qu'il ingérait. L'inappétence et les troubles digestifs étaient provoqués ou entretenus, ou aggravés par l'inaction, par l'ennui, par la vie confinée, par l'absence de cette stimulation organique que donnent la satisfaction morale et l'exercice au grand air et en pleine liberté. Il y a donc eu, pour ces causes diverses, insuffisance de l'apport au moment même où l'organisme réclamait une plus grande quantité de matériaux pour la constitution des éléments de nouvelle formation. Cette matière, qu'ils ne puisaient pas dans les aliments, les tissus en croissance étaient obligés de la soustraire aux tissus déjà formés; et de cette croissance, effectuée dans des conditions vicieuses, résultent des tissus nouveaux imparfaits au point de vue de leur constitution chimique, en même temps qu'une détérioration chimique des tissus anciens spoliés indûment par les

organismes nouveaux. Ainsi renseigné, le médecin
pourra instituer une thérapeutique rationnelle. Il prescrira le lait, qui sera généralement pris sans répugnance, qui sera élaboré facilement, qui par la graisse
et par le sucre suffit amplement aux besoins respiratoires d'un organisme soumis pour quelque temps
encore au repos physique, qui renferme la substance
protéique sous une forme que les agents de la digestion rendent facilement assimilable, qui contient enfin
les matières minérales dans la proportion exacte des
besoins de l'organisme.

« Le médecin ne conseillera ni les bouillons, ni les
gelées, ni les jus de viande ; ces aliments ne fourni-
raient qu'en quantité insuffisante les hydrates de carbone nécessaires pour la génération de la force, et
les substances protéiques assimilables..... Au lait il
faudra ajouter les œufs et surtout le jaune d'œuf, où
se trouve condensés à l'état de lécithine les matériaux
organiques indispensables pour la constitution des
cellules de nouvelle formation, et l'acide phosphorique
qui se trouve dans le vitellus à l'état d'acide phospho-
glycérique, c'est-à-dire sous la forme directement
assimilable. Le médecin ajoutera enfin à ces éléments
essentiels du régime le pain qui donnera par surcroît
ce qui fait le plus défaut dans l'organisme appauvri, la
chaux et les phosphates. Et, dans le même ordre
d'idées, afin de pouvoir varier le régime sans modifier
son caractère prédominant, il conseillera les légumi-

neuses, les haricots, les pois, les lentilles, sans interdire d'ailleurs la viande ni les fruits, qui pourront être
pris en quantité modérée, et, tout en donnant la
viande, il conseillera de ne pas négliger le poisson.

« En même temps qu'il prescrit ce régime ainsi mo-
difié et qu'il supprime un régime plus riche en apparence, le médecin conseillera le repos physique comme
le repos intellectuel ; il n'exigera pas le fonctionnement de cet organisme épuisé, pour lequel tout exercice deviendrait immédiatement une fatigue au lieu
de provoquer une stimulation utile. Mais il conseillera
le changement d'air et la vie au grand air; l'enfant
sera rendu à sa famille et devra passer quelque temps
à la campagne...

« Si, pour lutter contre l'apathie des malades, on
exige d'eux les longues promenades, les exercices
violents, la gymnastique, l'escrime, l'équitation, la
chasse, vous verrez souvent l'enfant se dérober et profiter d'un moment où la surveillance est en défaut pour
rentrer à la maison et s'étendre sur son lit. Ou bien,
si ces prescriptions fâcheuses sont exécutées avec plus
de rigidité, la faiblesse et l'essoufflement arrivent à
tel point qu'il faut bien à toute force concéder le repos.

« Dans ces conditions de détérioration, l'enfant devient plus vulnérable ; les moindres causes provoquent
chez lui des maladies, maladies aiguës, auxquelles
succèdent souvent des maladies chroniques ; c'est la
bronchite, prélude de la phthisie ; ce sont les angines,

auxquelles succèdent les engorgements ganglionnaires qui s'indurent ou qui suppurent ; c'est dans ces conditions encore que les simples contusions sont suivies d'arthrites fongueuses ou de périostites suppurées.

« Ainsi l'altération de la constitution, ou, pour être plus précis, l'altération dans la constitution chimique des éléments anatomiques anciens et nouveaux, crée d'une part l'opportunité morbide qui amène le développement des maladies aiguës et produit, d'autre part, une tendance fâcheuse à la chronicité de ces maladies aiguës et à l'apparition des maladies secondaires. » (Bouchard, *Maladies par ralentissement de la nutrition* pag. 36 et suiv., Paris, 1882.)

Cette vue profonde qui, perçant les obscurités du passé, éclaire la route de l'avenir, a encore l'avantage de susciter des faits confirmatifs, sanction précieuse qui ne lui manquera d'aucun côté. Pour ma part, chaque année à Uriage j'ai l'occasion de voir de nombreux exemples et des troubles organiques de l'adolescence, décrits par M. Bouchard, et de l'impuissance de la banale thérapeutique qui, jusqu'à présent, avait été le dernier mot de notre médecine traditionnelle. Si le praticien n'intervient pas énergiquement dans ces cas, d'une part en faisant cesser les études, et de l'autre en modifiant le régime et l'hygiène, on verra infailliblement, quelques années après l'alanguissement primitif des fonctions essentielles, surgir quelques manifestations spéciales de la scrofule.

Le système osseux sollicité par l'excès de nutrition dont il a besoin pour sa croissance est, dans de telles conditions, prédestiné aux altérations scrofuleuses. Heureux si tout se borne à des lésions passagères dont une meilleure hygiène, le temps, le repos sagement réparti peuvent avoir raison ; si l'on ne voit pas s'établir ces altérations fongueuses ou suppuratives qui deviennent elles-mêmes de nouvelles causes du progrès de la dyscrasie scrofuleuse en raison de l'affaiblissement dû à la pyogénèse ainsi qu'au repos, à l'absence d'exercice, nécessité pour la cure de toute affection osseuse.

En dehors des causes étiologiques principales de la scrofule que nous venons d'énumérer, il est certaines conditions auxquelles est dévolu le triste pouvoir de faire naître ses manifestations. La première est l'*âge*. C'est de deux à cinq ans que l'on observe le plus fréquemment les affections scrofuleuses. A partir de cette époque, le nombre va en diminuant.

Il n'y a rien de régulier dans l'évolution des manifestations scrofuleuses par rapport à l'âge ; bien que d'une manière générale on puisse dire que dans l'enfance ce sont surtout la peau, les yeux et les membranes muqueuses qui sont affectés, plus tard les ganglions lymphatiques ; enfin dans l'âge adulte paraissent les altérations osseuses ou articulaires.

Tous les tempéraments peuvent coexister avec la scrofule ; cependant on ne saurait nier l'influence fâ-

cheuse du tempérament lymphatique. Mais la scrofule n'est-elle que l'exagération de ce tempérament
comme on le prétendait et comme on l'entend dire
encore si souvent aujourd'hui? Entre le tempérament lymphatique et la scrofule se place évidemment
le *lymphatisme*, état auquel nous avons déjà fait allusion en commençant cette étude et sur lequel nous
aurons plus d'une fois à revenir.

Avant de jeter un rapide coup d'œil sur les conséquences les plus importantes de la scrofule, arrêtons-
nous quelques instants sur un sujet non moins digne
d'intérêt, quoique plus obscur, sur cette situation de
l'organisme, qu'on eût désignée autrefois en disant
que le sujet *est en puissance* de scrofule; état que l'on
peut considérer comme prédisposant à quelque lésion
mixte, à forme mal définie, où la strume joue un
rôle latent, mais capital. Du croquis que nous allons
essayer de tracer, les traits n'auront quelque valeur qu'autant qu'ils seront vus et appréciés dans
leur ensemble, car, pris isolément, on ne saurait
leur attribuer aucune signification pathogénique distincte.

Il est inutile de rappeler que, parmi les scrofuleux,
on en rencontre souvent dont les cheveux sont noirs,
contrairement à l'adage admis jadis que des cheveux
blonds seuls pouvaient couronner — et signaler — une
tête scrofuleuse. La face est pâle, bouffie, d'autres fois
fortement colorée, mais d'une manière inégale, par

plaques disséminées dont les teintes foncées s'accentuent rapidement sous l'action d'influences atmosphériques diverses ; les lèvres sont volumineuses, épaisses, fendillées, surtout la lèvre supérieure ; le nez est gros, tuméfié, comme écrasé : il en résulte même une certaine étroitesse de l'orifice des fosses nasales qui, jointe à l'épaisseur des lèvres, fait qu'en général ces sujets ont la bouche constamment entr'ouverte ; les sclérotiques offrent une teinte blanc bleuâtre particulière ; les yeux présentent un aspect connu sous le nom de *tendre*, le regard est terne ; les dents ont le ton et presque la friabilité de la porcelaine ; le système pileux est en général peu développé.

De tels sujets sont ordinairement gros, ont le ventre volumineux, les chairs flasques, les extrémités osseuses saillantes. Il existe, comme l'a très bien indiqué M. Hardy, un défaut d'harmonie, dans l'habitude extérieure, entre les diverses parties du corps : ainsi, dit-il, « la tête est trop grosse ou trop petite ; les membres sont trop longs ou trop courts, la taille est très élevée ou très petite ; les nains et les géants sont habituellement scrofuleux. A l'âge adulte, les individus scrofuleux paraissent souvent plus jeunes qu'ils ne le sont, tandis que, pendant leur enfance, ils paraissent plus âgés, ressemblant alors à de petits vieillards. » Mais, en dehors de ces traits caractéristiques de l'état vraiment scrofuleux, combien de nuances que l'examen du médecin pourra saisir et qui échapperont si souvent à l'œil, quoique si vigilant

des parents, même à celui des mères ! Combien ne ren-
contre-t-on pas de ces enfants frais et colorés, à l'*air
appétissant*, comme on dit, dont le visage rebondi,
dont les joues rosées appellent le baiser, chez lesquels
il serait à coup sûr impossible de découvrir la plus
légère trace de scrofule. Mais combien aussi n'en
voit-on pas dans cette phalange soi-disant d'élite qui,
sous la cause occasionnelle la plus insignifiante en
apparence, sont frappés d'éruptions, d'engorgements
ganglionnaires, de flux persistants des muqueuses, etc.
Eh bien, c'est justement contre ces états indéterminés
qui ne sont pas la scrofule et que l'on désigne souvent
aujourd'hui sous le nom de *lymphatisme*, qu'il est
urgent de recourir à une hygiène, à des modificateurs
énergiques de l'organisme, car cette médication pré-
ventive aujourd'hui est le plus souvent appelée à neutraliser de graves désordres dans l'avenir. *Lymphatisme*
ou en *puissance de scrofule*, comme on disait jadis, ne
représentent-ils pas à divers degrés une seule et même
prédisposition, que l'on doit avec raison considérer
comme un état intermédiaire à la scrofule et au tempérament lymphatique, état à la fois de transition et
d'imminence, trait d'union entre la santé en péril et la
maladie en action, qu'il importe si hautement de connaître et plus encore de faire cesser, si l'on ne veut pas
courir ultérieurement le risque d'éventualités plus ou
moins sérieuses et contre lesquelles il sera alors bien
difficile de réagir.

Les enfants nés de parents entachés de diathèses tuberculeuse, syphilitique, etc., ne représentent-ils pas justement, dans leurs premières années, cette altération organique profonde, dont les effets pourraient bien n'éclater jamais en conséquences accusant franchement la diathèse originelle, mais qui dans la plupart des cas les rendront, surtout durant le cours des premières années, si aptes à voir retentir sur leur économie des influences morbigènes de différente nature? N'est-ce pas précisément, n'est-ce pas surtout alors qu'une intervention hygiénique ou médicale pourra agir efficacement contre les manifestations ultérieures possibles de la scrofule? En un mot, s'il est vrai que les lésions scrofuleuses surgissent de préférence au sein des constitutions et des tempéraments où prédomine le lymphatisme, n'est-ce pas là une raison suffisante en faveur de la thèse que nous soutenons, c'est-à-dire de l'utilité d'une médication reconstituante et réparatrice dans ces cas bien déterminés?

On observe très fréquemment chez les enfants lymphatiques, anémiés, *délicats*, une disposition marquée aux bronchites, aux catarrhes laryngo-bronchiques, aux rhumes. La cause en est surtout dans le fonctionnement défectueux de la peau; ces enfants transpirent facilement au moindre exercice musculaire, et, dans ces conditions ils sont très exposés aux refroidissements et par suite aux accidents thoraciques que nous signalons.

Dans ces cas, Uriage réussit très bien en régularisant les fonctions de la peau, et en relevant les forces de l'organisme tout entier. Les bains, mais surtout les douches écossaises donnent d'excellents résultats, l'application alternante du chaud et du froid, le massage, sont en effet les meilleurs moyens que l'on puisse employer pour atténuer la susceptibilité du tégument externe. Chaque année je constate chez un grand nombre de ces enfants, d'après le compte-rendu de la manière dont ils ont passé l'hiver après la saison thermale, les résultats les plus satisfaisants de l'influence médicatrice ainsi réalisée.

Uriage réussit très bien contre une lésion de peu de gravité, mais par contre, aussi gênante que tenace. C'est *l'exfoliation épidermique des lèvres* qui affecte tout particulièrement les jeunes sujets, lymphatiques ou strumeux. Cet état est caractérisé par la sécheresse de la muqueuse qui se fendille, se soulève et se détache ensuite sous forme de lamelles plus ou moins considérables. Cette lésion est encore entretenue par la fâcheuse habitude qu'ont ces malades de se toucher sans cesse les lèvres avec la langue ou de les *mordiller* avec les dents.

Les bains et les douches pulvérisées d'eau d'Uriage ont une action très favorable sur cette maladie, d'une part en corrigeant le lymphatisme, et de l'autre en modifiant localement l'état de la muqueuse labiale.

## *Affections de l'appareil oculaire.*

*Blépharite ciliaire.* — En première ligne nous placerons la blépharite ciliaire (blépharite scrofuleuse).

Au début, on n'observe le plus souvent que de petites écailles jaune pâle adhérentes à la base de quelques cils de l'une ou de l'autre paupière. La peau et la muqueuse adjacentes sont légèrement rouges et gonflées. Si l'on enlève ces minces et insignifiantes croutelles, on trouve au-dessous des excoriations superficielles, et en même temps des follicules sébacés hypertrophiés ; en outre un léger état catarrhal accompagne l'affection principale.

Tout le bord libre des paupières paraît rouge et enflammé. Parfois il existe de petites pustules entre les cils ou à la base de ces poils.

L'inflammation progresse souvent vers le globe oculaire qui apparaît alors comme encadré par un liséré rougeâtre recouvert de croûtes plus ou moins épaisses. Tout le monde connaît cet état toujours pénible qu'offre la blépharite ciliaire portée à un pareil degré, notamment chez les sujets lymphatiques, scrofuleux, ou qui vivent dans de mauvaises conditions hygiéniques. La blépharite ciliaire s'accompagne d'ordinaire de picotements et de démangeaisons très pénibles.

Cette affection frappe de préférence les sujets lymphatiques, les blonds à peau fine et délicate. Elle est fréquente aussi chez les enfants faibles et anémiés, prédisposés aux affections cutanées, notamment à l'acné et à l'eczéma.

Le traitement d'Uriage m'a donné dans ces cas d'excellents résultats, tout d'abord en modifiant l'état général défectueux qui est la cause première de la maladie et qui contribue à l'entretenir. Les bains, les douches écossaises, en relevant les forces du malade, en le tonifiant, exercent la plus heureuse influence. L'eau à l'intérieur trouvera aussi d'utiles applications soit par son pouvoir de régulariser les phénomènes d'assimilation, soit en exerçant une dérivation intestinale douce et lente.

Quant à l'état local, je ne saurais trop insister sur les résultats favorables dus aux douches d'eau pulvérisée, dans les périodes initiales de la maladie. Employées tièdes et pendant un temps suffisant, elles constituent un des meilleurs moyens pour faire tomber les croutelles qui unissent la base des cils et deviennent une cause active d'irritation pour le bord libre des paupières. Dès les premières séances de pulvérisation, nos malades n'éprouvent plus ou n'éprouvent qu'à un bien moindre degré les démangeaisons si pénibles auparavant. Les paupières se détergent, l'épaisseur des croûtes diminue et les excoriations sous-jacentes se cicatrisent. J'ai soin en même temps, pour maintenir cette action, de faire lotionner matin et soir les paupières avec de l'eau d'Uriage tiède. Si l'inflammation est trop vive, je coupe au besoin l'eau minérale avec une infusion de guimauve.

Cette médication ne saurait suffire dans les cas où il existe des lésions profondes et anciennes du bord libre des paupières. Les moyens ci-dessus indiqués amèneront certainement de l'amélioration, mais la guérison ne pourra être obtenue que par une intervention chirurgicale active.

*Conjonctivite pustuleuse.* — Mais à côté de la blépharite ciliaire il est une autre affection oculaire qui est, elle aussi, elle surtout, à un haut degré justiciable de nos eaux, c'est la conjonctivite pustuleuse (conjonctivite scrofuleuse, conjonctivite phlycténulaire, herpès conjonctival). Elle est fréquente chez les enfants lymphatiques, scrofuleux, chez les jeunes gens affaiblis, d'autant plus profondément qu'ils le sont par le procédé normal, c'est-à-dire par suite d'une croissance trop rapide.

Ce mal est presque toujours caractérisé, dans sa forme la plus simple, par une inflammation légère de la muqueuse bulbaire. Elle se présente sous l'aspect de petites vésicules ou phlycténules de la grosseur d'une tête d'épingle. L'éruption de la vésicule est accompagnée de l'injection de quelques vaisseaux de la conjonctive qui forment une espèce d'aigrette vasculaire dont le sommet est occupé par la phlycténule.

Parfois la vésicule se transforme en pustule et il se produit une petite ulcération sur la conjonctive.

Ces vésicules ont souvent leur siège sur la limite qui sépare la cornée de la conjonctive. Lorsqu'elles se trouvent sur la conjonctive, le petit malade en est peu incommodé. Il n'en est plus ainsi lorsqu'elles siègent par moitié sur la conjonctive et sur la cornée : l'éruption vésiculeuse s'accompagne alors d'une photophobie plus ou moins intense.

Dans ces cas, il est évident non seulement qu'Uriage ne saurait convenir comme traitement local, mais encore qu'il n'y a pas lieu de conduire ces malades aux eaux pendant la période aiguë ou subaiguë des accidents oculaires. Mais si une médication locale appropriée peut seule triompher de ces lésions, elle ne possède évidemment aucun pouvoir pour empêcher leur retour qui est si fréquent chez les sujets prédisposés. La persistance de ces inflammations renaissantes est des plus pénibles, et constitue souvent pour les enfants un obstacle sérieux, parfois un empêchement complet à leurs études. A ce titre seul, on ne doit pas hésiter à le combattre par tous les moyens possibles. Il y a là une disposition constitutionnelle à modifier, et un traitement général peut seul atteindre ce résultat. Or, comme ce sont presque toujours des lymphatiques ou des scrofuleux, des arthritiques ou des sujets affectés de maladies cutanées ou à tégument tendre et irritable qui sont atteints, Uriage répond à toutes ces indications.

Les bains, les douches, l'eau en boisson, l'air vif et pur, l'exercice sollicité par le charme des promenades alpestres, en restaurant la constitution, présentent le meilleur moyen, le moyen assuré de prévenir le retour de ces accidents.

En deux mots et très formellement, ce n'est qu'une des médications à la fois locale et générale, tonique et résolutive, dont Uriage est le type qui pourra consolider la guérison et conjurer les récidives longtemps imminentes de la conjonctivite phlycténulaire.

*Kératite vasculaire superficielle.* — Ce que j'ai dit de la conjonctivite pustuleuse s'applique aussi à la kératite vasculaire superficielle qui n'est souvent qu'une suite de la première affection. Elle peut aussi débuter sur la cornée par une opacification plus ou moins circonscrite.

Comme l'inflammation de la conjonctive. celle-ci est caractérisée par une grande tendance à se reproduire. Dans ces cas Uriage donnera aussi d'excellents résultats en corrigeant l'état général lymphatique ou scrofuleux qui entretient la maladie. Les poussées kérato-conjonctivales ne disparaissent même complètement — et c'est là l'authentique garantie de l'efficacité de notre médication — que lorsque la constitution est entièrement réformée.

Je n'ai pas ici à m'occuper du traitement local.

Quant aux taches de la cornée qui succèdent à la kératite elles pourront, si elles sont superficielles, être

favorablement influencées par la pulvérisation. L'eau
saline et sulfureuse agit là mécaniquement en donnant
plus de vitalité à la circulation dans ces tissus et en
augmentant ainsi l'action des vaisseaux résorbants.
Mais je n'ai obtenu de bons résultats que lorsque les
taches cornéennes étaient superficielles et surtout
récentes.

*Conjonctivite granuleuse chronique.* — Dans la conjonctivite granuleuse chronique, les petites granulations ont leur siège principal sur la conjonctive palpé-
brale. Au début, elles sont peu prononcées, puis après
un certain temps elles prennent la forme de grains de
tapioca cuit (de Wecker).

Lorsque cette affection atteint des sujets lymphatiques ou anémiés, il est d'observation que si l'on parvient à améliorer ces états maladifs généraux on
exercera une heureuse influence sur la marche de
la lésion locale. C'est à ce titre que nous recomman-
dons avec confiance la médication par nos eaux qui
agissent si puissamment sur ces troubles diathésiques,
constitutionnels qu'on voit servir en quelque sorte de
substratum aux granulations palpébrales et à leur
persistance.

*Congestions oculaires.* — J'ai eu plusieurs fois l'occasion de voir des congestions simples de la choroïde
survenues à la suite de la suppression d'hémorrhoïdes

fluentes ou de quelque autre influence analogue, et qui ont été notablement amendées par un traitement dérivatif énergique et par des douches d'eau pulvérisée.

Il importe que la pulvérisation soit aussi prolongée que possible. Chez un de mes confrères qui, à la suite de congestion aiguë de l'œil, avait eu une hémorrhagie oculaire suivie de la formation d'un petit caillot dans le corps vitré, des douches d'eau pulvérisée à la température ordinaire, d'une heure de durée, amenèrent une amélioration notable ; résultat facile à comprendre, en raison de la désanguinification locale produite par la douche, dont le principal effet est de favoriser la rétraction des vaisseaux. — Les douches écossaises constituent aussi un utile auxiliaire en déterminant une révulsion périphérique.

En dehors de ces affections on constate encore dans l'appareil oculaire d'autres accidents susceptibles d'être rattachés à la scrofule. C'est ainsi que chez plusieurs enfants de trois à sept ans, atteints de blépharospasme continu contre lequel toutes les médications les plus rationnelles avaient échoué, j'ai vu une guérison complète et radicale se produire sous l'influence du traitement général par les eaux d'Uriage.

### Affections des oreilles.

L'otite débute le plus souvent par un état aigu qui

persiste ensuite sous une forme chronique. Habituellement, elle reste limitée au conduit auditif externe
et se manifeste par un écoulement muco-purulent
parfois assez prononcé, par un épaisissement de la
muqueuse et par une surdité qui, dans la plupart des
cas n'est que momentanée.

Cette otite externe survient quelquefois à la suite de
fièvres éruptives, ou est due à la propagation d'un
eczéma de la face ; d'autres fois elle est occasionnée
par un refroidissement, ou bien encore elle se développe hors de l'influence appréciable de toute cause
occasionnelle, par le seul fait de l'état dyscrasique
spécial ; elle est très fréquente chez les jeunes enfants.

Quant au catarrhe chronique simple de l'oreille, il
est fréquent chez les personnes anémiques, affaiblies ;
il est souvent héréditaire, surtout chez les individus
scrofuleux qui, d'une manière générale, sont prédisposés aux affections catarrhales. Parfois l'inflammation peut gagner l'oreille moyenne, y déterminer des
lésions osseuses et compromettre ainsi l'ouïe pour
toujours.

Les otorrhées lymphatiques ou strumeuses se trouvent bien de l'usage de nos eaux, ainsi que les altérations de l'oreille moyenne avec perforation du tym-
pan. Mais ici c'est moins dans les agents de la médication locale qu'il faut placer sa confiance, que dans
l'énergique appel fait à la stimulation organique par
nos eaux et dans le séjour à la montagne.

Cependant, outre le traitement général, on pourra employer avec avantage des injections et des pulvérisations d'eau minérale.

Quant à *l'inflammation chronique des fosses nasales*, j'ai cru devoir, en raison des préoccupations qu'elle inspire si justement aux malades, lui consacrer un chapitre spécial. (Voir plus loin.)

La *vulvite* et la *vaginite* se rencontrent assez fréquemment chez les petites filles lymphatiques ou scrofuleuses. La muqueuse est rouge, granuleuse, sécrétant un liquide puriforme plus ou moins abondant qui détermine un prurit violent et provoque souvent sur les parties environnantes des éruptions érythémateuses et eczémateuses. Cette affection donne lieu à des méprises et offre des inconvénients de diverse nature, parfois des plus pénibles. Elle est très rebelle et se reproduit facilement. Ici c'est surtout au traitement général qu'on devra faire appel : dans certains cas seulement on aura recours à des applications locales, parmi lesquelles les lotions fréquemment répétées et l'isolement permanent des surfaces malades occupent le premier rang.

Ce n'est point, on le comprend, une étude complète de la scrofule que nous avons entreprise. Nous n'écrivons qu'un résumé rapide de la pathologie de cette affection, afin de mieux faire comprendre quel est le rôle des eaux minérales et notamment des eaux d'U-

riage, soit contre la maladie elle-même, soit contre
les affections locales, dans le traitement desquelles
elles interviennent avec une incontestable efficacité.


## *Affections des ganglions lymphatiques.*


Les engorgements ganglionnaires du cou ou *écrouelles*
constituent la manifestation la plus fréquente et la plus
caractéristique de la diathèse strumeuse. Si le siège habituel de ces engorgements est la région cervicale, on
peut cependant les observer dans toutes les régions où
se rencontrent des ganglions. Leur présence a sémeio-
logiquement une importance telle que c'est pour la
plupart des médecins le point de repère essentiel ou
du moins celui que l'on recherche tout d'abord pour
s'assurer de l'existence de la scrofule.

L'engorgement des ganglions cervicaux s'annonce,
au début, par de petites tumeurs isolées ou se touchant en quelque sorte bout à bout et formant une
espèce de chapelet ; à cette époque ils sont durs, d'une
grosseur variant entre celle d'une noisette jusqu'à
celle d'un œuf de pigeon ; la peau ne leur est pas
adhérente ; et ils ne manifestent aucune sensibilité
même à la pression. Ces ganglions hypertrophiés se
réunissent ensuite ; ils forment alors au niveau des
parotides, vers l'angle de la mâchoire et dans la région sous-maxillaire, des tumeurs atteignant parfois

un volume considérable, sorte d'empâtements iné-
gaux, irréguliers, bosselés, constitués par l'aggloméra-
tion des ganglions qui originairement étaient distincts.

Elles persistent souvent ainsi pendant de longues
années et se terminent de différentes manières. Quelquefois spontanément, mais en général sous l'influence
d'une médication et surtout d'une hygiène appropriée,
il s'opère un travail de résorption qui entraîne la disparition de l'engorgement. D'autres fois, sans raison
appréciable ou par suite d'une cause occasionnelle,
d'un refroidissement, d'une médication inopportune,
il survient de l'inflammation, la peau rougit, devient
adhérente à la tumeur, s'amincit, et il se forme une
ouverture par laquelle s'échappe le pus. Les ganglions
qu'une inflammation préalable avait réunis en masse
sont en général plus disposés à suppurer que ceux qui
restent isolés. D'ailleurs, quand l'inflammation s'empare
de ces tumeurs, elle est plus souvent partielle; les
glandes qui les constituent s'enflamment et s'abcèdent
séparément.

Les écrouelles ganglionnaires affectent, en général,
une marche lente. On les rencontre très souvent, à
tous les degrés de la diathèse, depuis le moment où
elles dénoncent, si je puis dire, l'invasion scrofuleuse
jusque chez les malades atteints des altérations les
plus avancées et les plus profondes. On voit même
parfois ces engorgements ganglionnaires persister pendant la plus grande partie de la vie, ne subissant plus

alors que des progrès très lents ou même restant indéfiniment stationnaires, persistant là comme les signes irrécusables d'une dyscrasie même éteinte.

Les engorgements ganglionnaires sont toujours une manifestation de la scrofule. Ils peuvent survenir sans autres lésions appartenant à la même diathèse ou comme conséquence d'autres altérations. Les tuméfactions glandulaires sont de toutes les productions scrofuleuses les plus fréquentes. C'est pendant l'enfance et la jeunesse qu'on les voit le plus communément apparaître.

Les écrouelles ne constituent pas, en général, des affections graves par elles-mêmes, si ce n'est dans des conditions exceptionnelles de nombre, de suppuration, de siège et aussi par la persistance qu'elles dénotent des causes organiques qui ont présidé à leur développement. Elles sont surtout graves au point de vue des inconvénients, des stigmates qu'elles déterminent; car, si, dans certains pays où la scrofule sévit d'une manière générale, aucune répugnance ne s'attache à cette affection et aux cicatrices indélébiles et caractéristiques qu'elle laisse après elle, il n'en est pas de même chez nous, où à tort, mais invinciblement, elles sont considérées par les gens du monde comme une chose sinon grave, du moins pénible. Mais leur côté le plus fâcheux est qu'elles sont le signe incontestable d'une altération diathésique dont les écrouelles, même après cicatrisation, demeurent la manifestation la plus évidente et la plus certaine.

Quant à leur médication, nous renvoyons à la fin de ce chapitre toutes les considérations pouvant se déduire de l'état des ganglions, de la nature des lésions intimes qu'ils présentent et des conditions générales de l'organisme susceptibles de faire varier le traitement général ou local. A Uriage, outre la médication générale par l'eau et par l'air, les douches locales dans le bain (douches faciales) appliquées sur des engorgements cervicaux peuvent rendre leur résorption plus prompte et plus complète.

## Gommes scrofuleuses.

Indépendamment des affections ganglionnaires, on rencontre, dans le cours de la scrofule avancée, d'autres lésions qui morphologiquement se rapprochent de la gomme et qui présentent avec les gommes syphilitiques des analogies parfois très étroites au point de rendre un diagnostic différentiel rigoureux, parfois à peu près impossible.

On a décrit ces gommes scrofuleuses sous les noms d'abcès froids, abcès scrofuleux, tubercules sous-cutanés scrofuleux, écrouelles cellulaires, scrofulides phlegmoneuses, ulcéreuses, etc., etc.

C'est Armand Després qui le premier a appliqué à ces lésions le nom de *gommes scrofuleuses*, dénomination que MM. Vidal et Ernest Besnier adoptèrent peu de temps après, tant paraissait manifeste l'analogie entre les écrouelles cellulaires et les gommes syphilitiques. Mais c'est à ce dernier auteur que nous sommes surtout redevables des données les plus précises sur cette variété d'affections scrofuleuses.

Les gommes scrofuleuses correspondent exactement au point de vue anatomique au type gommeux ; histologiquement, elles appartiennent à l'ordre des tumeurs tuberculeuses, ce ne sont donc pas de simples foyers inflammatoires comme le disent quelques auteurs.

M. Ernest Besnier (in *Annales de Dermatologie*, n° 5, 1883, page 265) distingue deux espèces de gommes scrofuleuses : les gommes *sus-aponévrotiques* et les gommes *sous-aponévrotiques*.

Les premières ou gommes cutanées comprennent deux variétés, celles qui ont pour siège le chorion, gommes dermiques, et les gommes hypodermiques qui se trouvent dans la couche profonde de la peau, hypoderme.

Les gommes scrofuleuses dermiques, *tubercules cutanés scrofuleux* de quelques auteurs, premier mode des *écrouelles cellulaires* de Bazin, *scrofulides tuberculeuses inflammatoires* du même auteur, *scrofulides phlegmoneuses* de Hardy, *scrofulides* dites *malignes, ulcéreuses*, etc., sont dues, suivant M. E. Besnier, à « une cause unique, l'infiltration scrofulo-tuberculeuse du

derme, suivie de la régression des éléments néopla-
siques et de l'élimination des centres gommeux, quelle
que soit leur disposition en nodules isolés, en groupes
tuberculiformes, en nappes irrégulières diffuses, gy-
roïdes, etc.

« Toutes les dermopathies vraiment ulcéreuses de
la scrofule, de même que celles qui arrivent à régression sans ulcération mais non sans cicatrice, c'est-à-
dire toutes les scrofulides... doivent leur développement premier à l'infiltration scrofulo-tuberculeuse,
exactement comme dans la syphilis, cela a lieu par le
néoplasme spécifique pour le chancre, les tubercules
ou les gommes. Ce qui s'ulcère dans la scrofule du
derme, c'est un *infiltrat spécifique* qui, dans sa régression, entraîne l'atrophie des tissus qu'il a envahis, sans
préjudice des phénomènes communs de phlegmasie
qu'il détermine d'une manière plus ou moins prononcée. En aucune façon, le processus scrofuleux n'est
assimilable au procédé de destruction par nécrose, tel
que celui que peuvent déterminer des lésions vascu-
laires mécaniques, ou certaines lésions nerveuses ;
c'est un processus spécifique, actif, qui emprunte une
partie de son mode aux processus simples que nous
venons d'indiquer, mais qui n'en conserve pas moins
toute son individualité pathogénique. »

Ces scrofulides vraies n'ont aucun rapport avec ces
lésions que Bazin a eu le tort d'appeler scrofulides.

Les gommes scrofuleuses hypodermiques corres-pondent aux *abcès froids* des anciens auteurs, aux *ab-cès scrofuleux,* aux *tubercules scrofuleux sous-cutanés* des modernes, au troisième mode des *écrouelles cellulaires* de Bazin.

A leur début, les gommes scrofuleuses dermiques sont caractérisées par un empâtement dur, circons-crit, une sorte de nodosité. La peau devient rouge, violacée ; on sent de la fluctuation, et, si l'art n'inter-vient pas, la petite tumeur s'ouvrira spontanément au bout de quelque temps. Il se forme alors des décolle-ments, des cavités qui sont plus ou moins profondes et irrégulières suivant l'étendue des infiltrats tubercu-leux. Ces surfaces décollées conservent pendant très longtemps une teinte livide ; puis il reste, après la des-truction de l'enveloppe tégumentaire, une cicatrice dé-primée, rayonnée. Dans d'autres cas, le derme décollé est détruit et est remplacé par des ulcérations à fond bourgeonnant, saignantes, ces ulcérations prennent par-fois le caractère serpigineux, envahissant en nappe tuber-culo-gommeuse le dos de la main et de quelques doigts.

J'ai, il y a quelques années, observé à Uriage un cas bien remarquable dans lequel la scrofulo-tuberculose cutanée avait successivement envahi tout l'avant-bras, la face dorsale de la main et les trois derniers doigts.

L'évolution des gommes est parfois lente et même très lente, d'autres fois elle est au contraire assez rapide, notamment lorsque l'affection se présente sous la forme d'infiltration diffuse du derme ou de nodosités très superficielles. « Après une période de crudité plus ou moins courte, dit M. le D^r Ernest Besnier qui a très exactement décrit l'évolution des diverses variétés de gommes scrofuleuses, des phénomènes inflammatoires assez accentués accompagnent le ramollissement des couches superficielles ; de grandes collections purulentes se forment, atteignent parfois de grandes dimensions en surface ou en longueur, puis se perforent par un ou plusieurs points, à la manière générale des gommes. Ces variétés correspondent surtout aux abcès dermiques des auteurs, à la scrofulide phlegmoneuse de Hardy. »

Quant aux gommes scrofuleuses hypodermiques, ce sont de petites tumeurs arrondies, dures, mobiles, situées dans l'épaisseur du pannicule. Une fois devenues adhérentes au derme, ces nodosités offrent les mêmes caractères que ceux que nous venons d'indiquer pour les gommes dermiques.

Si le diagnostic des premières n'offre aucune difficulté, il n'en est pas toujours de même pour les gommes scrofuleuses hypodermiques qu'il est quelquefois à tel point ardu de distinguer des gommes syphilitiques qu'on est obligé d'en venir au jugement de par la thérapeutique. D'ailleurs, comme le dit M. Ernest Besnier : « entre les gommes scrofulo-tuberculeuses vraies, et les gommes de la syphilis héréditaire, l'analogie est souvent si étroite ; *les sujets syphilitiques par hérédité sont communément si absolument semblables aux scrofuleux*, que la médication doit toujours, dès l'abord, être instituée. »

L'action de nos eaux dans ces cas se traduit par une amélioration de la nutrition. A côté du traitement local (cautérisation, râclage des cavités dermiques), il y a surtout lieu de chercher à rétablir l'équilibre des fonctions organiques, de modifier l'état général des malades et par suite de rendre le terrain moins propice au développement des processus pyogéniques. C'est le rôle que jouent et le traitement hydro-minéral d'Uriage et le séjour à la montagne.

## Affections des os.

Les manifestations osseuses de la scrofule peuvent se produire au niveau des surfaces articulaires ou dans la continuité de l'os ; dans le premier cas on aura affaire à des tumeurs blanches, dans l'autre à de véritables inflammations, ostéites.

Comme il m'est impossible, dans un travail de cette nature, de traiter d'une manière complète les questions qui se rattachent aux affections des os et des articulations chez les scrofuleux, je me bornerai à indiquer sommairement leurs caractères principaux.

La scrofule osseuse ne représente évidemment qu'un degré avancé de cette diathèse, sans que l'on soit autorisé, ainsi que l'a fait Bazin, à considérer cette

localisation comme correspondant pour la scrofule à
ce qu'est la période tertiaire dans la syphilis. Comme
l'a très judicieusement fait déjà observer M. Durand-
Fardel, les accidents dits tertiaires surviennent, en
quelque sorte, fatalement dans la syphilis non traitée,
disons plutôt, « dans les syphilis graves et chez les
syphilitiques qui ont suivi une mauvaise hygiène », et
cela à des périodes en général déterminées. En est-il
de même pour la scrofule ? nous ne saurions l'admettre ; car nous voyons journellement des scrofuleux qui
échappent à ces altérations profondes de la diathèse
strumeuse, bien que leurs premières années aient été
marquées par une succession non interrompue de
lésions cutanées et glandulaires fort intenses. En un
mot, bon nombre de scrofuleux restent toute leur vie
indemnes de tumeur blanche et d'ostéite, et cela en
dehors même de toute intervention hygiénique ou
médicale. J'ai été à même, pour mon compte, d'observer un certain nombre de malades atteints de lupus
de nature manifestement scrofuleuse et il ne m'a pas
paru que chez ces malades les altérations osseuses
fussent relativement fréquentes. C'est dans les campagnes qu'il est possible et même facile d'apprécier le
chiffre considérable de scrofuleux chez lesquels la diathèse n'engendre jamais de manifestations aussi graves que les lésions osseuses. L'erreur ne résulterait-
elle peut-être pas de ce fait que le plus grand nombre
des scrofuleux qui entrent dans les hôpitaux sont jus-

tement ceux atteints de lésions osseuses les rendant
impotents, et non ceux qui, affectés d'engorgements
ganglionnaires, peuvent continuer à se livrer aux travaux des champs? Les observations que nous avons
été à même de faire à cet égard confirment pleinement sur ce point l'opinion émise par notre savant
collègue d'Hauterive.

Mais, si nous refusons aux lésions osseuses dans la
scrofule leur signification identique à celle des accidents tertiaires dans la syphilis, ces lésions cependant
sont fréquentes et indiquent toujours une altération
profonde de la constitution.

Le premier symptôme qui peut annoncer l'apparition
d'une tumeur blanche, c'est un trouble fonctionnel,
une gêne dans les mouvements, accompagnée de douleurs plus ou moins vives. C'est en général une douleur profonde, obtuse. En même temps il se développe
un certain empâtement de l'articulation, la tuméfaction peut atteindre des proportions plus ou moins
considérables. La peau est décolorée, amincie, et après
un certain temps les veines superficielles se dilatent
et apparaissent plus saillantes. Au toucher, la tumeur
blanche donne des sensations très différentes suivant
les périodes de la maladie auxquelles on le pratique :
parfois ce sera une tumeur dure, essentiellement
osseuse, d'autres fois on percevra une certaine réni-
tence, une sensation de fausse fluctuation, de fluctuation même ; plus tard enfin, les mouvements impri-

més à l'articulation, surtout en travers, détermineront une crépitation caractéristique des lésions osseuses avancées. Avant cette période surviennent souvent des douleurs d'une articulation contiguë, qui fréquemment font prendre le change au malade sur le siège réel de la lésion.

On voit en même temps le membre s'atrophier graduellement au-dessus et au-dessous de l'articulation, les muscles se contracter et, comme l'action des fléchisseurs est en général prédominante, le membre prendre une position demi-fléchie. En dernier lieu, on voit survenir, sous l'influence de cette même contraction musculaire continue, des luxations dites *spontanées*, dont nous n'avons ici à étudier ni le mécanisme ni les apparences souvent trompeuses, ni les effets divers.

Nous nous bornerons, dans cette rapide esquisse, à établir le diagnostic de la tumeur blanche ou arthropathie scrofuleuse, d'avec l'arthrite rhumatismale chronique. Pour y arriver, les meilleurs points de repère se trouveront toujours, croyons-nous, dans les antécédents, la constitution, l'âge du malade (c'est entre dix et vingt ans qu'on l'observe le plus fréquemment). En outre, l'arthrite rhumatismale est le plus souvent multiple, plus douloureuse et ne présente pas la même tendance que celle de nature scrofuleuse aux formations pyogéniques et aux transformations fongueuses. Quant aux tumeurs blanches syphilitiques admises par certains auteurs, je n'ai jamais eu l'occasion d'en observer. Mais cependant cette localisation de la syphilis n'est pas impossible. Il faut toutefois se prémunir contre la possibilité d'une erreur pouvant résulter de la présence de gommes ou de nodules spécifiques pré-articulaires, qui en imposeraient pour l'existence d'une tumeur blanche syphilitique. Néanmoins, en présence d'un cas douteux, on interrogera surtout les antécédents et les lésions concomitantes, et le traitement par l'iodure fournirait aussi un élément précieux et rapidement décisif pour la caractérisation étiologique d'une arthropathie dont le diagnostic, d'après les seules voies cliniques, serait resté incertain. Ajoutons que des lésions articulaires de ce genre ont été signalées dans ces dernières années, notamment par deux élèves de M. le professeur Fournier. Voir : Dureuil, *Pseudo-tumeurs blanches syphilitiques* (1880). Méricamp, *Contribution à l'étude des arthropathies syphilitiques tertiaires* (1882).

La scrofule osseuse est toujours une affection grave : quand elle se présente sous forme de tumeur blanche, la guérison, lorsqu'elle a lieu, s'accompagne presque invariablement de la perte plus ou moins complète des mouvements articulaires. Le pronostic, on le comprend de reste, est variable à l'infini, suivant l'étendue du mal, la nature des lésions, le degré plus ou moins avancé de la diathèse, l'état général du sujet, les autres altérations qui pourraient exister simultanément, et enfin selon l'importance de l'articulation qui est le siège de la tumeur blanche ou du segment du squelette qui a été atteint d'ostéite. Que l'ostéite occupe l'extrémité des os longs ou les os courts, ou la diaphyse des os longs, je l'ai vue guérir à Uriage ou au moins s'améliorer notablement sous l'influence d'un traitement suffisamment prolongé.

Lorsqu'il existe des nécroses plus ou moins étendues les eaux favorisent l'exfoliation des séquestres.

Dans l'ostéite du corps des vertèbres — mal de Pott — on peut également obtenir de bons résultats. Gerdy en a cité deux cas et, pour mon compte, j'en ai observé un cas dans lequel l'influence des eaux d'Uriage fut des plus salutaires.

Je me bornerai à répéter ici au point de vue du traitement qu'il importe dans les tumeurs blanches, comme dans les autres affections des os, d'employer surtout des douches générales. Avec des douches locales on aurait à craindre de voir les douleurs se reproduire, les lésions locales s'aggraver. Dans ces cas, comme dans le rhumatisme, il faut agir sur la surface du tronc et des membres, sans insister avec la douche sur les parties malades, en l'évitant même dans quelques cas. On obtiendra ainsi une dérivation énergique par son étendue sans avoir à redouter une exacerbation fâcheuse du mal.

Nous ne terminerons pas ce chapitre sans dire

quelques mots de la thérapeutique qui nous paraît mériter la préférence dans le traitement du lympha-tisme, il s'agit là surtout d'une médication plus pré-ventive que curative et qui s'adresse plus particulière-ment à l'enfance.

Sans vouloir rechercher si, comme on l'a dit, la diathèse scrofuleuse est une des plus fatalement héréditaires, il est certain du moins que sa trans-mission par cette voie s'observe très fréquemment, et si d'autre part, comme nous l'avons déjà expli-qué, la scrofule représente une dégradation de l'or-ganisme, un abaissement dans la force organique, cet état pourra se produire hors de l'hérédité, sous l'influence de conditions morbides diverses, d'affec-tions diathésiques ou constitutionnelles différentes. Nous n'avons point à examiner quelles sont les cir-constances variées qui peuvent agir dans ces cas à titre de causes : phthisie, scrofule, consanguinité, mé-tamorphoses diathésiques, etc., une étude critique de ces graves problèmes exigerait de longues et impor-tantes recherches auxquelles nous ne sommes point en mesure de nous livrer ici. Tout ce que nous voulons faire, c'est d'indiquer simplement, d'après les résultats de l'observation, que chez les enfants issus de tuber-culeux, de scrofuleux, de syphilitiques, de parents en un mot atteints de diathèses, etc., la prédisposition, soit à ces mêmes diathèses, soit à des formations orga-niques incomplètes, existera toujours, au moins virtuellement, sinon effectivement. Sans aller même aussi loin, ne voit-on pas des enfants, nés de parents entachés uniquement d'un degré prononcé de lymphatisme, donner des inquiétudes légitimes sur leur avenir, inquiétudes bien plus fondées, bien plus pressantes encore, si parmi leurs collatéraux on rencontre des signes non équivoques de tuberculisation ou d'une autre diathèse ? Or, c'est à la médecine et à l'hygiène, gardiennes vigilantes du jeune âge, qu'incombe le soin d'édicter des mesures préventives contre les conséquences d'une disposition d'autant plus dangereuse, qu'elle ne se traduit souvent chez l'enfant que par cet état dont nous avons essayé de signaler l'existence, sous le nom de *scrofule en puissance,* voire même de lymphatisme.

Prétendons-nous par là que toutes les manifestations diathésiques de la scrofule surviendront nécessairement chez de tels sujets ? Non, à coup sûr : mais nos conseils auront atteint leur but s'ils inspirent une prudente défiance, une sage surveillance durant les périodes critiques que traverseront successivement les enfants dont nous parlons ; périodes critiques ou accidents intercurrents susceptibles de réveiller une diathèse latente dont, à l'aide d'une thérapeutique appropriée, on peut sinon avoir complètement raison, du moins prolonger indéfiniment le sommeil , s'il est permis de s'exprimer ainsi.

La thérapeutique hygiénique, sur laquelle nous fondons ces légitimes espérances, comprend de nombreuses indications, qui toutes ont été traitées avec une grande hauteur de vues et de judicieuses considérations pratiques, à propos de la thérapeutique de la phthisie pulmonaire, par le professeur Fonssagrives, de Montpellier.

Il est parfaitement admis aujourd'hui que, si pour les organisations robustes, vigoureuses, il est préférable de chercher à les aguerrir, à les endurcir contre les vicissitudes atmosphériques; il est, d'autre part, évident que, si l'on suit les mêmes préceptes hygiéniques à l'égard des enfants faibles, procédant de parents entachés de vices diathésiques, on s'exposera à de cruelles déceptions.

Mais si nous protestons contre l'endurcissement à outrance sans tenir compte des prédispositions morbides des enfants, appliqué sans restrictions aucunes, nous nous rallions énergiquement aux observations suivantes du professeur Fonssagrives: « Leur séquestration (des enfants) dans des chambres chaudes, en dehors des influences vivifiantes du soleil et de l'air extérieur, est une des pratiques les plus répandues et les plus pernicieuses.

« Cette éducation en serre-chaude ne peut produire que des plantes débiles et étiolées ! L'idéal d'une bonne éducation physique serait la sortie de tous les jours, et sans tenir compte des conditions atmosphériques; quand on y est fait, on profite de celles qui sont bonnes et on neutralise, par l'endurcissement, celles qui sont mauvaises. Le bain d'air est aussi nécessaire aux enfants que la nourriture, et quand on en vient à supputer les chances d'un courant d'air, d'un nuage ou d'une variation du thermomètre, c'en est fait, la sécurité est à la merci d'un hasard. » (Fonssagrives, *loc. cit.*, p. 21.)

Tout à côté de l'éducation physique, et comme en faisant indirectement partie, nous plaçons l'exercice. Il est certain que les promenades à pied, l'équitation, la gymnastique constituent de puissants auxiliaires pour neutraliser la prédisposition aux manifestations ultérieures de la scrofule, et reconstituer l'organisme débilité, en puissance de scrofule. J'entends par l'exercice, non pas celui qui s'exécute montre en main, à pas comptés, sous les galeries couvertes des *casinos* à la mode; mais les courses pédestres ou à cheval, en riante compagnie, avec un but attrayant, qui fouettent simultanément l'esprit, le cœur et les muscles, développent l'appétit, assurent la digestion, doublent le champ de l'hématose et font cesser les préoccupations de nature dépressive. Heureux les malades qui trouvent à la fois dans une station thermale, et le principe minéralisateur qui neutralise, selon les lois de la chimie vivante, le germe morbide déposé dans leurs tissus, et le paysage alpestre ou pyrénéen qui sollicite, à l'air vivifiant des montagnes, les libres ébats de l'enfance, les jeux animés de l'adolescence et les excursions des adultes!

Mais, en présence du lymphatisme, de l'imminence scrofuleuse qui créent de si grandes et si redoutables prédispositions à la diathèse proprement dite et à ses nombreuses manifestations, et qui peuvent favoriser le développement de germes plus graves encore, une éducation convenable, une hygiène raisonnée, le séjour à la campagne, l'exercice, une alimentation sagement reconstituante, etc., ne sauraient suffire à effacer cette empreinte profonde que le lymphatisme imprime à certains enfants, empreinte que tant de causes peuvent venir encore rendre et plus profonde et plus grosse de dangers pour l'avenir. C'est aux eaux minérales, aux bains de mer, à l'hygiène, à certains médicaments de choix, que l'on doit alors s'adresser, comme constituant les meilleurs et les plus actifs agents de prophylaxie que la médecine possède contre cette disposition diathésique.

Parmi les eaux minérales, les sources chlorurées sodiques sulfureuses et chlorurées sodiques sont celles qui agissent de la manière la plus efficace et la plus active chez les enfants soumis aux conditions pathogéniques dont nous parlons. Notre intention n'est nullement de passer en revue les résultats que l'on obtient des diverses sources appartenant à ces deux classes d'eaux, ni les secours que peuvent également offrir les bains de mer dans les mêmes circonstances. Je me bornerai à quelques indications sur l'importance que les eaux d'Uriage (chlorurées sodiques sulfureuses) ont, dans le traitement de la débilité, du lymphatisme et de la scrofule chez les enfants. Et si nous avons assisté, depuis vingt-quatre ans que nous exerçons à Uriage, à un développement aussi progressif de cet établissement, cela tient, nous en sommes bien convaincu, pour une bonne part, à l'action salutaire, énergiquement reconstituante, que ces eaux exercent chez les enfants anémiés, lymphatiques et scrofuleux.

Tout concourt ici au but que les médications ordinaires sont impuissantes à réaliser : des bains d'eau minérale, sur l'action desquels nous allons revenir dans un instant ; des douches de toute nature, avec frictions et massage ; l'eau en boisson dont, en la proportionnant à la réceptivité gastrique et constitutionnelle de chaque sujet, on peut tirer un si grand parti, pour ranimer les fonctions digestives et stimuler l'assimilation et la nutrition ; les pratiques balnéaires et hydrothérapiques que l'on peut varier à l'infini, suivant les indications ; et les ressources précieuses qu'ajoute encore l'emploi d'une eau ferrugineuse naturelle, qui vient combattre, avec une efficacité toute spéciale, les phénomènes de chloro-anémie et de lymphatisme. Joignez en outre, à cette influence indéniable des eaux, celle exercée par l'air des montagnes, un climat salubre, des courses que tout invite à renouveler, l'équitation, des bains de soleil, etc., et il sera facile de comprendre les modifications salutaires et radicales que de semblables conditions de traitement, s'adressant toutes aux mêmes indications, peuvent imprimer à l'organisme. Quelque prononcé que soit le lymphatisme, quelque profonde que paraisse la débilitation, quelque avancée qu'ait été constatée la déglobulinisation sanguine, quelques racines qu'aient jetées les localisations de la scrofule, les malades dont nous parlons, et notamment les enfants, retireront toujours un bénéfice manifeste de l'usage de nos eaux, et l'on voit constamment leur constitution ainsi que les jetées diathésiques se modifier de la manière la plus heureuse et la plus complète.

C'est dans ce même ordre d'idées que nous croyons que les eaux chlorurées sodiques sulfureuses, notamment celles d'Uriage, peuvent être appliquées avec succès à titre de reconstituantes, de réformatrices de l'économie, du lymphatisme, chez les enfants prédisposés à la phthisie pulmonaire, prédisposition héréditaire dont on pourra ainsi éloigner ou même indéfiniment retarder l'échéance. C'est à ce point de vue seulement que nous en conseillons l'emploi, et quand la prédisposition seule existe ; car nous croyons que lorsque la tuberculisation a franchi cette période d'imminence, dès que l'on peut constater stéthoscopiquement quelque lésion du parenchyme pulmonaire, nos eaux, efficaces jusque-là, seraient très justement contre-indiquées. Ce sont là deux points essentiels qui ont la plus grande importance. Autant il pourrait y avoir d'inconvénients à soumettre au traitement balnéaire par nos eaux chlorurées sodiques sulfureuses la phthisie en voie d'évolution, autant nous sommes disposé à croire qu'on peut en espérer les meilleurs résultats comme agent prophylactique tant que l'affection ne s'annonce que sous les dehors généraux du lymphatisme ; du moins les nombreuses observations de cette catégorie, que nous avons été à même de recueillir, nous permettent de nous prononcer explicitement dans ce sens.

Il est bien entendu que bains, lotions, douches, injections, pansements avec l'eau minérale sont spécialement efficaces contre les lésions osseuses ; on aura d'autant moins de scrupule à user largement et longuement de ces moyens que, s'adressant à des altérations strumeuses, elles ne risquent pas de provoquer une réaction qui dépasse les limites compatibles avec la santé. Quelque vigoureux, quelque répété qu'il soit, le *coup de fouet thermal*, dans ces cas, n'agit jamais que dans le sens de la guérison, et il est bien rare qu'on ait besoin de tempérer son action presque toujours exclusivement salutaire.

Suivant la nature des lésions, leur degré d'intensité, les périodes auxquelles on les observe, les conditions individuelles du malade, etc., il sera essentiel de varier la médication : aussi me bornerai-je ici à passer rapidement en revue les principales indications.

Ainsi qu'on a dû facilement le pressentir d'après les

pages qui précèdent, le traitement de la scrofule devra être tantôt préventif, tantôt curatif. Ce traitement préventif ou prophylactique ne peut évidemment avoir d'action qu'au point de vue de manifestations possibles, probables ; car ce que nous avons considéré comme lymphatisme recèle toujours la diathèse à l'état latent.

La médication de la diathèse scrofuleuse est hygiénique et thérapeutique. Et si, à propos des eaux minérales, on a dit et répété à satiété qu'une part de leurs succès incombait aux conditions hygiéniques dans lesquelles se trouvaient les malades, cette assertion est surtout vraie pour ceux atteints de scrofules. Aucun hydrologiste n'a jamais cherché à le nier, et, pour mon compte, j'insiste particulièrement sur ce point. Le séjour loin des villes, à la campagne, notamment dans les montagnes, à une certaine altitude, le grand air, le soleil, un exercice régulier, une alimentation réparatrice, etc., seront toujours un complément utile à tout traitement balnéaire, surtout quand il s'agit de scrofule. Mais si ces conditions hygiéniques ont une importance que personne ne songe à méconnaître, il est évident, d'autre part, qu'elles ne représentent que des moyens auxiliaires à l'action et plus efficace et plus rapide des eaux minérales appropriées à cet état constitutionnel. La preuve peut facilement se déduire de ce que l'on remarque chez les individus scrofuleux de la campagne qui sont placés dans les conditions que nous signalons. Ils ne voient presque jamais leur état général s'altérer aussi profondément et aussi rapidement que chez ceux qui habitent les villes, dont la constitution porte les traces profondes des mauvaises conditions hygiéniques au milieu desquelles ils vivent. Et toutefois, si la diathèse ne laisse pas sur les premiers une empreinte aussi désastreuse que sur les seconds, si leur constitution conserve encore une certaine force de résistance, que je pourrais appeler passive, refusée aux derniers, leur constitution, dis-je, est cependant impuissante à réagir efficacement contre les poussées destructives de la scrofule.

Or, les eaux minérales, les bains de mer, l'hydrothérapie sont les agents qui seuls peuvent alors intervenir d'une manière efficace; non que je croie qu'à l'aide de ces moyens on puisse obtenir la guérison radicale de la diathèse, pas plus que l'on n'obtient celle de toutes les diathèses, mais on peut arriver à en retarder indéfiniment les manifestations, à en diminuer l'intensité, à en atténuer, à en guérir les déterminations locales, et enfin à préserver l'économie de désordres souvent irrémédiables et de conséquences funestes.

Nous n'avons à nous occuper ici que de l'action des eaux chlorurées sodiques sulfureuses d'Uriage. Par leur double minéralisation, elles s'adressent avec une double efficacité à toutes les lésions qu'engendre la scrofule.

Quel est effectivement le résultat obtenu par l'emploi des bains d'Uriage? Matériellement, une stimulation à la peau; dynamiquement, une augmentation des forces. Analysons en quelques mots ces deux effets successifs et connexes. Sur la peau on remarque avant tout une modification importante de son état apparent. La transpiration s'accroît; la chaleur devient plus sensible; le sujet éprouve des picotements, des démangeaisons plus ou moins prononcées, sensations variables, il est vrai, quant à leur intensité et à leur durée.

La poussée, toutefois, se produit principalement chez les personnes affectées de maladies de la peau, comme nous l'avons déjà dit. On l'observe aussi, quoique en général à un moindre degré, chez les individus lymphatiques ou scrofuleux. Si, dans ces cas, elle manque ou n'apparaît qu'à un état en quelque sorte rudimentaire, la raison en est bien simple : c'est que chez les malades de cette catégorie le tégument est plus difficilement excitable.

Chez ces derniers, en effet, comme nous l'avons dit, la peau est blanche, décolorée, torpide, habituellement froide, humide au toucher, bouffie, flasque; ses actes organiques si essentiels à la régularité de la nutrition générale s'accomplissent de la manière la plus imparfaite, etc. Eh bien! sous le coup de fouet des balnéations et des douches sulfureuses, la vitalité semble renaître dans cette membrane éminemment vasculaire.

Et le retour, désormais assuré, de sa fonction héma-
tosique imprime un mouvement décisif aux phénomènes intimes d'où va résulter la reconstitution de l'é-
conomie. Voie indirecte, sans doute, mais d'autant
plus précieuse qu'elle ne met hors de service aucun
des autres agents par lesquels la régénération peut simultanément s'opérer, la digestion, le sommeil, la respiration, etc.

Ces voies plus directes trouvent également à s'utiliser près de nos thermes. Si l'on administre l'eau en
boisson, prise à petite dose elle réveillera l'appétit, sti-
mulera les premières voies et, par suite, excitera toutes
les fonctions de la vie nutritive. A dose purgative, elle
exercera une action dérivative précieuse chez beaucoup de scrofuleux atteints de sécrétions abondantes,
d'engorgements ganglionnaires, d'inflammation chronique des muqueuses ou des os, etc., dérivation qui,
sagement dirigée, peut devenir un auxiliaire avantageux du traitement général.

L'action thérapeutique des eaux d'Uriage est des plus
efficaces dans tous ces cas. Mais, comme les formes
qu'affecte la diathèse dont nous parlons sont aussi
nombreuses que variées, qu'elle envahit tous les tissus,
tous les systèmes organiques, tous les appareils, on
doit comprendre que les résultats seront aussi très
différents.

Toutefois je ferai remarquer que, notamment chez
les enfants lymphatiques et en puissance de scrofule,

chez lesquels, bien qu'il n'y ait pas de localisations pathologiques spéciales, les fonctions paraissent languissantes, et dont le développement normal s'opère lentement ou imparfaitement, on voit se produire en très
peu de temps des changements rapides. Et cela pouvait se prévoir. Chez ces sujets, aucune lésion déterminée n'existe encore, quoique toutes soient en imminence. L'art arrive donc armé de toutes ses ressources,
au moment où elles sont le plus aptes à servir.

Tels sont les prodromes de cette diathèse, si caractéristiques, si alarmants sont-ils dans leurs linéaments
même primordiaux qu'il est bien difficile de les méconnaître, et que, avec la moindre attention, on se
trouve toujours en mesure d'appliquer les agents de
la thérapeutique, eaux salines, eaux sulfureuses, bains
de mer, dès les premières atteintes, dès les premières
menaces de l'invasion dyscrasique. De là les succès si
constants de l'hydrologie appliquée à cette période,
que je me suis efforcé de signaler.

Nous ne terminerons pas ce chapitre sans reproduire
les si sages conclusions par lesquelles M. Ernest Besnier
termine son remarquable article sur le rhumatisme
vague, conclusions qui trouvent si bien ici leur application :

« Nous sommes encore éloignés de l'époque où la
médecine saura comprendre, et faire comprendre que
les races humaines peuvent être améliorées à l'égal
de toutes les races animales, non pas dans leur géné-

ration que les raisons sociales empêcheront longtemps de calculer, mais dans leurs rejetons, dont la santé devrait être dirigée à l'égal de l'intelligence. Mais il appartient, dès maintenant, au médecin chargé de la santé des jeunes sujets, de faire au particulier ce qui ne peut encore être institué au général, c'est-à-dire de prescrire une direction hygiénique et médicale, basée sur la connaissance de la constitution des ascendants, et sur l'étude des indices que la série des développements fait naître chez les enfants. Il y a là une science presque tout entière à créer ; la *prophylaxie des maladies chroniques*, dans laquelle la prophylaxie du rhumatisme, ou si l'on veut de l'arthritis, pourra tenir une grande place, et dans laquelle la thérapeutique hydrothermale occupera le premier rang. »

Ce que notre distingué confrère dit pour l'arthritis trouve une application incontestable dans le lymphatisme et la scrofule. Ces idées viennent à l'appui de ce que nous avons essayé de démontrer dans les pages précédentes, à savoir que les eaux chlorosulfurées, les eaux salines peuvent, employées comme nous venons de le dire, et appliquées pendant *plusieurs saisons* chez les enfants, relever l'action vitale de l'organisme, neutraliser la diathèse et les causes susceptibles de faire éclater ses manifestations.

14.

# DE L'INFLAMMATION CHRONIQUE
## DES FOSSES NASALES

La phlegmasie chronique de la muqueuse pituitaire peut se présenter sous différentes formes. Souvent, chez les sujets prédisposés, elle succède au coryza aigu, au simple et vulgaire *rhume de cerveau*. On la voit aussi s'établir d'emblée; et ce fait, ainsi que la persistance du mal, conduit alors à la rattacher soit à des causes diathésiques, soit à des influences locales qu'il n'a guère été possible de prévenir, qu'il n'est pas toujours facile de déterminer.

Bien que l'on puisse reconnaître à l'affection désignée sous le nom de *coryza chronique* diverses variétés, il est certain qu'elles présentent toutes des caractères communs. Elles peuvent aussi toutes, à un moment donné, s'accompagner d'un symptôme des plus désagréables, je veux parler de l'odeur fétide qui se dégage des fosses nasales. C'est même le plus souvent ce phénomène qui attire l'attention des parents ou des malades eux-mêmes. L'odeur de l'*ozène* est fade, nauséabonde, comme *marécageuse, sui generis*. Elle est au moins aussi désagréable dans son genre que celle de la sueur des pieds, et la propreté la plus minutieuse ne parvient pas toujours à la dissimulér.

Quelle est la cause de la punaisie? On l'ignore, et jusqu'à présent il a été impossible de se rendre exactement compte des conditions anatomiques qui peuvent engendrer cette odeur repoussante du liquide sécrété, liquide qui n'a pourtant pas en lui-même de causes spéciales de décomposition. Ainsi, on l'observe dans toutes les variétés du coryza chronique, bien que celles-ci présentent cependant entre elles des différences d'origine et de nature assez tranchées. On la rencontre en dehors de toute modification survenue dans la forme des fosses nasales et en l'absence de tout processus ulcératif. Et il n'est pas rare, par contre, de voir des personnes qui conservent toute leur vie un coryza chronique très prononcé sans que les sécrétions s'accompagnent jamais de l'odeur désagréable dont nous parlons. Cette odeur n'est pas liée non plus à la présence des ulcérations, car souvent elles existent, et pendant fort longtemps, comme dans la syphilis, sans que l'on constate le plus léger degré de punaisie.

Mais que cette complication existe ou non, on a assez souvent l'occasion de voir des personnes qui se plai‑gnent d'un enchifrènement persistant avec prurit très pénible dans l'intérieur des fosses nasales, éternuments fréquents, gêne de la respiration, nasonnement de la voix et sécrétion d'un liquide séro-muqueux plus ou moins abondant. Cette sécrétion présente des caractères très variés : tantôt elle est abondante, claire, transparente, gommant simplement le linge; tantôt on

la trouve opaque, puriforme ; d'autres fois elle se des-
sèche sous forme de croûtes épaisses, d'un jaune ver-
dâtre plus ou moins foncé. Ces croûtes sont, dans quelques cas, si fortement adhérentes à la membrane, si
solidement encastrées, emboîtées dans les sinuosités
des méats et des cornets, qu'il est difficile de les enlever sans déterminer de la douleur et du saignement.
Elles interceptent le passage de l'air, aussi les malades
sont-ils obligés de tenir la bouche presque constamment ouverte, ce qui leur donne un air assez étrange,
— l'un des signes par lesquels se trahit à distance un
lymphatique, un scrofuleux.

Dans d'autres circonstances, les malades se plaignent d'une sécheresse absolue des fosses nasales ; ils
ne se mouchent presque jamais : c'est surtout dans ces
cas que le prurit est marqué. Cet état se rencontre
plus particulièrement chez les adultes ; la forme humide est propre à l'enfance et à l'adolescence.

Ces sécrétions nasales abondantes, ces espèces de
*fontes*, s'observent le plus habituellement chez les
sujets arthritiques.

L'anosmie est assez souvent la conséquence du coryza
prolongé.

Si l'on examine l'état des parties malades dans le
coryza chronique simple, on trouve la muqueuse nasale
hyperhémiée, rouge, boursouflée, granuleuse, dépolie.
L'hyperhémie peut être spécialement localisée en
quelques points, ou bien avoir envahi toute la mem-

brane pituitaire. Chez quelques-uns de ces malades, cet état s'accompagne d'une rougeur érythémateuse du bout du nez : on dirait une engelure. J'ai vu plusieurs cas analogues chez des jeunes filles lymphatiques de 18 à 20 ans ; cette rougeur cutanée est très difficile à modifier.

D'autres fois on remarque, à l'entrée des narines, ou même sur la cloison, la présence d'une ou plusieurs pustules qui donnent lieu à un chatouillement, à des démangeaisons aussi vives lors de leurs exaspérations qu'incommodes hors de là.

Dans certains cas, l'écoulement nasal est assez abondant pour déterminer, par son contact incessant, sur la lèvre supérieure, au niveau du sillon naso-labial, l'apparition d'une éruption pustuleuse, véritable sycosis inflammatoire qui est parfois très long à guérir et qui réclame presque toujours l'épilation.

Si l'inflammation a gagné la cavité naso-pharyngienne, les malades éprouvent, surtout le matin, un embarras, une gêne parfois très grande, et qui correspond au niveau des orifices postérieurs des fosses nasales. Les mucosités, quelquefois très adhérentes, ne peuvent souvent être expulsées qu'après de très grands efforts, un ensemble de reniflements, de toux, d'expuitions, entrecoupé par de brusques et profondes inspirations, râclement qui, en se prolongeant, provoque, s'accompagne, chez certains malades, de véritables efforts de vomissements.

Suivant les régions envahies, la phlegmasie chronique se traduit encore par d'autres symptômes : de
l'épiphora, des phlegmasies des paupières; d'autres
fois ce sont des douleurs dans les sinus frontaux et
maxillaires, dans les oreilles, qui ont pour point de
départ des lésions caséeuses de la muqueuse naso-
pharyngienne. Cet état s'accompagne parfois de l'hy-
pertrophie des glandes sous-maxillaires et paroti-
diennes.

Le coryza chronique est une affection fréquente dans
l'enfance, surtout chez les sujets lymphatiques ou scrofuleux.

Lorsqu'il se complique de punaisie, il devient parfois, pour les jeunes gens, une entrave sérieuse à la
vie du collège; et il est pour tous, dans ces cas, une
cause très réelle de répulsion, de tristesse et une
source continuelle d'ennuis.

Il importe donc au plus haut degré de faire disparaître cette fâcheuse affection. Au premier rang des
moyens de traitement figurent les irrigations nasales ou
naso-pharyngiennes avec l'eau minérale d'Uriage;
elles m'ont toujours donné de bons résultats dans le
traitement des affections chroniques des fosses nasales
dont nous venons de parler, notamment contre le coryza
chronique coexistant ou non avec la punaisie. Si les lésions se trouvent dans les parties profondes des fosses
nasales et surtout vers les orifices postérieurs, j'ai recours aux irrigations abondantes, prolongées. Si, au

contraire, l'inflammation est limitée à la partie antérieure des cavités nasales, je donne la préférence à la
pulvérisation. Du reste, il est facile de combiner les
deux méthodes et de répondre ainsi à toutes les indica.
tions. Pour les irrigations, j'emploie le siphon de Weber,
lequel a l'avantage de permettre de faire passer par
les fosses nasales la quantité de liquide que l'on désire
et cela d'une manière continue et avec un degré de vitesse qu'il est facile de graduer à volonté. Ce qu'il importe également, c'est d'avoir une canule obturant parfaitement la narine : dans ce but, jai recours à l'olive
en fayence qui a été conseillée par M. le Dr Constantin
Paul, comme remplissant parfaitement le but qu'on se
propose. On fait placer le malade, la tête un peu inclinée
en avant, au-dessus d'une cuvette, on amorce le siphon,
dont le récipient est placé à une hauteur variable suivant la vitesse que l'on veut donner au liquide, et l'on
voit ce liquide, entrant par une narine, sortir par l'autre
et entraîner avec lui les produits de sécrétion morbide
contenus dans les fosses nasales. La colonne liquide,
en arrivant à la partie postérieure des fosses nasales,
a sans doute déterminé la contraction du voile du palais
et des muscles constricteurs du pharynx, d'où résulte
l'obturation du conduit aérien postérieur.

Le liquide ainsi injecté passe d'une fosse nasale dans
l'autre et pénètre jusque dans les sinus frontaux, ainsi
que le prouve la sortie du mucus nasal par les points
lacrymaux.

Il est facile de préciser ici le rôle de l'eau d'Uriage, soit en se basant sur l'analyse chimique, soit d'après l'expérience clinique. Elle agit en modifiant la muqueuse pituitaire par ses propriétés légèrement cathérétiques, qu'elle doit à la présence du chlorure de sodium. Les malades supportent parfaitement les irrigations d'eau minérale d'Uriage, souvent beaucoup mieux que les décoctions de plantes ou que les solutions pharmaceutiques, qu'ils avaient employées précédemment. C'est un des meilleurs topiques que l'on puisse mettre en œuvre contre le coryza chronique. Outre leur action locale, nos eaux ont encore une influence incontestable sur l'état constitutionnel général qui co-existe presque toujours avec le coryza chronique accompagné ou non d'ozène. Bains minéraux, douches écossaises; à l'intérieur, eau à dose fractionnée, etc., trouvent par conséquent un utile emploi qui pourra du reste être varié suivant l'indication que pose chaque cas.

C'est au sein de ces conditions doublement efficaces, se complétant et se corroborant l'une l'autre, que l'on voit survenir, sinon toujours la guérison, du moins des améliorations solides et durables dues pour une bonne part aux changements que la médication thermale a imprimés à l'état constitutionnel sous l'empire duquel les lésions nasales s'étaient produites ou se perpétuaient.

# RHUMATISME

La plupart des eaux minérales, pourvu qu'elles soient appliquées à une température convenable et avec les précautions nécessaires, peuvent être employées avec succès contre les différentes manifestations du rhumatisme chronique. Ceci posé, il ne s'agit plus, pour faire choix de la station thermale, que de se guider sur l'état constitutionnel du malade. Or, les mêmes indications que nous avons essayé de mettre en lumière pour d'autres affections sont également applicables à ce qui concerne le rhumatisme. Dans les cas que nous spécifions, nous avons obtenu de très bons résultats dans les diverses formes et variétés du rhumatisme chronique, soit articulaire, soit abarticulaire.

Dans ce rhumatisme simple, qui, primitif ou consécutif au rhumatisme aigu, est si fréquent, il faut, surtout chez les individus lymphatiques, appauvris, anémiés, avoir recours à un traitement thermal modéré : bains à une chaleur tempérée (34 à 35° c.) mais constante, douches assez chaudes, mais pas trop fréquentes ni de trop longue durée, afin de ne pas provoquer des transpirations excessives qui affaibliraient l'organisme. De plus dans cette maladie *a frigore* on

comprend avec quel soin il faut veiller à écarter toute
cause consécutive de refroidissement.

Chez bon nombre de ces malades, l'eau d'Uriage en
boisson m'a rendu d'excellents services, soit à petite
dose en régularisant les fonctions digestives ou uri-
naires, soit à dose laxative ou purgative, suivant les
indications appropriées à chaque cas.

Dans quelques cas d'hydarthrose, je me suis bien
trouvé de douches tempérées appliquées sur le genou,
alors que toute inflammation locale avait à peu près
complètement disparu.

Dans le rhumatisme fibreux, avec ou sans rétractions
des tissus ou déformations articulaires, le traitement
par les eaux d'Uriage trouve un utile emploi, surtout
dans les circonstances où il est essentiel de relever les
forces de l'organisme, de stimuler la circulation générale, de régulariser les fonctions des reins et de la peau.

Comme la nature du rhumatisme nous échappe, il
n'y a aucune médication spéciale à instituer contre
l'affection même, il faut faire converger toute son
attention vers l'individualité atteinte.

Suivant donc les cas, et souvent après quelques tâtonnements, on aura recours soit à des bains tempérés,
soit à des bains chauds (dans les deux cas maintenus
pendant toute leur durée à une température constante),
soit à des douches chaudes. Bains, douches, étuves,
varieront, et comme degrés et comme durée, suivant
chaque malade en particulier. Uriage, par son installa-

tion actuelle, répond à toutes ces indications, quelque faible ou quelque notable que soit la différence entre elles.

Enfin dans le rhumatisme abarticulaire, douleurs musculaires, myopathies, les douches écossaises donnent, particulièrement chez les sujets nerveux, affaiblis, lymphatiques, de bons résultats, en relevant l'organisme par la stimulation qu'elles impriment aux fonctions de la peau et à l'économie entière. Dans ces cas, il sera bon d'agir avec prudence et d'éviter les trop grands écarts de température. Le massage pratiqué sous la douche trouve dans ces circonstances d'utiles applications contre l'atrophie des groupes musculaires, laquelle survient quelquefois à la suite du rhumatisme musculaire ou de l'arthrite sèche sénile.

Je me suis également bien trouvé de cette méthode balnéaire, c'est-à-dire de bains d'eau d'Uriage alternés avec des douches écossaises ou des douches peu chaudes dans le rhumatisme névro-musculaire. Mais là comme dans toutes les formes et les localisations si multiples de cette diathèse, l'indication de la station thermale et du mode de traitement doit se déduire de l'étude du malade lui-même.

Dans le rhumatisme abarticulaire interne, notamment dans les migraines d'origine constitutionnelle, c'est-à-dire survenant chez de jeunes sujets nés de parents goutteux ou rhumatisants, et dont la durée se prolonge pendant une grande partie de la vie, coïncidant parfois à un certain âge avec de l'acné rosée, les douches chaudes suivies de sudation dans le *maillot* m'ont donné plusieurs fois de bons résultats. Chez des femmes lymphatiques, molles, d'origine goutteuse également, la douche alternée m'a d'autres fois mieux réussi.

Dans les autres manifestations du rhumatisme viscéral l'intervention de nos eaux est précieuse. Que de vertiges, de troubles cérébraux, d'asthmes, de bronchites chroniques, d'altérations du cœur, de dyspepsies, de troubles de l'intestin, des reins ne reconnaissent pas d'autre cause que le rhumatisme.

A propos de ces manifestations internes du rhumatisme abarticulaire, j'ai eu plusieurs fois à Uriage l'occasion de voir des dyspepsies et des entéralgies rhumatismales. Chez ces malades, à moins que les troubles gastro-intestinaux ne s'accompagnent d'un état saburral ou d'inappétence, je me borne habituellement au traitement externe par les bains et les douches, cette médication détermine presque constamment une atténuation très marquée dans l'état morbide.

J'ai été deux fois à même d'observer, à peu près dans les mêmes conditions, des jetées rhumatismales du rein ou de ses enveloppes. Les deux malades, dans les antécédents héréditaires desquels on retrouvait très nettement la goutte, et qui avaient souffert à nombreuses reprises, tantôt de rhumatisme articulaire chronique simple ou de myodinies, tantôt de douleurs cardiaques avec oppression, ou de rhumatisme péri-crânien avec vertiges, éprouvèrent à un moment donné et sous l'impression bien évidente d'un refroidissement, des douleurs absolument localisées et circonscrites au niveau des deux reins. Chaque fois que le rhumatisme se portait dans cette région, il s'accompagnait, ou plutôt il était suivi d'une exagération de la sécrétion urinaire.

Les bains d'Uriage, par séries de 15 à 20, avec douches tièdes, sans maillot, ont toujours soulagé ces deux malades, et souvent pendant un temps assez long. Mais comme tous les rhumatisants, ils restent impressionnables, sous une des formes que j'ai indiquées, à l'influence d'un froid humide, d'un refroidissement ou d'une baisse barométrique.

Quant au rhumatisme des voies respiratoires, je ne l'ai rencontré à Uriage que sous la forme d'asthme. Il ne se passe pas de saison que je n'aie sous ma direction de jeunes sujets chez lesquels des attaques d'asthme coïncident ou alternent avec des dermopathies, le plus souvent avec de l'eczéma. Dans les faits que j'ai observés, il s'est constamment agi de malades parmi les ascendants desquels on retrouvait, soit l'arthritis, soit des dermatoses. Les bains, l'inhalation chaude, des douches chaudes ou écossaises, suivant les indications, l'eau en boisson à dose fractionnée, m'ont toujours donné de bons résultats toutes les fois qu'il n'existait aucune des contre-indications que j'ai déjà si souvent énumérées.

Enfin relativement au rhumatisme vague, affection

si complexe, si mobile, si difficilement saisissable, dans laquelle, comme l'a si judicieusement indiqué Gerdy, les malades présentent, tantôt simultanément, tantôt alternativement, des symptômes de rhumatisme et de névrose au point que les caractères des deux affections semblent se mêler, se confondre, pour constituer des affections mixtes, Uriage nous a été d'un très précieux secours. Dans les rhumatismes nerveux, les douleurs reparaissent ou s'accroissent sous l'influence des variations atmosphériques, du froid et de l'humidité et par l'action de causes morales. Chez un certain nombre de ces sujets, j'ai constaté la goutte comme antécédent héréditaire. Lorsque ces malades, ce qui est assez fréquent, sont lymphatiques, faibles, etc., les bains purs ou mitigés, à une température modérée et de courte durée surtout, les douches peu chaudes et administrées avec ménagement ou bien les douches écossaises avec massage (ces dernières atténuent tout particulièrement l'impressionnabilité du réseau nerveux périphérique de la peau), l'eau minérale à dose laxative dans le cas de constipation, m'ont donné des résultats vraiment inespérés.

Dans le névro-rhumatisme plus encore que dans toutes les autres variétés de rhumatisme, c'est l'individu, le malade, qu'il s'agit de traiter. Chez présque tous les sujets que j'ai eu l'occasion de soigner à Uriage, l'indication qui se montrait la plus impérieuse était de les tonifier, de les remonter. Aussi l'action tout particulièrement corroborante de nos eaux nous a-t-elle toujours permis, sinon de guérir nos névro-rhumatisants, du moins de les soulager à un degré très marqué. En modifiant réellement et durablement l'économie dans le sens que nous signalons, elles rendent l'organisme plus apte à résister à l'influence nuisible d'éléments morbigènes, en même temps elles régularisent les fonctions de la peau et celles des différents tissus.

Nous avons dit dans un des chapitres précédents que le traitement par les eaux salines et sulfureuses d'Uriage constitue souvent chez les enfants strumeux un agent prophylactique efficace de la phthisie pulmonaire.

Je reste de plus en plus convaincu de cette vérité, aussi suis-je heureux de reproduire les sages conseils que M. Ernest Besnier, imbu des mêmes principes, donne à propos du traitement du rhumatisme vague :

« Il y aurait à instituer toute une modification des maladies chroniques *dans l'enfance*, basée sur la connaissance des *antécédents héréditaires*, et sur une étude attentive des *indices premiers*, qui existent assurément, mais qu'il s'agit de chercher et de savoir discerner dans la série des maladies infantiles. Hygiène particulière, genre de vie, habitation, choix d'une profession, d'un lieu habituel de séjour, médications hydrothermales renouvelées, voilà le véritable traitement préventif de la maladie rhumatismale, comme de toutes les maladies chroniques. Peut-être un jour le com-

prendra-t-on, peut-être les médecins se donneront-ils
la tâche de le démontrer, et d'opposer la *toute-puis-
sance* de la *prophylaxie* appliquée aux maladies chroniques *en germe*, à l'*impuissance* de la thérapeutique administrée à leurs affections *réalisées* et ineffaçables.

Dans le temps actuel, l'usage d'envoyer les enfants
au bord de la mer pendant l'été ou pendant une partie de l'été, s'est développé dans les plus extraordinai-
res et les plus excessives proportions. Je veux bien
que, dans un grand nombre de cas, ce séjour soit
indiqué, et que les résultats en soient souvent favorables ; mais aussi quel abus n'en est-il pas fait ! Quelle
règle préside à l'emploi de la médication marine ?
Dans quelles conditions malsaines de localité, insalubres d'habitation, médiocres d'alimentation ne place-
t-on pas un grand nombre d'enfants, qui seraient mieux
à l'air des montagnes, sous des pressions inférieures,
et disséminés dans les nombreuses stations hydro-
thermales où ils pourraient trouver de meilleures conditions d'hygiène, et un traitement véritablement rationnel (1) ! »

Ces desiderata sont complètement remplis à Uriage,

(1) Admirables paroles; formule qui contient en germe
toute une bienfaisante révolution sociale. Sauver les déshé-
rités de constitution !... N'est-ce pas là un des buts les plus
élevés de la médecine. L'école sélectionniste ne protestera
certainement pas, les hygiénistes et tous ceux qui s'occupent de l'amélioration de l'enfance approuveront à coup sûr
la ligne de conduite tracée par notre cher et savant confrère.

nous croyons l'avoir surabondamment démontré ;
rappelons encore que dans un des chapitres précédents
il a été signalé comme une des plus précieuses indications de nos thermes : le traitement prophylactique,
*dans l'enfance*, du lymphatisme et de la scrofule.

Je ne terminerai pas ce chapitre sans dire un mot
des con ditions dans lesquelles doit, d'une manière
générale, être dirigé le traitement hydro-thermal des
rhumatisants. A cet égard nous nous associons pleinement aux recommandations que M. le docteur
Ernest Besnier a formulées dans son étude sur le
rhumatisme : « Le traitement du rhumatisme est un
traitement complexe, qui réclame *un ensemble* de
moyens parmi lesquels la balnéation, la douche, la
sudation, les frictions, le massage, l'enveloppement,
le transport à couvert du malade, etc., demandent des
locaux appropriés, du temps, de la place, des infir-
miers zélés et expérimentés, dirigés et surveillés,
c'est-à-dire ce qui manque absolument à un grand
nombre de stations. » Ce sont là en effet des conditions d'une sérieuse importance pour la réussite du
traitement thermal, mais conditions, notons-le, qui
sont parfaitement réalisées à Uriage depuis la nouvelle
installation des douches, ainsi qu'on a pu le voir par
la description détaillée que j'en ai faite ci-dessus.

Enfin relativement à l'application des douches dans
le traitement du rhumatisme, je tiens à insister de
nouveau sur un point essentiel : c'est que la douche

ayant une action dérivative générale, il importe de la diriger sur toute la surface cutanée, sans insister davantage sur les points malades, on n'aura alors jamais à craindre une exacerbation fâcheuse du mal.

Cependant la douche locale employée avec beaucoup de prudence, lorsqu'on n'a pas à redouter une surexcitation trop forte, ou même s'il est nécessaire de provoquer une légère excitation, peut être une ressource précieuse.

Les douches de vapeur avec lesquelles on n'a pas à se préoccuper des effets de la percussion peuvent remplacer avantageusement comme douches locales les douches d'eau. En général il m'a toujours paru préférable de joindre à la douche locale une douche générale qui atténue les inconvénients de la stimulation locale sans pour cela rien enlever à son efficacité.

Les effets consécutifs de la médication thermo-minérale sont souvent plus immédiats pour le rhumatisme que pour d'autres maladies, notamment pour les dermatoses. Toutefois ils ne sont complets et assurés généralement qu'au bout d'un temps plus ou moins long, de quelques semaines à plusieurs mois. Le plus souvent l'amélioration se fait sentir déjà à la fin du traitement et s'accentue ensuite, quelquefois elle ne se manifeste qu'après un intervalle assez considérable, pendant lequel on ne remarque pas de changement important.

Il me reste un mot à dire des accidents à forme rhumatismale que l'on voit survenir secondairement à la blennorrhagie. Ils peuvent se manifester dans toutes les régions, sur tous les organes qui sont le siège habituel du rhumatisme. Les localisations articulaires —les seules que j'ai eu l'occasion d'observer à Uriage — se développent surtout au niveau des grandes articulations et principalement du genou.

Je n'ai pas à examiner ici en quoi l'arthropathie blennorrhagique diffère de l'arthropathie rhumatismale commune. La seule chose qu'il importe de retenir c'est qu'elle est également, tout comme les autres variétés du rhumatisme, justiciable de nos eaux.

Que l'on ait affaire à des arthralgies, à de l'arthrite sèche superficielle, à de l'arthrite avec épanchement, ou enfin à de l'arthro-périostite subaiguë ou chronique, le traitement hydro-thermal d'Uriage aura une action décisive. La fixité et la lenteur d'évolution que présentent les localisations articulaires du rhumatisme blennorrhagique sont souvent encore augmentées par l'altération de la constitution du malade tenant à une disposition strumeuse ou arthritique préexistante. Il faut alors relever l'organisme par une médication appropriée et en même temps instituer un traitement propre à combattre le rhumatisme : bains à une température modérée, douches chaudes mais pas de trop longue durée et administrées avec ménagement.

On peut en agissant ainsi améliorer l'état général du malade, guérir en même temps les vieux écoulements et les accidents éloignés qui en sont la conséquence.

# MALADIES ARTICULAIRES

Outre les arthropathies rhumatismales, nous avons fréquemment l'occasion de traiter à Uriage des affections des articulations dues à d'autres causes : l'hydarthrose d'origine traumatique, d'anciennes luxations ou fractures.

Dans ces maladies, et à la condition expresse que toute inflammation ait disparu, on emploiera avec le plus grand succès des douches locales dirigées sur la partie lésée. L'action des eaux d'Uriage n'a d'ailleurs ici rien de spécial, et je crois qu'avec des douches bien installées, on peut, dans ces cas, obtenir partout les mêmes résultats que chez nous.

. Quant aux tumeurs blanches, il en a longuement été question dans le chapitre que nous avons consacré à la scrofule : nous n'avons pas à y revenir, les indications et le traitement, dans ces cas, étant à peu près les mêmes, que le malade soit strumeux ou non.

Toutefois je tiens à dire ici quelques mots des coxalgies dont j'observe chaque année un certain nombre de cas à nos thermes.

## *Coxalgie (coxite).*

L'expression de coxalgie n'a plus aujourd'hui de raison d'être ; elle date d'une époque où l'on ne pouvait même pas expliquer les phénomènes de déformation. Actuellement on sait que ces derniers on leur point de départ dans une lésion des parties qui entrent dans la constitution de l'articulation coxofémorale. Le symptôme *douleur* (ἄλγος) se montre également durant l'inflammation des autres articulations, il n'a donc rien de caractéristique pour ce qui se passe à la hanche.

Il se produit dans cette région des inflammations aiguës et des inflammations chroniques ; ces dernières sont de beaucoup les plus fréquentes, et la description restée classique de la coxalgie se rapporte à un état de phlegmasie chronique. Pour certains auteurs, le terme de coxalgie devrait servir exclusivement à désigner l'arthrite fongueuse (tumeur blanche de la hanche). Depuis quelques années on sait que ce processus inflammatoire chronique est de nature tuberculeuse et que l'arthrite affecte deux formes différentes, dans lesquelles il y a formation de granulations fongueuses : si elles sont exubérantes, forme fongueuse (tumeur blanche proprement dite) ; s'il se produit du pus caséeux — ce qui est très fréquent — on aura la forme purulente.

La première est plus commune chez l'enfant, la seconde chez l'adulte. On sait aussi que ces arthrites tuberculeuses ont presque toujours, du moins chez les enfants, leur point de départ dans les os. Le foyer primitif serait d'abord extra-articulaire ; plus tard il s'ouvrira dans l'articulation.

Indépendamment de ces formes plus ou moins chroniques, il existe d'autres inflammations de la hanche ayant une très grande analogie avec les précédentes ; elles reconnaissent pour cause soit une ostéomyélite de voisinage, soit une maladie infectieuse aiguë : scarlatine, rougeole, typhus, rhumatisme mono-articulaire. Ces dernières formes sont moins fréquentes que les autres ; elles se rencontrent à peu près dans la même proportion que l'arthrite déformante et la coxalgie proprement dite (névralgie de l'articulation de la hanche). Elles donnent fréquemment lieu à la luxation spontanée, et les pathologistes modernes sont d'accord pour faire de ces variétés une étude distincte de celle de la coxalgie des anciens auteurs, laquelle se rapporte à l'inflammation chronique de l'articulation de la hanche. Ce sont surtout celles-là que j'ai l'occasion d'observer à Uriage. Que l'affection ait débuté par la synoviale ou, ce qui paraît être de beaucoup le cas le plus ordinaire, par les os, peu importe pour ce que j'ai à dire en ce qui concerne le traitement général ainsi que les précautions consécutives à prendre.

Bien entendu il ne saurait en ce moment être ques-

tion du traitement chirurgical de cette affection : ce
n'est nullement notre prétention ni notre affaire. Mais
à côté de la chirurgie, qui est souvent appelée à jouer
ici le rôle essentiel, je tiens à faire remarquer combien
il importe aussi de soumettre ces malades à une médication générale appropriée. Tout d'abord il est indispensable que les enfants ne restent pas confinés dans
une chambre. L'air de la campagne, des montagnes
principalement, est des plus utiles à la reconstitution
de l'économie. Les bains sulfureux et les bains salés
sont de nécessité première pour ces malades qui
presque tous vivent dans des conditions défectueuses,
cortège classique de ces affections, c'est-à-dire qui sont
lymphatiques, strumeux, affaiblis, ou à intelligence en
retard, ou au contraire affligés d'éréthisme nerveux,
spasmes, céphalée, insomnie, etc. Seulement il est
essentiel de ne prescrire ces bains qu'autant que toute
inflammation aiguë aura disparu, et encore en prenant
de grandes précautions, les mouvements, les tiraille-
ments pouvant être très préjudiciables. On ne devra
jamais surtout chercher à combattre au moyen de
douches, de quelque nature qu'elles soient, l'ankylose
des coxites guéries par l'immobilisation ; en touchant
à l'articulation, l'inflammation pourrait se réveiller
et le médecin aurait alors à se reprocher d'avoir reproduit la maladie avec tous ses risques. C'est dans
ces cas que nos bains, comme ceux de même nature,
peuvent rendre d'excellents services par leurs propriétés

éminemment toniques et fortifiantes. Mais répétons-le
encore, les douches seraient plus nuisibles qu'utiles :
elles ne ramèneraient pas les mouvements, mais elles
pourraient ramener la coxite.

Rappelons à ce sujet que l'air de la mer est souverain
pour le salut des coxalgiques ; on y a souvent, et par
lui seul, obtenu la guérison des cas les plus graves.
Dans la statistique de Cazin portant sur des faits de
cet ordre, il est noté 55 $^0/_0$ de guérison pour des coxites
suppurées.

Le traitement général me paraît en conséquence
devoir se résumer dans la double prescription suivante :

L'hiver, séjour au bord de la Méditerranée ;

L'été, installation sur les plages de l'Océan ou aux
stations d'eaux minérales salines et sulfureuses, ou
salines, surtout celles situées dans les montagnes.

# AFFECTIONS UTÉRINES

Les eaux d'Uriage ont une réelle et notable efficacité dans le traitement des affections utérines. Mais ici surtout il est de la plus haute importance de bien préciser les conditions dans lesquelles on devra y avoir recours et de s'entendre d'avance sur les résultats qu'il est rationnellement permis d'en espérer. Ce ne serait pas sans inconvénient, en effet, pas même sans danger qu'on ferait appel indistinctement et dans toutes les circonstances aux propriétés qui caractérisent nos thermes.

En premier lieu, les eaux d'Uriage, comme du reste toutes les sources chlorurées sodiques, exercent une action excitante sur le système utérin; elles favorisent puissamment la menstruation. On pourra donc les administrer avantageusement à toutes les personnes faibles, et surtout lymphatiques, chez lesquelles les règles seront retardées ou troublées par un appauvrissement du sang ou par le fait de la diathèse scrofuleuse.

Il n'y a pas du reste à tenir compte uniquement de l'action spéciale et directe dont nous parlons : le flux menstruel se régularise de lui-même par le fait seul des modifications favorables éprouvées par l'économie entière et dont le premier résultat est de rétablir l'accomplissement régulier des fonctions utérines.

Bien entendu, nous ne désignons ici que les troubles mentruels idiopathiques et spécialement ceux qui sont entretenus par l'exagération du tempérament lymphatique ou de l'état chloro-anémique.

Une autre conséquence de l'action tonique et reconstituante de nos eaux sur les organes génitaux de la femme sera de modifier favorablement l'état d'atonie et de relâchement qui s'observe le plus habituellement sous l'influence de la *malaria urbana*, l'asthénie des grandes villes, faite à la fois d'épuisement physique et d'éréthisme nerveux, état qui, pour l'appareil génital féminin, est caractérisé par des écoulements muqueux ou muco-purulents. La leucorrhée, il est vrai, existe rarement seule, et dans tous les cas les formes persistantes se présentent ordinairement chez les personnes qui ont un tempérament lymphatique ou sont débilitées par une cause quelconque, locale ou générale, matérielle ou psychique, tenant originairement de l'hypo ou de l'hypersthénie. De telles conditions appellent de la manière la plus pressante l'indication, l'emploi méthodique et soutenu de nos eaux.

Ces affections muqueuses peuvent avoir pour conséquence les troubles les plus variés dans l'organisme. La digestion souffre, la composition du sang est altérée, la menstruation devient irrégulière et le système nerveux réagit consécutivement par des douleurs qui se présentent soit sous la forme d'une irritation spinale, soit sous un aspect névropathique plus ou moins accusé.

Combien ne voit-on pas de jeunes filles et de femmes pâles, leuco-phlegmatiques, chloro-anémiques, nerveuses, qui n'ont plus ni ton, ni énergie vitale, et dont le moral lui-même subit un affaissement presque irrémédiable, source méconnue de tant de déceptions, de chagrins, de tant de perturbations dans la famille, dans la société même.

Mais le plus souvent, en même temps que le catarrhe utérin, on constate la présence d'érosions, d'ulcérations, avec ou sans engorgement du col, du boursouflement de la muqueuse, surtout de la muqueuse vaginale.,

Par conséquent si, comme c'est le cas le plus ordinaire, il n'existe pas de contre-indications tenant à la persistance d'une inflammation utérine, on doit, tandis que le traitement général combat le vice constitutionnel, employer comme un auxiliaire utile, parfois même indispensable, les injections d'eau minérale, ou seulement, si le cas s'y prête, faire usage, pendant le bain, d'un spéculum de bain.

Ce traitement local a l'avantage, tout en arrêtant des sécrétions trop abondantes, de diminuer le relâchement de la muqueuse qui s'observe si fréquemment dans le catarrhe de la matrice et du vagin.

A propos de la leucorrhée, nous devons signaler celle

que nous présentent quelquefois non seulement des jeunes filles, mais même des enfants (de deux à huit ans). Ces écoulements, ordinairement caractérisés par la sécrétion d'un mucus blanc ou jaune-verdâtre, s'observent chez les sujets lymphatiques ou scrofuleux, la leucorrhée n'étant dans ces cas que l'une des manifestations de l'état général. Il est donc évident que l'indication à remplir sera la même que pour les autres lésions liées à cet état constitutionnel. A mesure que les flux anormaux se dessèchent, que les exulcérations se cicatrisent sous l'influence de la modification favorable survenue dans l'état général, la nutrition s'améliore et toutes les fonctions de l'organisme s'accomplissent désormais avec plus de régularité.

Grâce à l'influence revivifiante de notre source on voit aussi le sang acquérir graduellement les propriétés plastiques qu'il avait depuis longtemps perdues, et du même coup disparaître les phénomènes nerveux secondaires. Aussi les malades reviennent-elles de leur saison thermale métamorphosées, fraîches et fortes et de nouveau aptes à remplir, comme épouses et comme mères, la mission dévolue à leur sexe.

Les douches écossaises sont ici parfaitement indiquées; elles sont, en général, très bien supportées et impriment à l'organisme une vitalité nouvelle.

Quant au traitement de la métrite chronique par nos eaux, caractérisons d'abord en quelques mots cet état pathologique. On comprendra mieux par là quel peut être le rôle qu'elles sont appelées à y jouer.

Ne pouvant entrer ici dans une étude de cette affection, nous ne retiendrons qu'un point : c'est qu'il s'agit là d'une inflammation de l'utérus se révélant par des signes identiques mais moins prononcés que ceux de la période aiguë, et d'ailleurs souvent masqués par des phénomènes généraux. Au nombre de ses symptômes un des plus essentiels à noter, c'est l'*augmentation de volume* de l'organe, qui, tout en portant sur la totalité du tissu utérin, peut cependant être plus prononcée sur certains points que sur d'autres.

La métrite chronique a toujours un retentissement sympathique, ou une influence de voisinage sur les organes voisins. Aussi les malades se plaignent-elles le plus souvent d'irradiations douloureuses du côté des ovaires, de l'hypogastre et des lombes. Ces douleurs qui s'augmentent par la pression, la marche, etc., sont également entretenues par la constipation. L'inflammation chronique du corps de l'utérus peut s'accompagner d'érosions, d'exulcérations, etc. ; d'autres fois il y a de la leucorrhée, non plus idiopathique comme celle que nous avons mentionnée ci-dessus, mais liée intimement à la lésion utérine et qui ne peut être amendée que par la guérison ou l'atténuation de la maladie locale dont elle dépend.

La plupart des maladies utérines et spécialement la métrite chronique, par les souffrances qu'elle provoque, l'altération qu'elle amène dans l'hématose et la perturbation que détermine dans les fonctions digestives le repos prolongé rendu nécessaire, peut devenir le point de départ de l'affaiblissement de la constitution, de la chloro-anémie et de désordres nerveux aussi graves que pénibles.

Si la métrite chronique se trouve atteindre un sujet lymphatique ou débilité par quelque cause et de quelque manière que ce soit, Uriage pourra utilement intervenir.

Tout d'abord on utilisera avec le plus grand succès la propriété laxative de nos eaux contre la constipation qui est une des complications les plus habituelles de la métrite chronique. De tous les purgatifs que le médecin a à sa disposition, ceux dont l'emploi nous paraît devoir être préféré sont les eaux salines. Tous les pathologistes sont d'accord sur ce point. Toutefois, il importe que tout processus phlegmasique un peu actif ait disparu, sinon on aurait à craindre de produire une excitation trop vive. L'inflammation a-t-elle entièrement cessé? la malade, en outre, est-elle lymphatique ou débilitée? C'est alors qu'on aura recours avec le plus de chance de succès à l'eau de notre source. Par suite de sa double minéralisation, saline et sulfureuse, elle n'irrite point en purgeant, et l'on peut renouveler la purgation tous les deux jours et même tous les jours pendant un temps assez long, sans crainte d'affaiblissement.

Aussi l'eau d'Uriage, comme ses congénères, exercet-elle une salutaire influence dans les cas de métrite chronique par la dérivation qu'elle opère sur le tube intestinal grâce aux sels purgatifs qu'elle contient. Cette action a évidemment pour résultat de faciliter dans les vaisseaux sanguins du bassin la circulation de retour et de dégorger ainsi les tissus de cette région qui sont presque toujours, dans ces maladies, le siège d'une stase sanguine prononcée.

Mais nos eaux rendent encore ici d'autres services, des services en sens inverse de ceux décrits ci-dessus, mais non moins précieux. Par sa persistance, la métrite chronique exerce sur l'état général une influence aussi prononcée que funeste. Aussi chez les femmes lymphatiques et débilitées, le traitement thermal par les bains et les douches écossaises aura-t-il une action particulièrement favorable en produisant des modifications profondes non seulement dans le mode de vitalité locale, mais dans le processus nutritif tout entier. En outre, et complémentairement, elles auront une influence salutaire sur le flux menstruel. Qu'il soit trop faible ou trop rare, elles contribuent à le régulariser. Dans les cas, au contraire, où il y a tendance aux congestions utérines et où les règles se transforment en véritables pertes, les douches écossaises dirigées sur les épaules, les membres supérieurs opèrent une révulsion des plus heureuses. Ainsi employées ces douches, dont on peut d'ailleurs si aisément varier la température et la force de projection selon l'indication, donnent des résultats très avantageux.

Bien entendu, nous maintenons la réserve que nous avons déjà faite relativement à l'emploi de nos eaux pour le cas où un élément inflammatoire persistant compliquerait la lésion utérine ; dans ces cas, il convient ou de s'abstenir ou de n'administrer le traitement qu'avec beaucoup de précaution et notamment sous forme de grands bains tempérés.

Mais, on le comprend, ce ne sont pas là les cas les plus fréquents qu'on nous adresse à Uriage.

Dans les engorgements utérins chroniques, là où toute inflammation a disparu, le traitement thermal peut ordinairement être poussé avec une énergie qui, en suivant les règles précédemment formulées, m'a presque toujours donné d'excellents et durables résultats.

Il est un point sur lequel je veux encore insister, c'est celui qui concerne certaines lésions que l'on observe sur le col, érosions, exulcérations, etc., et que l'on peut rattacher à la diathèse herpétique. Ces modalités pathologiques superficielles (parfois distribuées comme en cartes géographiques) de la muqueuse cervicale peuvent être souvent considérées comme un véritable eczéma. On les voit surtout chez les femmes lymphatiques, sujettes aux éruptions cutanées et aux écoulements leucorrhéiques.

Ces lésions ainsi définies ne sont pas rares à Uriage, et le traitement général aidé d'injections pendant la durée du bain contribue à faire disparaître ces accidents presque sans importance par eux-mêmes, mais qui se reproduiront inévitablement si la cure thermale n'est pas suivie pendant un temps suffisamment prolongé.

J'ai observé aussi à plusieurs reprises des cas d'herpès soit sur le col soit sur les organes génitaux externes, survenant surtout durant les quelques jours qui précèdent ou suivent l'époque menstruelle.

La présence de ces poussées d'herpès m'a toujours paru essentiellement liée et à l'état général et au mouvement fluxionnaire qui se produit dans la sphère génitale lors du raptus cataménial. Uriage est donc indiqué dans les deux cas, et son action médicatrice ne m'a jamais fait défaut.

Je ne dirai que quelques mots de la stérilité. De tout temps cet état a été le champ le plus fécond des promesses et, il faut bien aussi le dire, des bienfaits de l'hydrologie. Certaines stations thermales ont été successivement des lieux de pèlerinage très fréquentés par les femmes infécondes. Le temps du merveilleux aujourd'hui passé, on a voulu pénétrer le fond, le mystère de résultats si prônés autrefois, et ce secret on l'a trouvé sans peine dans l'étude des causes diverses qui peuvent s'opposer à la fécondation ; car, il n'est pas nécessaire de le répéter à nouveau, les plus célèbres sources ne sauraient avoir de vertus prolifiques essentielles ; ce n'est qu'en faisant disparaître certaines altérations matérielles ou fonctionnelles qu'elles peuvent favoriser la conception.

Tel se pose le problème, et il est des plus obscurs, car il paraît bien difficile de préciser quelles sont, dans des cas si complexes, les causes qui s'opposent à la fécondation. A Uriage, on le comprend, et Dieu nous garde de promettre davantage, nous ne pouvons obtenir de résultats favorables — et j'en ai enregistré un certain nombre, — que dans les cas où les lésions locales, les troubles fonctionnels de l'appareil utérin et les états constitutionnels ou diathésiques connexes ressortissaient par leur nature, leur cause originelle, aux propriétés spéciales de nos eaux.

Je n'ai pas à revenir ici sur le mode de traitement auquel on devra alors recourir, m'étant déjà suffisamment expliqué sur ces différents points. C'est en s'appuyant sur nos indications antérieures que, devant une stérilité datant parfois de plusieurs années, on pourra parfois espérer en triompher par le seul fait de modifications survenues dans l'organisme sous l'influence favorable du traitement thermal.

Il me reste, à ce propos, un mot à dire des différents déplacements de l'utérus qui, tout en constituant une véritable maladie, peuvent souvent aussi devenir une cause d'infécondité.

Contre toutes ces déviations l'action de nos bains, de nos douches écossaises surtout, auront, chez les malades lymphatiques, anémiées, débilitées une action tonique, remontante incontestable qui, si elle ne fait pas disparaître absolument ces déplacements, les atténuera au moins dans une certaine mesure, et permettra un retour de l'organe à sa situation presque normale.

Enfin l'aménorrhée, la dysménorrhée par aglobulie du sang, par lymphatisme, etc., étant modifiées sous l'influence de nos eaux, ces dernières auront contribué par là à rendre possible la fécondation.

Dans certains autres troubles qui paraissent être sous la dépendance d'une atonie générale de l'organisme, d'un alanguissement de l'innervation ainsi que de la nutrition, l'effet de nos eaux, des diverses méthodes balnéaires en notre pouvoir ne peut, en ce cas, être invoqué que dans l'espoir, journellement réalisé, d'obtenir la suractivité qui est alors imprimée à l'organisme tout entier, le *coup de fouet* régénérateur que la *vie thermale* donne au physique et au moral.

La ménopause, on le sait, n'est pas une maladie, mais une occasion de maladie. Je dois donc réserver ici une place restreinte, mais distincte, à cet état mixte, sorte d'imminence morbide suspendue comme l'épée fatale au milieu de la plus florissante carrière. Née de l'évolution même de l'organisme, la ménopause a son point de départ dans l'appareil génital, et elle détermine dans tous les systèmes des changements essentiellement multiples et divers.

Ainsi, il n'est pas rare de voir survenir dès la quarantaine et sans autre cause appréciable une chloro-

anémie s'accompagnant de troubles dans les fonctions
digestives, de phénomènes dyspeptiques ou gastral-
giques. Telle autre femme, au contraire, et ce cas est
le plus commun, prend, à la même période, une ani-
mation, une *fraîcheur* de teint, inaccoutumées. Son
embonpoint augmente, ses formes s'accusent; elle
éprouve de l'insomnie, des bouffées de chaleur vers la
tête, des étourdissements, alternant avec des douleurs
des flancs et des fosses iliaques... Dans le premier cas,
ayez recours à l'action tonique de nos bains, de nos
douches écossaises; dans le second, aux bains calmants, mitigés. A l'intérieur faites intervenir l'eau à
dose purgative; dernière indication d'autant plus évidente que la constipation accompagne bien souvent
les troubles généraux liés à cette période de la vie.
Les douches révulsives sur les membres inférieurs,
la douche écossaise pourront aussi être efficacement
utilisées dans ces cas.

Je ne reviendrai pas sur les lésions cutanées que
l'on a si souvent occasion de voir survenir à la période ménopausique. Il a en effet déjà été question, au
chapitre précédent, des éruptions prurigineuses atroces
et tenaces du pourtour de la vulve et de l'anus, chez
bon nombre de femmes de cet âge. Chez d'autres, ce
sont l'eczéma de la face, des oreilles, l'acné, les
fluxions érysipélateuses ou furonculeuses, etc. Ces
manifestations cutanées sont souvent fort rebelles,
alors même qu'elles ne constituent qu'une affection

récente, qu'une maladie succédanée pour ainsi dire.
Elles le seront toutefois d'autant plus que l'éruption
qui se produit à ce moment n'est que l'exacerbation
des effets d'une diathèse préexistante. Dans bien des
cas, il importe de combattre ces troubles éminemment
variés qui se manifestent presque toujours à l'âge si
justement nommé critique, et ne jamais oublier que de
la prophylaxie de cette période de la vie féminine
dépend sinon le salut, du moins le bien-être de la
femme durant le reste de son existence.

# AFFECTIONS VÉNÉRIENNES ET SYPHILITIQUES

Tous les médecins sont aujourd'hui d'accord sur le rôle important réservé aux eaux minérales dans le traitement des affections syphilitiques et vénériennes. Cependant si ce point ne peut être sérieusement contesté, il n'en règne pas moins encore sur le genre de l'influence thermale, et sur le fait même de cette influence, une trop réelle incertitude sur laquelle il importe de s'expliquer franchement.

Je sais très bien que nos eaux, non plus qu'aucune autre source, ne possèdent un pouvoir direct, une action spécifique contre des maladies vénériennes ou syphilitiques. Aussi m'attacherai-je surtout à indiquer ici le plus nettement possible quels sont les éléments *annexes, surajoutés* de ces maladies, quelles sont celles de leurs *complications* ou de leurs *suites* que nos thermes peuvent combattre avantageusement. Ce qu'il importe donc, c'est de préciser le rôle que peuvent être appelées à jouer les eaux minérales dans le traitement de ces affections, d'en faire en quelque sorte un corps auxiliaire dans la grande armée des antisyphilitiques.

*Blennorrhagie.* — L'usage des eaux sulfureuses détermine parfois l'apparition d'un écoulement uréthral ; cette *blennorrhagie sulfureuse*, comme on l'appelle dans les Pyrénées, disparaît presque toujours spontanément au bout de quelques jours, sans qu'il soit nécessaire d'interrompre le traitement thermal.

J'ai observé plusieurs fois des faits de ce genre à Uriage, et ces recrudescences de blennorrhées latentes disparaissent sous l'influence seule de la continuation des bains ; car je ne saurais admettre que les eaux minérales puissent créer un véritable écoulement uréthral. Pour ma part je n'en ai jamais vu survenir chez des individus n'ayant pas eu antérieurement de blennorrhagie véritable.

Quant à la blennorrhée simple, elle est avantageusement modifiée par le traitement hydro-thermal. Dans ce cas, la guérison peut avoir lieu de deux manières : sous l'influence des bains, 'de quelques purgations, la sécrétion muqueuse ou séro-muqueuse augmente légèrement, l'inflammation chronique du canal est un peu réveillée, mais ces symptômes disparaissent ensuite d'eux-mêmes ; dans d'autres circonstances, les caractères objectifs restent sensiblement les mêmes, et la goutte militaire se tarit sous l'influence de la médication générale.

A Uriage, je n'ai jamais vu l'état subaigu se ranimer dans les anciennes gonorrhées au point de réaliser un écoulement abondant ; le plus souvent l'excitation est à peine appréciable, et un œil attentif — celui d'un client timoré — est seul à même de s'en rendre compte.

Aussi, quant aux anciennes blennorrhagies pouvant devenir fluentes, disons mieux, pouvant, comme on l'a écrit, *ressusciter* sous l'empire de l'excitation hydro-minérale, je suis très disposé à croire, à affirmer que, s'ils sont bien guéris, les individus autrefois atteints d'inflammation blennorrhagique pourront affronter sans danger les eaux minérales. S'il en était autrement, un trop grand nombre d'anciennes victimes ne pourraient les approcher sans de secrètes terreurs, de continuelles appréhensions.

La guérison de ces gouttes militaires rebelles qui, dans bon nombre de cas, font le désespoir des malades et des médecins, et dont la durée est parfois indéterminée, doit être uniquement attribuée à l'action que les eaux exercent sur l'organisme. Aussi, cette méthode donnera-t-elle les plus satisfaisants résultats toutes les fois qu'il s'agira de malades débiles, affligés d'une disposition catarrhale marquée, d'une constitution lymphatique, strumeuse, etc... Dans ces cas, les eaux d'Uriage sont parfaitement indiquées, et, après une saison, j'ai plusieurs fois constaté la disparition de suintements qui avaient résisté avec la plus grande opiniâtreté à tous les moyens employés jusqu'alors. Le canal, devenu libre de toute médication topique irritante, participe dans sa nutrition, dans sa vitalité, au mouvement reconstituant de tout l'organisme, et si la guérison est moins prompte, elle est plus solide.

Quant à l'*uréthrorrhée*, laquelle dès le début se présente avec tous les caractères de la chronicité, elle est aussi tenace que la blennorrhée, et dans plusieurs cas il m'a semblé que les conditions générales de l'organisme influaient notablement sur sa durée.

Les divers écoulements uréthraux (blennorrhoïde, blennorrhée, uréthrorrhée), quoique offrant entre eux et sous beaucoup de rapports de notables différences, seront tous à un certain degré avantageusement influencés par le traitement thermal, dont l'action s'exerce principalement sur l'idiosyncrasie des individus. Et par là je ne veux nullement dire que l'intensité de l'inflammation uréthrale sera en rapport constant avec l'âge, le tempérament, la santé ultérieure, etc..., mais seulement que, une fois l'état chronique établi, on doit tenir compte des dispositions individuelles et de toutes ces causes générales qui, si elles ne peuvent faire préjuger les caractères ultérieurs d'un écoulement, au moment où il débute, acquièrent et exercent, vers la fin de la maladie, une importance prépondérante.

Au nombre de ces écoulements justiciables de nos eaux, je dois encore faire rentrer la blennorrhagie arthritique, c'est-à-dire celle qui est contractée par un sujet arthritique et qui a été si bien décrite par M. Diday, sous le nom de *blennorrhagie prolongée*, dans sa leçon clinique à l'hôpital de la Charité (voy. *Semaine médicale*, 29 mai 1883).

Cette forme de blennorrhagie se distingue par sa durée désespérante (souvent plus d'un an) et sa résistance aux moyens ordinaires. Il est probable que dans ces cas les bains sulfureux, les douches chaudes, les douches écossaises, les toniques qui donnent de si bons résultats contre le rhumatisme, modifieraient favorablement cette sécrétion.

Certaines complications de la blennorrhagie obtiendront encore, chez nous, un amendement réel. Il s'agit de ces engorgements chroniques qui persistent parfois si longtemps à la suite des orchites, et plus fréquemment des épididymites. On pourra, dans les cas où ces affections sont implantées sur des sujets lymphatiques ou scrofuleux, retirer les meilleurs effets de la source saline et sulfureuse d'Uriage. Il est aisé de comprendre, en effet, que dans les engorgements à marche essentiellement chronique et où l'inflammation n'a fait en quelque sorte que réveiller en un point une prédisposition morbide générale, la guérison deviendra difficile à obtenir si l'on se borne aux remèdes locaux sans s'adresser en même temps à l'ensemble de la constitution.

Je passe actuellement à l'étude de la syphilis.

*Syphilis.* — Si, comme nous venons de le voir, la médecine thermale joue un rôle relativement effacé et nécessairement restreint dans le traitement des affections *vénériennes*, il n'en est plus de même quand il s'agit des affections *syphilitiques*.

La syphilis, dans le cours de sa longue et désastreuse évolution, détermine presque toujours un état de chloro-anémie qu'il est important de combattre pendant toute la durée des accidents, tout en administrant les préparations mercurielles. De là indication des eaux reconstituantes, non-seulement au début, mais commé auxiliaire opportun à plus d'une phase ultérieure de la maladie.

Comment le mercure agit-il sur la syphilis ? Quel est son mode intime d'influence ? A quoi sont dues ses propriétés spécifiques ?... Si, dans l'état actuel de la science, il est impossible de résoudre ces questions, et si l'on doit à peu près se borner à constater l'effet d'un traitement mercuriel curatif, il est cependant probable que, indépendamment de son action spécifique, il agit encore en' augmentant le nombre des globules du sang, bien qu'il soit souvent nécessaire d'adjoindre au traitement des toniques et des ferrugineux. La diminution des globules du sang, dans la syphilis, est du reste très variable ; on l'a vue être presque de la moitié de la quantité normale. Or les eaux d'Uriage exercent une action des plus favorables sur cette chlorose syphilitique. La source ferrugineuse interviendra aussi avec succès à titre d'adjuvant efficace pour combattre cet appauvrissement du sang qui existe à toutes les époques de la syphilis constitutionnelle, mais qui est surtout prononcé durant la période prodromique, puis plus tard dans l'état cachectique.

Quant aux spécifiques proprement dits, le traitement de la syphilis repose essentiellement sur l'emploi des deux agents héroïques par excellence : le mercure et l'iodure de potassium.

Mais, dans des cas déterminés, il sera utile d'associer à ces médicaments l'emploi d'eaux minérales sulfureuses ou sulfochlorurées. Sans parler de quelques états constitutionnels ou diathésiques qui peuvent compliquer la syphilis, il est positif que, certaines idiosyncrasies supportant moins bien les spécifiques que d'autres : nos eaux font cesser cette résistance. Le plus souvent aussi, le virus exerce ses plus funestes ravages chez les sujets faibles, débilités. Chez tous, du reste, la maladie amène un état d'anémie, de trouble profond dans les fonctions d'assimilation et d'innervation, et dans ces circonstances l'emploi combiné des eaux d'Uriage et des spécifiques devient un moyen aussi rationnel que puissant de guérison. C'est ainsi que le traitement thermal, en soutenant les forces, en réveillant la vitalité alanguie par l'intoxication spécifique, vient favoriser l'action des préparations mercurielles ou iodurées. L'économie peut aussi, dans ces conditions, se débarrasser plus complètement du virus syphilitique grâce à la révulsion critique que les eaux déterminent à la peau. N'a-t-on pas préconisé la cure de la syphilis par des vésicatoires ? Et faut-il croire que ce paradoxe ne se justifiait pas par quelques bons effets ? Cette révulsion cutanée doit être surveillée avec soin, et il est très essentiel de ne pas donner de bains trop chauds ou trop prolongés, afin d'éviter une trop grande excitation.

L'intervention de nos eaux est justifiée dans ces cas par leur action indéniablement tonique et reconstituante. La syphilis ayant une influence particulièrement déprimante, il en résulte que les malades dont l'organisme est miné par les retours incessants de la diathèse, non moins qu'ébranlé par des traitements prolongés, se trouveront en mesure d'y résister si, concurremment avec les préparations spécifiques, on leur fait prendre des bains fortifiants, et si on les place dans de bonnes conditions hygiéniques telles que les réalise sous tous les rapports la vie à Uriage. Mais c'est surtout dans les syphilis graves, notamment dans la syphilis viscérale, dans les affections syphilitiques du système nerveux, que l'emploi des préparations mercurielles et iodurées, conjointement avec celui des eaux d'Uriage, est le mieux indiqué.

C'est à ce traitement mercuriel et thermal combiné qu'Aix-la-Chapelle a dû sa grande réputation pour la cure de la syphilis. C'est ce même mode de traitement que j'administre depuis plusieurs années à Uriage et avec des résultats qui ne le cèdent en rien à ceux obtenus dans la cité balnéaire allemande.

Un mot sur la manière de prescrire ces deux remèdes :

Pour l'iodure, on peut l'administrer, il est vrai, mélangé à de l'eau minérale, mais le meilleur procédé est encore de le mêler aux aliments ou aux boissons; les malades le supportent alors très bien, et l'on n'a pas à redouter l'intolérance de l'estomac. En un mot, quant à l'iodure, il faut s'en tenir aux règles classiques.

Quant aux préparations mercurielles, nous ne partageons point la manière de faire de notre regretté et distingué confrère Lambron qui donnait des sels de mercure avec de l'eau sulfureuse.

Pour notre compte, nous prescrivons en général à nos malades d'ingérer les pilules, les solutions ou les sirops mercuriels, tout à fait à part de l'eau minérale, et les résultats que nous avons obtenus ont été parfaitement satisfaisants.

Toutefois, et malgré la sûreté éprouvée de ces règles, nous avons presque toujours, dans les formes graves de la syphilis, notamment dans la syphilis cérébrale et dans l'ataxie syphilitique, nous avons presque toujours, disons-nous, eu recours aux frictions avec l'onguent mercuriel double.

Elles ont l'incontestable avantage de permettre, comme l'a dit si justement M. le professeur Fournier, « d'élever le traitement à son niveau nécessaire d'intensité, et de l'y maintenir ultérieurement. » Et puis, dans ces affections, on est souvent obligé de porter le mercure à des doses assez élevées, et, en l'administrant par l'estomac, on n'est pas sûr qu'il soit toléré pendant tout le temps nécessaire. Avec les frictions, ces accidents ne sont point à craindre.

J'ai pu ainsi faire suivre pendant deux mois un traitement par les frictions hydrargyriques à haute dose
combinées avec des bains et des douches. L'état général
des malades soumis ainsi à un traitement qui épargne
leurs voies digestives était excellent, et j'ai constaté
que sous l'influence de cette médication mixte, loin
de maigrir, ils avaient au contraire augmenté de
poids.

J'insiste tout spécialement sur l'importance qu'il y
a dans certains cas à donner aux malades des doses
élevées de mercure.

Ainsi chez certains ataxiques syphilitiques, ce n'est
que lorsque je suis arrivé à 10 et 12 grammes d'onguent
hydrargyrique double en friction chaque soir, concurremment avec l'iodure de potassium et les bains
d'Uriage, ce n'est qu'alors, dis-je, que j'ai vu l'amélioration se manifester d'une manière appréciable et
durable.

Chez un sujet qui présentait des troubles cérébraux caractérisés par de la somnolence, de la céphalée, de l'indifférence à toutes choses, des propos
absolument enfantins, etc., les frictions poussées à
une dose encore beaucoup plus élevée amenèrent la
cessation de tous les troubles psychiques. Ce traitement fut continué pendant deux mois sans aucun inconvénient. Les mêmes accidents s'étant reproduits
au printemps suivant, ce malade revint à Uriage où
un nouveau traitement, institué dans les mêmes con-

ditions que l'année précédente, donna les mêmes résultats. Je pourrais multiplier ces exemples, mais
ceux-ci me semblent suffisants pour démontrer l'efficacité de ce système de médication spécifique mixte
ainsi institué.

Les eaux sulfureuses, comme les eaux sulfureuses
et salines, ont-elles un rôle à jouer dans la syphilis,
en ce qui concerne l'*admissibilité au mariage?* C'est là
une question qui, après avoir donné lieu à de nombreuses discussions, paraît aujourd'hui résolue dans
le sens que nous allons essayer d'indiquer.

Je laisse de côté tout ce qui se rattache aux conditions que doit réaliser le sujet syphilitique qui désire se marier. C'est là un des points les plus ardus
et les plus délicats que présente la médecine spéciale.
Laissons-le donc aux *spécialistes* qui trouvent largement à y exercer leur sagacité, et tenons-nous-en à
témoigner de ce que nous avons personnellement vu.

On attribue, en effet, aux eaux minérales sulfureuses,
ou eaux salines et sulfureuses, la propriété de *faire
sortir la vérole. Sulfur est proditor syphilidis,* disaient
les anciens médecins. Chez les sujets qui ont eu la syphilis et qu'on soupçonne de n'en être pas entièrement
guéris, elles constitueraient donc, à ce titre, un crite-
rium de la guérison ou de la non-guérison de la syphilis.

Voyons donc ce qu'il faut penser de ce *jugément
des eaux,* suivant l'heureuse expression de M. le professeur Fournier.

Lorsqu'un syphilitique, après une année ou dix-huit mois passés sans accidents, aura été soumis à l'influence énergique de nos eaux appliquées *intùs* et *extra* et pendant un temps suffisant, et qu'aucune manifestation spécifique n'en aura été la conséquence, il y aura des probabilités sérieuses en plus pour la réalité de sa guérison radicale. Dans ces termes, tout le monde est d'accord sur la signification du fait négatif.

A ce point de vue, les eaux d'Uriage, comme les autres sources sulfureuses, figurent au premier rang des moyens qui peuvent le mieux, le plus sûrement, déterminer l'éclosion des symptômes syphilitiques. Cette action révélatrice doit être rapportée à la température des bains et des douches qui active notablement la circulation, et à l'excitation directe du soufre sur la peau. Sous l'influence de nos eaux administrées ainsi, j'ai vu plusieurs fois apparaître des accidents de la période secondaire, mais jamais d'accidents primitifs, comme quelques auteurs l'ont écrit, et surtout jamais de périostoses, ni d'exostoses.

La récidive, quand récidive il y a, se produit sur le théâtre, sur le lieu même d'application de l'excitation qui l'a sollicitée. Ceci est à la fois physiologique et tranquillisant. Que les baigneurs ne s'effraient donc pas de cet effet possible de nos eaux. Ajoutons toutefois que ces récidives exigent un nouveau traitement spécifique.

Il n'y a rien de fixe pour le retour de ces accidents ; je les ai vus parfois survenir pendant, mais le plus souvent après la cure.

Mais, dans l'appréciation des résultats, il est de la plus haute importance de tenir compte, d'une part, de l'intervalle de temps écoulé depuis la disparition des accidents spécifiques, et, de l'autre, de l'époque à laquelle a été fait le dernier traitement hydrargyrique, comme aussi de la façon dont il aura été suivi. Une éruption qui éclôrait deux ou trois mois après une première roséole et deux mois après un cours mercuriel de peu de durée, ne devrait être regardée que comme un effet de l'évolution régulière de la diathèse, et non comme un exemple du pouvoir excitant de la médication hydrominérale. Ce qui revient à poser ce précepte, à savoir : que le traitement thermal d'*épreuve* ne peut avoir une valeur, et ajoutons une valeur relative, pour la sauvegarde de l'avenir du malade, que s'il est fait à une date assez éloignée des derniers accidents, un an environ après le dernier traitement.

Je ne saurais mieux faire que de reproduire ici, pour résumer ce qui vient d'être dit, la note que j'avais remise à mon savant confrère et ami M. le professeur Fournier, qui avait bien voulu me demander mon opinion sur ce sujet, note qu'il a reproduite dans son remarquable ouvrage : *Syphilis et mariage.*

Les eaux sulfureuses, celles d'Uriage comme les autres, *n'ont pas d'action révélatrice certaine.* Il est impossible de leur attribuer le pouvoir de révéler une syphilis latente par la provocation d'exanthèmes cutanés. Ce qui est vrai, seulement, c'est que parfois, assez souvent même, elles déterminent des éruptions chez les sujets incomplètement traités. Ce qui est vrai encore, c'est qu'un malade qui n'a éprouvé aucun effet révélateur d'une ou de plusieurs saisons un peu vivement menées, restera vraisemblablement indemne de tout symptôme syphilitique pour un certain laps de temps, peut-être pour toujours. Mais dans tout cela il n'y a, il ne saurait y avoir que des éléments de sécurité *relative*. Et, en somme, nous ne sommes pas autorisés à considérer comme guéri un sujet syphilitique par ce fait qu'une ou plusieurs saisons thermales n'auront déterminé sur lui aucun symptôme cutané.

Moins encore, — faut-il ajouter en présence de la sérieuse question que les familles nous posent souvent à ce sujet — moins encore sommes-nous autorisés sur la foi de ce seul indice à permettre le mariage d'un syphilitique qui ne remplirait pas les autres conditions de garanties requises.

C'est également l'opinion de notre savant maître et ami, M. le Dr Diday. Et j'y attache d'autant plus d'importance que le syphiligraphe de Lyon a une tendance sensiblement accusée à se montrer plus tolérant que celui de Paris quant aux garanties à exiger des aspirants au mariage. « L'action, dite probatrice, et si renommée jadis, des eaux thermales sulfureuses, a selon

moi, dit-il, toute la puissance d'une cause occasionnelle des plus efficaces. Elle réalise à la fois une excitation générale et une excitation locale. Aussi, assez
souvent elle est suivie d'un résultat duquel le médecin
est surtout en droit de se féliciter. Ne refusons donc
jamais le secours de cette épreuve; mais gardons-nous
de la tenir pour rassurante, quand — ce qui est le
plus ordinaire — elle n'a rien révélé, quand la douche
n'a provoqué le retour d'aucune éruption spécifique. »
(In *Péril vénérien*, page 257.)

Une autre action de toutes les eaux sulfureuses-
salines, c'est cette *immunité* à l'égard de l'intoxication
médicamenteuse dont jouissent les malades ainsi
traités. Il est, en effet, digne de remarque — et c'est
d'ailleurs un fait connu depuis longtemps — que les
bains sulfureux sont un des meilleurs moyens pour
empêcher la salivation. Il est très vrai que les clients
d'Uriage ne salivent pas et offrent très rarement les
autres accidents hydrargyriques, mais il serait inexact
de dire qu'ils n'en éprouvent jamais.

Parfois il y a de la fétidité d'haleine, de l'irritation
de la muqueuse buccale, un liséré grisâtre au collet des
dents. D'autres fois les malades accusent des coliques
et de la diarrhée. Mais dans les syphilis graves, cette
espèce d'éréthisme buccal est une preuve qu'on en est
à la bonne dose; et, à la condition que ce degré ne
soit point dépassé, il est plutôt un signe satisfaisant,
une garantie de *suffisance médicatrice*.

Cette action de nos bains contre l'hydrargyrose dépend en grande partie de ce qu'ils augmentent l'activité des fonctions organiques, notamment les échanges nutritifs et par suite rendent plus active l'élimination du mercure.

On rencontre parfois, dans la pratique, des maladies de la peau de nature incertaine. Dans ce cas le traitement thermal peut avoir une réelle utilité en contribuant au diagnostic. Les dermatoses non spécifiques diminuent et sont, après un certain nombre de bains, transformées d'une manière favorable, sinon en partie disparues. Les affections cutanées d'origine syphilitique sont au contraire plutôt aggravées ; malgré le traitement hydro-minéral, on les voit persister jusqu'au moment où, fixé sur leur nature, on prescrira la médication spécifique.

Il est vrai que certaines lésions psoriasiformes du tégument externe résistent parfois longtemps à tout traitement et exigent de la part du médecin une attention des plus grandes pour pouvoir préciser le diagnostic.

En résumé, je crois que l'efficacité des eaux d'Uriage dans le traitement de la syphilis constitutionnelle tient à leur action tonique sur l'économie, à l'activité nouvelle qu'elles impriment à toutes les fonctions et à la reconstitution organique dont elles sont un des plus puissants moteurs. Sans vouloir parler de quelques états diathésiques qui peuvent compli-

quer la maladie, il est positif que certaines idiosyncrasies supportent moins bien les spécifiques que
d'autres ; nos eaux peuvent alors faire cesser cette
résistance. Le plus souvent, en effet, le virus exerce
ses plus funestes ravages chez les sujets lymphatiques,
anémiés ou débilités. Et c'est chez ces malades par
conséquent que l'intervention des eaux d'Uriage comme
complément de la médication spécifique comptera ses
meilleurs succès ; elles seront toujours aussi un des
auxiliaires les plus énergiques du traitement iodo-
mercuriel dans les cas que nous avons cherché à préciser.

# PARALYSIES

J'ai eu plusieurs fois l'occasion, à Uriage, de donner
des soins à des malades qui m'étaient envoyés pour
des hémiplégies. Toutefois, avant d'indiquer le mode
de traitement auquel on doit avoir recours dans les
cas de cette nature, il est certaines distinctions à
établir.

Tout d'abord la médication thermale d'Uriage me
paraît contre-indiquée dans toutes les hémiplégies de
date récente et dans celles qui s'accompagnent d'une
tendance congestive plus ou moins prononcée du côté
du cerveau. Intervenant dans ces conditions, le traitement hydro-thermal pourrait provoquer une réaction fâcheuse vers les centres nerveux ; et, d'un point
de vue plus élevé, n'y a-t-il pas lieu de respecter dans
une certaine mesure l'évolution naturelle de la maladie !

Gerdy avait déjà judicieusement insisté sur ce point
d'une importance si évidente. Il m'a donc toujours
paru préférable (dans les paralysies consécutives à
une hémorrhagie cérébrale) de réserver la médication
par les eaux d'Uriage aux seuls cas où la lésion primitive a franchi toutes les périodes inflammatoires,
où l'on n'a pas à redouter un réveil de l'inflammation

et lorsque l'état est stationnaire depuis un certain temps.

Dans ces conditions bien déterminées, j'ai, chez plusieurs malades, retiré d'excellents avantages de l'eau d'Uriage à dose purgative, renouvelée une ou deux fois chaque semaine suivant la tolérance gastro-intestinale.

Les bains courts, à une température modérée, sont aussi parfois indiqués, mais les douches écossaises m'ont toujours paru le moyen le plus réellement efficace. Elles doivent toutefois être administrées avec précaution, tâtonnement même, en se guidant sur les effets produits. Ajoutons qu'il convient, même en l'absence de tout accident et de toute imminence, d'interrompre le traitement de temps à autre, afin d'éviter toute chance d'excitation.

Chez ces malades d'ailleurs, le séjour aux eaux, à nos eaux, séjour qui comprend tous les *delectamenta* et tous les *oblivia* dans un air salubre, ne sera pas sans peser d'un grand poids sur l'issue désirée. Il ne saurait, en effet, être indifférent à la santé de ces paralysés d'échanger la vie monotone et sédentaire de la ville contre l'oisiveté relativement occupée de la vie thermale. Cette nouvelle existence ne tardera pas à se traduire chez eux par une modification favorable dans leur santé, laquelle viendra s'ajouter à celle résultant directement de la médication thermale telle que nous l'entendons et l'appliquons.

Quant aux hémiplégies de cause *spécifique*, elles sont à un haut degré justiciables du traitement mixte par nos eaux et les préparations anti-syphilitiques, ainsi que nous l'avons indiqué ci-dessus ; il est donc inutile d'y revenir ici.

# PARALYSIE ATROPHIQUE DE L'ENFANCE

Un mot seulement sur ce sujet de haut intérêt. J'ai vu à Uriage, dans ces dernières années, plusieurs enfants atteints de cette affection. Dans quelques cas, j'ai obtenu un résultat favorable de l'emploi des bains, aidés surtout de l'action des douches écossaises avec massage. Les enfants supportent très bien cette médication, elle doit être continuée pendant assez longtemps. Évidemment le traitement ne saurait ici agir sur les altérations qui existent dans le système nerveux ; tout ce que l'on peut en attendre, c'est une action favorable sur l'appareil musculaire. La médication hydro-minérale vient compléter les résultats avantageux produits par l'électricité. Le traitement par les courants continus doit ici tenir la première place, puis, comme il est préférable de le suspendre de temps en temps, il faut profiter de cette sorte d'interrègne pour faire intervenir la médication thermale telle que nous venons et de l'indiquer et d'en faire entrevoir les avantages.

# SPERMATORRHÉE

Les pertes de semence, dont j'ai à parler ici et dont quelques cas se sont présentés à mon observation, avaient été provoquées par l'onanisme, par des excès vénériens ; ou bien elles pouvaient être dues à un certain degré tantôt de relâchement, de faiblesse, tantôt d'éréthisme des vésicules séminales et des conduits éjaculateurs, notamment chez les sujets lymphatiques ou strumeux.

Chez nos malades, comme dans tous les cas de même nature, la fréquence des pollutions avait amené chez ces spermatorrhéiques des troubles variés et nombreux : de l'anémie, de l'amaigrissement, les sueurs, l'anamnésie, la perte des forces, etc. Presque tous ces malades étaient en outre en proie à un découragement aussi profond qu'inexplicable, torturés d'idées noires, d'une tendance invincible à exagérer les malaises qu'ils éprouvaient, et les conséquences qu'ils leur attribuaient dans l'avenir : en un mot, ils présentaient tous les phénomènes bizarres et complexes qu'on a décrits sous le nom d'*hypocondrie génitale*.

Chez nos spermatorrhéiques, j'ai employé avec

succès les bains d'eau minérale d'Uriage frais et de
courte durée, les bains de siège frais, mais surtout
les douches écossaises. Les douches périnéales m'ont
rendu aussi de très bons services, mais il faut éviter
une trop forte pression dont l'effet devenu excitant
pourrait n'être pas sans inconvénient, et prescrire
ces douches très courtes.

L'eau ferrugineuse en boisson constitue également
un utile auxiliaire, il en est de même de tous les
autres agents toniques, en particulier du séjour à la
montagne, dans de bonnes conditions hygiéniques et
loin des causes soit d'excès, soit de stériles aspirations
dont la vie des grandes villes met à chaque instant
sous les yeux de ces malades le spectacle et la ten-
tation.

# PROSTATORRHÉE

Mais en dehors de malades atteints de véritables pertes séminales, on voit quelquefois, plus souvent aux eaux qu'ailleurs, des personnes venir vous consulter pour des écoulements opalins ou blanc grisâtre, visqueux, tachant légèrement le linge, qui se produisent depuis quelques gouttes jusqu'à une demi-cuillerée et même une cuillerée à café. Pour connaître la nature de cette évacuation, il importe de bien préciser les circonstances où elle s'opère. Elle a lieu le plus souvent après la défécation, plus rarement après la simple miction, au moment des efforts faits pour expulser les dernières gouttes d'urine. Les malades auxquels je fais allusion sont en général très préoccupés, inquiets de ces écoulements qu'ils considèrent invariablement comme de véritables pertes séminales, comme des pertes *diurnes*.

La cause de ces écoulements est souvent très difficile à déterminer.

Dans les cas qui se sont présentés à mon observation à Uriage, ces accidents m'ont paru tenir plusieurs fois à un éréthisme nerveux exagéré; je les ai observés aussi chez des sujets affaiblis, anémiés.

Ces écoulements ne présentent en eux-mêmes au-cune gravité, leur influence la plus fâcheuse est celle qu'ils exercent sur le moral de ceux qui s'illusionnent sur leurs conséquences.

Le traitement que nous avons indiqué pour la sper-matorrhée sera employé ici avec le plus grand succès, des bains et des douches écossaises feront complète justice de cette indisposition méritant à peine le nom de maladie et dont la cure consiste surtout en une médicamentation reconstituante.

# CHOIX DE LA SAISON

La saison commence, à Uriage, le 15 mai et se termine le 15 octobre. Les considérations de convenances, d'affaires ou de plaisirs, sont, en général, les seules dont les malades tiennent compte pour le choix de l'époque où ils doivent se rendre aux eaux. Cette question mérite cependant une plus sérieuse attention; elle a une importance que le médecin ne saurait méconnaître. Les eaux sulfureuses produisant une augmentation dans les fonctions cutanées, une suractivité de l'enveloppe tégumentaire, l'expérience, en ceci d'accord avec la raison, veut que la cessation du traitement thermal se trouve au milieu d'une saison qui permette à l'organisme du baigneur de rester le plus longtemps possible dans les conditions physiologiques si heureusement réveillées en lui. Il y a donc tout avantage à ce que les fonctions de la peau, rétablies par l'usage des eaux, puissent se maintenir à ce degré au moins un certain temps après leur emploi : de là l'indication de commencer le traitement assez tôt pour que son terme coïncide avec la saison chaude. Ceci est vrai surtout des affections rhumatismales. Et c'est d'après ces données que le mois de juin m'a toujours paru une des époques les plus favorables pour le traitement thermal. Il y a, du reste, à cette règle de nombreuses exceptions ; elles se déduisent de la nature des maladies, des habitudes climatériques et de la résidence antérieure de certains malades, toutes causes dont l'appréciation appartient exclusivement à l'arbitrage éclairé du médecin de la famille.

# DURÉE DU TRAITEMENT THERMAL

Cette question, dont la solution intéresse au plus
haut point la pratique de la médecine thermale, a déjà
été traitée dans un mémoire que j'ai présenté en 1861
à la Société d'hydrologie. J'ai mis à profit le temps
écoulé depuis cette époque; j'ai encore observé et ré-
fléchi, et l'observation ultérieure, je dois le dire, a
pleinement confirmé les conclusions que je formulais
alors. C'est un préjugé encore aujourd'hui très répandu
de croire qu'on peut préciser la mesure d'un traitement à l'avance, et ceci indifféremment pour toutes
les sources, quel que soit le cas morbide ou l'idiosyncrasie dont il s'agit, de quelque manière, enfin, que le
patient doive tolérer ou non la médication thermale.
Il suffit de signaler aux praticiens cette prescription
arbitraire, dont le terme, à en croire certains préjugés,
serait invariable, fatal, pour leur rappeler l'écueil
puéril et pourtant le plus sérieux avec lequel ils aient
à compter eux et la médecine thermale. Cette *saison*,
disons-le, est, on le sait, représentée pour la plupart
des baigneurs par une période de vingt et un jours
fixes, espace de temps sacramentel. Tel est l'*usage*,
que rien ne saurait justifier, auquel il est aussi impos-

sible de trouver une origine qu'un prétexte, si ce n'est
une de ces traditions dont la naissance doit toujours
se perdre dans la nuit des temps. Je ne voudrais pas
que mes paroles fussent prises dans le sens d'une critique contre certains établissements où cette manière
d'agir a sa raison d'être. Il est possible, en effet, qu'elle
y réponde soit à la nature des eaux, soit aux effets
que celles-ci produisent. Mais je m'élève contre cette
fâcheuse tendance des malades de croire que, partout et toujours, le temps qu'ils doivent passer aux
eaux sera de vingt et un jours, ni plus, ni moins, et
que, ce terme arrivé, si la guérison est en retard, ils
n'ont plus rien à espérer de la continuation de la médication thermale ni de la persévérance du médecin.

Nous repoussons énergiquement, à Uriage, ces saisons à terme inflexible que la thérapeutique rationnelle des maladies chroniques condamne encore plus
sévèrement que nous. Et comment serait-il permis de
fixer d'avance le séjour d'un malade auprès d'une station thermale, quand tant de causes peuvent le faire
varier : l'âge, le sexe, le tempérament ; l'état plus ou
moins réfractaire du mal, plus ou moins impressionnable du sujet ; l'action plus ou moins prompte, plus
ou moins énergique des eaux sur certains individus, etc. ! Voilà tout autant de motifs péremptoires pour
démontrer qu'une formule exclusive, à aussi brève
échéance d'ailleurs, ne saurait à aucun titre être appli-
cable dans la durée d'une cure hydro-minérale.

Auprès de nos thermes, du reste, nous avons à lutter contre des maladies essentiellement chroniques, essentiellement rebelles, ayant de par leur nature même une tendance constante à la récidive ; et si dans les dermatoses invétérées, par exemple, nous obtenons souvent des guérisons inespérées, vainement demandées à d'autres médications, nous ne le devons qu'à l'action longtemps continuée des eaux.

Ce que nous disons ici des affections cutanées, nous pourrions le répéter avec autant de raison de la scrofule et de ses manifestations multiples, ainsi que d'une foule d'autres maladies constitutionnelles où il est indispensable de faire des traitements prolongés, si l'on tient non seulement à guérir, mais à prévenir les rechutes.

Tous les médecins qui ont pratiqué à Uriage, et en particulier mes savants et distingués collègues MM. les docteurs Gerdy et Le Bret, ont, avant moi, signalé tous les avantages qu'on peut retirer de cette méthode et les résultats qu'on doit en attendre, toutes les fois qu'il s'agira de modifier une constitution viciée ou de faire disparaître des dispositions morbides héréditaires ou depuis longtemps acquises.

Toutefois le temps de traitement que réclament impérieusement les affections chroniques peut être accompli en deux fois ; dans bien des cas même il sera préférable de faire deux *demi-saisons*, séparées par un intervalle de 15 jours ou d'un mois. J'ai eu plusieurs

fois la possibilité de faire accepter cette prescription et
les résultats obtenus ont été très satisfaisants.

Ce n'est donc pas là seulement une concession
faite par le médecin aux exigences de la vie sociale.
Au point de vue thérapeutique, ce parti est parfois
utile à conseiller. Chez quelques malades, en effet, ou
trop impressionnables, ou à réaction trop facile, surtout chez les très jeunes enfants, il y a tout avantage
à intercaler deux ou trois semaines de repos entre
deux efforts de saturation thermale. Il est impossible
cependant de le dire *à priori*, et l'on doit en ceci se
guider sur l'idiosyncrasie des malades, sur leur âge,
leur impressionnabilité, et sur les phénomènes observés
durant les deux ou trois premiers septénaires.

Mais si, dans des cas déterminés, les bons effets que
le malade peut retirer de cette manière de scinder
sa saison sont incontestables, il ne lui est pas toujours facile de la réaliser. L'éloignement rend les
déplacements très onéreux et constitue un obstacle
parfois insurmontable aux *demi-saisons*. En somme,
pour les habitants des villes voisines, je suis très porté
à accorder, parfois même à préférer ce genre de fréquentation thermale. Avec lui seul bien souvent nos
baigneurs peuvent faire une saison suffisante sans
abandonner trop longtemps leurs affaires ; souci très
commun, on ne peut plus excusable, qui, en même
temps que la *tradition* abréviatrice ci-dessus indiquée,
est l'un des plus sérieux obstacles à la régulière exécu-

tion du *traitement nécessaire*, telle que nous avons essayé d'en fixer la durée.

Concluons donc : 1° que la durée du traitement variera d'après les règles dont nous venons de rappeler très brièvement les points les plus essentiels ; 2° qu'elle ne devra jamais être subordonnée à l'absurde formule que la mode s'est plu à édicter identique pour tous les malades, pour toutes les maladies et pour toutes les eaux.

# EFFETS CONSÉCUTIFS

Les effets consécutifs des eaux minérales ont depuis longtemps été signalés par les médecins : aussi, comme l'a très judicieusement fait remarquer M. Patissier, « il est hors de doute, pour tous les médecins qui ont fait une étude sérieuse des sources sanitaires, que cette médication vivifiante et reconstitutive prépare plus souvent la guérison qu'elle ne la produit immédiatement; en un mot, que *les cures consécutives* sont la règle, et que les guérisons *sur place* sont l'exception. »

Cette modification consécutive étant le résultat de l'imprégnation de l'organisme par les principes minéralisateurs contenus dans une source, il est évident qu'elle sera proportionnée au nombre et à l'activité de ses éléments. Aussi voit-on souvent, sous l'influence des eaux d'Uriage, les résultats définitifs de la cure ne se manifester que plusieurs semaines, parfois des mois après l'usage des eaux. Il suit de là que le malade, quand il a fait un traitement de durée convenable, ne doit jamais se désespérer si l'amélioration n'est pas immédiate, si même, dans quelques cas, ses incommodités habituelles ont semblé d'abord s'exaspérer, se faire plus vivement ressentir. L'expérience a depuis longtemps prouvé que l'action médicatrice déterminée par les eaux se continue après le traitement, et que la guérison, qui en réalité a commencé à la source, ne se complète que longtemps après, lorsqu'on est de retour dans ses foyers.

# MÉDICATIONS ADJUVANTES

De même que dans presque toutes les stations thermales, nous nous bornons le plus souvent à l'usage
exclusif des eaux pour le traitement des maladies qui
nous sont soumises. C'est pour essayer l'effet de la
médication hydro-minérale, ne l'oublions pas, que les
malades sont venus. D'ailleurs, en général, l'indication
ayant été bien posée, cette médication suffit, et on ne
doit recourir à des moyens auxiliaires qu'en cas de nécessité. Ce sera, par exemple, parfois pour combattre, atténuer certains phénomènes anormaux développés par
l'usage des eaux ; d'autres fois, pour modifier une disposition générale qui s'oppose à leur emploi ; ou enfin
pour aider à leur action par des moyens accessoires,
tels que la cautérisation dans certaines formes de
lupus, ou l'adjonction de médicaments spécifiques
dans les formes invétérées, rebelles ou urgentes de la
syphilis, où il y a lieu d'employer un traitement mixte
thermo-pharmaceutique qui seul peut triompher des
accidents. La médecine adjuvante sera ici doublement
indiquée ; car il est de règle que les préparations
hydrargyriques sont mieux supportées, et partant
plus efficaces, quand on les administre concurrem-

ment avec les agents de la médication sulfureuse.

Mais on n'aura recours à ces divers moyens accessoires que lorsque les eaux employées seules se seront montrées insuffisantes, et quand on verra avantage réel à faire intervenir des agents thérapeutiques qui aideront alors à atteindre le but qu'on se propose. Je ne parle pas des modifications que le médecin aura à imprimer au traitement thermal lui-même; on doit toujours le surveiller attentivement, et le varier ou le changer suivant les circonstances.

# HYGIÈNE DES BAIGNEURS

Les règles de conduite que doivent suivre les baigneurs sont à peu près les mêmes pour toutes les stations thermales, mais dans toutes elles sont à peu près l'objet de la même indifférence. Malgré l'importance incontestable des soins hygiéniques, il est regrettable de voir qu'ils sont le plus souvent négligés par les personnes se rendant aux eaux. Cependant les variations de température, fréquentes dans les montagnes, sont à elles seules un avertissement énergique, et devraient engager les malades à prendre certaines précautions, au moins à se couvrir convenablement.

Quoique le climat d'Uriage soit bon, salubre, et ne présente pas un contraste très grand entre la chaleur de la journée et celle de la soirée, ses eaux ayant une action diaphorétique marquée, les baigneurs doivent apporter la plus grande attention à se vêtir en conséquence des alternatives hygrométriques et caloriques. La peau étant plus impressionnable, plus sensible aux influences atmosphériques pendant toute la durée de la cure, il importe, si l'on ne veut pas s'exposer à des refroidissements, de prendre ou des vêtements ou un pardessus de laine : ceci est surtout de règle pour les soirées. Ces recommandations s'adressent notamment aux rhumatisants, aux névropathiques, etc., et leur importance ne saurait être méconnue sans danger. *Les eaux ouvrent les pores*, répète-t-on partout ; soyez donc conséquents avec vous-mêmes ; songez à prémunir des atteintes nuisibles qui les menacent ces portes alors plus largement ouvertes aux influences morbigènes.

# RÉGIME

Il y aurait une question importante à traiter, c'est celle de l'alimentation. Que nous sommes loin de la sage pratique suivie à Carlsbad où la prescription des médecins relative à la *diète* est observée strictement, le maître d'hôtel ayant à cœur de s'y conformer, aussi docilement que le pharmacien à l'ordonnance écrite !

L'importance du régime est capitale pour un organisme malade, et cependant il n'est pas de règle qu'on enfreigne plus insoucieusement et surtout aux eaux.

Toutefois il ne saurait être question de formuler ici les préceptes du régime alimentaire que le baigneur devra suivre à Uriage : il variera nécessairement — disons plus justement, il devrait varier, — suivant la maladie et suivant les conditions individuelles ; mais si nous ne pouvons établir de règles précises, il nous sera au moins permis de donner quelques conseils à cet égard.

Ainsi les personnes atteintes d'affections de la peau doivent éviter non seulement les aliments de digestion difficile, mais ceux qui sont unanimement contre-indiqués dans ce genre de maladies : le porc, le gibier faisandé, les salaisons, le poisson de mer, les fraises, les spiritueux, etc.

Pour les sujets lymphatiques, strumeux, les farineux, la viande trop grasse, etc., doivent être proscrits. A eux, ainsi qu'aux anémiés, aux débilités, aux invalides des villes, les viandes rôties ou grillées, les légumes verts, les œufs, etc. Telle devra être la base de leur alimentation qui deviendra ainsi l'utile complément de l'emploi de nos eaux reconstituantes et du séjour au sein de l'air des montagnes.

Chez tous les baigneurs qui font usage de l'eau à l'intérieur, on défendra les fruits acides ; plus en effet le suc intestinal est alcalin, plus le soufre acquiert son maximum d'effet thérapeutique.

Toutefois on pourra manger des fruits cuits. Quant à nos fraises de bois, si parfumées, si appréciées, on devra n'en user qu'avec modération pour les motifs que nous venons d'indiquer.

Les glaces sont souvent mal tolérées pendant le traitement thermal, aussi sera-t-il, en général, préférable de s'en abstenir, surtout hors des repas, surtout à courte distance du repas précédent.

Comme complément du régime : des courses en voiture, à pied, à cheval, à âne sont le meilleur auxiliaire du traitement, à la condition de faire ces promenades ou courses en proportion de ses forces, au fur et à mesure de leur renouvellement aussi rapide qu'assuré.

Cette vie constamment au grand air, l'éloignement

des affaires, des préoccupations habituelles, de ce qu'on regrette, de ce qu'on désire et de ce qu'on appréhende, entreront aussi pour une large part dans les résultats définitifs de ce qu'il serait injuste, en le désignant sous le nom de *traitement thermal*, de rapporter trop exclusivement aux pratiques balnéaires.

# PROMENADES, COURSES ET EXCURSIONS

Sur le fronton des bains Antonins, à Rome, se lit l'inscription suivante :

> *Curæ vacuus hunc adeas locum,*
> *Ut morborum vacuus abire queas :*
> *Non enim hic curatur qui curat !*

« Entre libre de soucis en ce lieu, afin d'en sortir délivré de tes maux. Que celui qui n'abandonne pas ses préoccupations n'y espère pas sa guérison. » Littéralement : « Ici point de *cure* pour qui garde *cure*. »

C'est pour répondre à cette sage sentence du poète que nous indiquerons ici les principales promenades et courses qui, aux environs d'Uriage, s'offrent à la curiosité du touriste. Nous l'avons dit déjà bien des fois dans le cours de ce volume : le changement d'air, le séjour à la montagne, l'éloignement des affaires, etc... constituent un des éléments essentiels de la médication par les eaux minérales et aujourd'hui, comme autrefois, les vers du poète devraient être gravés sur la porte d'entrée de tous les établissements thermaux.

Il est d'usage, d'ailleurs, dans tous les livres consacrés

à l'étude des stations balnéaires, de ne pas se borner à
la description de l'établissement thermal, mais d'énumérer d'une manière plus ou moins poétique les lieux
circonvoisins, en présentant sous les aspects les plus
attrayants les promenades auxquelles le baigneur
pourra se livrer comme complément de sa cure hydro-
minérale. Je demande la permission de ne pas rompre
entièrement avec cette habitude ; toutefois, je le déclare d'avance, mon intention n'est point de donner
une description complète de la contrée, mais de jeter
seulement un rapide coup d'œil sur les environs
d'Uriage. Ce sera aux malades, que les prescriptions
médicales ou les exigences du traitement ne retien-
draient pas dans le voisinage immédiat de la source,
à se faire eux-mêmes leur itinéraire, à se ménager le
plaisir de la surprise en parcourant des sites dont la
beauté, la riche végétation, l'imprévu pittoresque,
feraient de notre pays, si les indigènes étaient plus
soucieux de leurs véritables intérêts, un rival heureux
de la Suisse. Les touristes qui prendront la peine de
visiter le Dauphiné, surtout les montagnes avoisinant
Uriage, seront largement récompensés de leurs peines
par des excursions dont les unes, pleines de charme,
versent en quelque sorte à pleines mains l'apaisement
dans les esprits surmenés par les luttes sociales ; dont
les autres, d'un aspect grandiose et sévère, ouvrent
l'âme à la contemplation et l'excitent à la poursuite
de l'inconnu. Un point laisse à désirer : c'est l'hospi-

talité montagnarde laquelle seule vous attend. Les auberges ne sont pas partout bien fournies : l'on n'y rencontre guère les agréments que le génie industriel de la Suisse a répandus sur toutes les montagnes, et qui concourent pour une si large part à la réputation de cet Éden du confort.

*Château d'Uriage.* — La visite au château d'Uriage est toujours une des premières courses entreprises. Une route à voitures, et plusieurs sentiers allant de l'établissement au sommet de la colline où il est placé, invitent les pieds les plus délicats à franchir cet espace. L'un de ces sentiers traverse un délicieux petit vallon bien ombragé, au centre duquel se trouve la statue colossale du Génie des Alpes, due au ciseau de M. Sappey, artiste grenoblois. Cette œuvre est intéressante à un autre point de vue, car elle constitue la première application qu'on ait faite du ciment aux ouvrages de statuaire. Les Alpes sont symbolisées par un vieillard de haute taille, au front chauve, à la barbe longue, représenté assis. De la main droite il tient une espèce de sceptre au sommet duquel est perché un aigle. A ses pieds se trouvent un ours et un chamois; ce dernier pose ses pattes sur les genoux du Génie, qui le caresse de la main gauche. Sur le socle figurent tous les produits de la montagne et de la vallée de l'Isère. Cette œuvre n'est point restée à l'abri des critiques; mais l'ensemble en est saisissant.

Le château, élevé d'une centaine de mètres plus

haut que l'établissement, et à 507 mètres au-dessus
du niveau de la mer, domine à la fois la gorge de
Sonnant et l'onduleux vallon de Vaulnaveys. Quoique
sa construction soit assez irrégulière, le château n'en
est pas moins d'un aspect imposant. La partie la plus
ancienne est une tour datant des Sarrasins : on y a
fait, à différentes époques, d'importantes additions,
nécessitées sans doute par d'impérieuses exigences,
mais qu'on a eu le tort d'édifier sans tenir assez de
compte du style primitif. Ainsi, les deux tourelles principales, qui datent du treizième siècle, sont réunies
entre elles par une galerie du seizième siècle. M. le
comte Louis de Saint-Ferréol a restauré le château
autant qu'il était en son pouvoir, sans rien changer,
d'ailleurs, à la disposition intérieure.

C'est dans une des ailes de cet édifice que se trouvent installés, avec le plus grand soin, non seulement
les précieux restes des temps passés, mais encore
d'intéressantes collections que les baigneurs d'Uriage,
surtout les artistes, les antiquaires et les amateurs
d'histoire naturelle, vont examiner et étudier avec fruit.

Dans une pièce à part, sont les débris romains découverts à Uriage, dont nous avons donné la description, et, en outre, de nombreuses antiquités égyptiennes,
grecques et étrusques.

Une belle galerie de tableaux, parmi lesquels on
remarque : une *Déposition de la Croix*, de Carlo Dolci ;
la *Vision de saint François d'Assise*, de Louis Carrache ;

le *Repos pendant la fuite en Egypte*, de l'Albane;
*Apparition de la Vierge à deux solitaires*, de Paul Véronèse; Paysage de Téniers ; un *Buveur*, de A. van
Ostade ; Paysage de Paul Potter; Portrait par Rubens;
*Sainte Famille* attribuée à Albert Durer, etc. ; deux
peintures sur bois, de 1590, représentant la prise de
Grenoble et du fort Barraux par le connétable de Lesdiguières. Parmi des portraits de famille se voit aussi
un portrait original du chevalier *sans peur et sans reproche*, peint également sur bois, et qui s'est trouvé
ici sans doute, parce que Bayard appartenait par sa
mère à la famille des Alleman. Bon nombre de
meubles anciens, de vieilles tapisseries de Beauvais
représentant des scènes de chasse ou autres du temps
de Charles IX et de François I$^{er}$, etc.

L'histoire naturelle, enfin, occupe une place importante : on y a sous la main les spécimens les plus beaux
et les plus variés de la faune, de l'ornithologie, de la
minéralogie et de la conchyliologie dauphinoises,
classés avec le goût qui flatte l'amateur, et avec la
méthode qui simplifie et facilite les recherches du
savant.

De la terrasse du château, on jouit d'une vue mer-
veilleuse sur la vallée de Vaulnaveys et sur les montagnes environnantes. Là rien d'abrupt, de désolé; le
grandiose est partout tempéré par l'attrayant, de même
que, en ces heureux climats, le roc se marie toujours
à la verdure.

A quelque distance du château se trouvent les villages de Saint-Martin d'Uriage, de Saint-Nizier d'Uriage, de Pinet d'Uriage, placés dans de pittoresques et ravissantes situations, au milieu d'une nature vigoureuse, sur des pentes accidentées et bien boisées; ces hameaux, qui, sans offrir rien de remarquable en eux-mêmes, contribuent si bien à l'ensemble du paysage, fournissent le but et l'occasion de charmantes promenades.

*Villeneuve et la montagne des Quatre-Seigneurs.* — Villeneuve est un petit hameau situé au pied de la montagne des Quatre-Seigneurs, à une demi-heure de l'établissement des bains, et remarquable par une petite église du neuvième siècle surmontée d'un clocher roman ; à côté inclinez-vous devant un de ces vieux et majestueux tilleuls que la tradition donne comme contemporains de Sully.

Après une heure et demie de marche, on arrive au sommet de la montagne des Quatre-Seigneurs, ainsi nommée parce qu'elle servait de point de jonction aux quatre seigneuries d'Uriage, de Gières, de Poisat et de Saint-Martin d'Hères. Cette montagne a la forme d'une énorme pyramide tronquée, dont le sommet, élevé de 943 mètres au-dessus du niveau de la mer, représente un plateau de plusieurs centaines de mètres d'étendue. Depuis, on a construit sur le point culminant un fort important. De là on découvre le tableau le plus varié et le plus accidenté : la vallée de Graisivaudan, par-

courue par les innombrables sinuosités de l'Isère ;
Grenoble et son enceinte fortifiée ; toutes les ramifications des Alpes, dont quelques sommets sont couverts de neiges éternelles ; le torrent du Drac, la Romanche, etc.

*Herbeys.* — On peut aller à Herbeys soit en revenant
des Quatre-Seigneurs, soit par un autre chemin beaucoup plus court. C'est dans ce village que se trouve le
château d'Herbeys, ancienne résidence des évêques de
Grenoble avant la révolution de 1789. Le dernier qui
l'habita fut Marie-Anne-Hippolyte Hay de Bouteville,
évêque et prince de Grenoble, né le 5 août 1741, et qui
termina volontairement son existence, le 6 octobre
1788, en se tirant un coup de pistolet dans la bouche.
Ce fatal événement fut attribué aux violentes et nombreuses contrariétés qui résultèrent pour lui de ses
opinions politiques. On montre encore aujourd'hui la
chambre qui fut le théâtre de cette catastrophe.

*Combeloup.* — C'est une montagne, élevée de 534 mètres, située entre la vallée du Doménon et la gorge de
Sonnant. On a de là un magnifique point de vue sur
la vallée de l'Isère, principalement sur la rive droite,
sur le Saint-Eynard [1], cet interminable mur de rocher, sur toutes les montagnes escarpées qui lui succèdent et qui vont se confondre avec les dernières
ramifications des Alpes savoisiennes.

[1] On y a également construit un fort.

*Le Marais.* — Le Marais est une ferme qui appartenait autrefois à M. le comte de Saint-Ferréol ; elle est
aujourd'hui la propriété de M. Pellet, située à une
heure et demie de marche à partir de l'établissement.
On peut s'y rendre en passant par le village de Saint-
Martin ou en gravissant directement la montagne, le
long du ravin qui vient aboutir près de la source ferrugineuse. Cette ferme tire son nom d'un marais sur
lequel elle est bâtie et qui s'est transformé en une
verdoyante prairie, encore marécageuse en quelques
points, recouverte au mois de juin de fleurs aux plus
riches couleurs et aux pénétrantes senteurs, telles que
le narcisse des prés, les orchis aux nuances si variées,
les renoncules, les gentianes, etc. Le touriste trouvera, dans la ferme, des œufs, du fromage, du lai-
tage, etc., de quoi composer, en un mot, un déjeuner
champêtre exquis, s'il n'est pas d'humeur trop exi-
geante. Ce plateau, situé à 1,117 mètres d'élévation,
est entouré de toutes parts de forêts de sapins dont
les arbres séculaires lui forment une verte et majestueuse bordure.

*Prémol*, de *Pratum molle*. — A deux heures de l'établissement, au-dessus du village de Vaulnaveys, se
trouvent, au milieu d'immenses bois de sapins, les
ruines de l'abbaye de Prémol. Le chemin qui y conduit peut être facilement parcouru soit pédestrement,
soit à mulet ; tracé sur le flanc oriental de la montagne,
parfaitement ombragé par de magnifiques noyers

ou de vieux châtaigniers, il traverse, avant d'atteindre le but, les habitations pittoresquement éparses des hameaux de Saint-Georges et de Belmont.

Prémol était un monastère de filles de l'ordre des Chartreux, fondé, en 1234, par Béatrix de Montferrat, épouse du dauphin Guigues André, sous Jancelin, dixième général des Chartreux ; il fut brûlé pendant la révolution.

Il ne reste plus aujourd'hui de l'édifice que quelques pans de murailles, un portail ogival, des arceaux de voûtes, des décombres amoncelés, qu'une végétation vigoureuse tend chaque jour à faire disparaître.

Située à 1,095 mètres d'altitude, cette abbaye s'élevait au milieu de belles prairies, dans une solitude à la fois sévère et charmante, entourée du côté de l'orient de magnifiques forêts de sapins, et jouissant au contraire, à l'ouest, d'une vue aussi étendue que variée. A une centaine de mètres des ruines coule, profondément encaissé dans un ravin, le torrent de la *Gorge*.

Moins austère et moins imposant que celui de la Grande-Chartreuse, le site de Prémol est plus gracieux, plus enchanteur, et me paraît plus en rapport avec le caractère des personnes qui venaient s'y recueillir dans la prière et la pénitence. A côté des ruines, la maison du garde forestier peut au besoin offrir au touriste un gîte pour la nuit et quelques aliments.

De Prémol, quarante-cinq minutes suffisent pour atteindre le col et un petit lac (lac Luitel) ; quelques mi-

nutes encore, et on arrive à la croix de Séchilienne,
d'où la vue découvre à ses pieds la vallée de la Romanche que domine le massif imposant de Taillefer,
les lacs de Laffrey, et, dans le lointain, le pic escarpé
de l'Obiou.

*Cascade de l'Oursière.* — A trois heures de distance
des bains, c'est une des excursions les plus intéressantes
des environs d'Uriage. Après avoir suivi un chemin
bien ombragé, parcourant des champs fertiles, le village de Saint-Martin et le hameau de la Grivolée, on
pénètre dans les forêts qui recouvrent les sommets
supérieurs par une route à pentes douces, tracée, depuis 1864, à travers les sapins : on débouche alors
dans un riant vallon, placé au centre d'un cirque immense, formé de montagnes aux crêtes aiguës et iné-
gales. Devant soi, un énorme volume d'eau, descendant en grande partie des glaciers de Belledonne, se
précipite en une cascade de plus de cent mètres
d'élévation qui va ensuite former le torrent de
Domène. Ce tableau vraiment féerique est bien digne
de captiver l'attention et de solliciter le pinceau des
artistes. On a installé au pied de la cascade un châlet
où les touristes peuvent se reposer et trouver des pro-
visions.

Au-dessus de la cascade s'étend une belle prairie
émaillée de fleurs, traversée dans toute sa longueur
par le torrent, et enserrée au milieu de rochers arides
et escarpés. Dans le fond, le regard est charmé par

des cascades successives et étagées, formées par les eaux qui s'écoulent en grondant à travers les roches éboulées et à côté du chemin qui conduit le touriste aux bords des lacs Doménon et du pic de Belledonne.

*Champrousse.* — On peut se rendre d'Uriage à Champrousse par quatre routes différentes : par Prémol (c'est la voie la plus facile et la plus fréquentée), par le Marais, par la cascade de l'Oursière, et enfin par la Balme, trajet le plus court pour les piétons. Habituellement on donne la préférence soit à ce dernier chemin, soit à Prémol, qui permettent d'atteindre le sommet sans trop de fatigues.

Champrousse est une montagne située à l'est d'Uriage, à cinq heures de distance, haute de 2,247 mètres et dont le nom proviendrait, d'après les gens du pays, de la couleur rousse de ses pâturages brûlés par le soleil. Au mois de septembre 1856, on a érigé au sommet une croix de 10 à 12 mètres de hauteur. Du sommet de Champrousse, la vue embrasse un immense et splendide panorama qu'on peut comparer à celui du Righi, en Suisse. Je ne puis mieux faire que de reproduire la description qu'en a donnée M. Albert du Boys dans l'*Album du Dauphiné* :

« D'un côté on découvre, dans le lointain, les plaines de la Valloire et du Lyonnais, par-dessus les montagnes du Graisivaudan ; de l'autre côté, on a le panorama des glaciers de l'Oisans et du Briançonnais ; Taillefer et la

Bérarde sur le premier plan, et sur le second, les pics du Pelvoux (il a 4,350 mètres d'élévation), ce géant de nos Alpes françaises, qui rivalise avec le mont Blanc. Il y a là, entre Champrousse et le mont Viso, un entassement colossal de rocs et de glaciers qui surpasse tout ce que la Suisse et le Tyrol offrent de plus sauvage. »

*Lac Robert.* — On peut descendre de Champrousse à Uriage en passant par la cascade de l'Oursière ; dans ce trajet, on rencontre le lac Robert. Ce petit lac, placé à quarante minutes de la Croix, est encaissé au milieu de rochers arides et escarpés. Il présente géologiquement cette particularité intéressante d'avoir son fond, comme l'a constaté M. le professeur Lory, exclusivement constitué par la serpentine.

La nature est sauvage, aride, sans nulle végétation. Ici, l'œil n'aperçoit de toutes parts que des roches éboulées, des pics menaçants qui donnent à ce lieu un aspect morne et désolé.

*Vallée de Vaulnaveys Vizille.* — En face de l'établissement se déploie, avons-nous dit, une vaste prairie complantée d'allées d'arbres et de bosquets, à l'instar d'un jardin anglais, mais dessiné par la main de la nature, et dont le terrain, légèrement ondulé, sert de promenade aux baigneurs.

C'est à l'extrémité de ce parc que commence la vallée de Vaulnaveys ; elle a près d'un myriamètre de longueur sur mille à quinze cents mètres de largeur. Quelques personnes, se fondant sur l'inspection géologique des lieux, avaient cru que cette vallée, si fertile et si riante aujourd'hui, livrait autrefois passage aux eaux de la Romanche, barrées probablement dans leur écoulement vers le bassin du Drac, et qui s'écoulaient alors par la gorge de Gières, pour aller se jeter dans l'Isère. Cette hypothèse, déjà mise en avant par le docteur Nicolas, qui écrivait en 1781, est complètement inexacte, ainsi que l'a démontré M. Antonin Macé dans sa traduction d'Aymard du Rivail. Mais, d'ailleurs, la vallée de Vaulnaveys, dont le nom vient, dit-on, de ce qu'elle est arrondie comme un vaisseau (*navis*), quelle qu'ait été sa destination, forme actuellement une des plus charmantes promenades qu'on puisse faire en voiture.

A l'extrémité se trouve le bourg de Vizille, centre industriel assez considérable, et qui offre aux promeneurs l'attrait puissant du château que fit construire, vers 1612, le connétable de Lesdiguières, immédiatement au-dessous d'un vieux château-fort royal dont on voit encore les ruines sur le rocher.

Vers la fin du dix-septième siècle, le château passa par succession à la famille de Villeroi, et c'est du dernier duc de ce nom qu'il fut acquis, en 1775, par un des membres de la famille Périer.

C'est dans ce château, véritable forteresse, témoin de l'autorité despotique et redoutée du vaillant connétable, que devait naître la révolution française. C'est, en effet, dans la salle du jeu de paume de l'antique demeure féodale que se réunirent, le 21 juillet 1788 sous la présidence de M. de Mosges, les députés des trois ordres du Dauphiné : là, après seize heures de délibération, il fut décidé, à l'unanimité, que des remontrances seraient adressées au gouvernement du roi, et que l'on réclamerait la convocation des États généraux. Ce fut le premier pas fait dans la voie qui devait se terminer par la révolution française.

En 1825, un incendie terrible détruisit en partie le château, les magnifiques boiseries où étaient retracés les hauts faits du vieux connétable, et les derniers vestiges de son ancienne splendeur.

Aujourd'hui l'antique manoir, tout en conservant encore au dehors son aspect imposant, s'est transformé à l'intérieur.

Devant le château se déroule un parc immense dont les belles promenades, les eaux vives et abondantes, captivent et charment les promeneurs, à l'égal des parcs des plus splendides résidences royales.

*Laffrey.* — En quittant Vizille, on traverse la Romanche aux eaux impétueuses, et on suit la route de Grenoble à Gap, placée sur le flanc oriental du mont Conex. Après deux heures de marche, on arrive au petit village de Laffrey, célèbre par l'épisode du passage de Napoléon Ier, lors de son retour de l'île d'Elbe.

C'est entre Laffrey et la Mure que, au retour de l'exil, Napoléon eut la première occasion d'exercer le prestige de sa personne sur un régiment envoyé pour lui barrer le passage. Au seul aspect du grand homme se présentant sans armes devant ses baïonnettes, la troupe entière, chefs et soldats, passa dans les rangs de sa petite escorte.

Les lacs de Laffrey sont au nombre de deux ; on en rencontre encore deux autres, mais plus petits, sur la route qui va de ce village à la Mure. Ces lacs, situés dans une position pittoresque, sont entourés de bois et de prairies. Ils sont très fournis en excellent poisson : aussi sont-ils souvent le but de fructueuses excursions dirigées par l'amour de la gastronomie non moins que du pittoresque, excursions d'autant plus appréciées des baigneurs qu'on peut faire tout le trajet en voiture. Les eaux de ces lacs se déversent dans la Romanche.

*Séchilienne.* — On se rend d'abord à Vizille, et, remontant ensuite la rive droite de la Romanche, on arrive, après un parcours de 7 kilomètres, au petit village de Séchilienne, dont le château, flanqué de deux tours massives, servait sans doute aux Romains de poste militaire sur la voie qui allait d'Italie à Vienne. Quelques pas plus loin, la vallée devient plus étroite : aussi la surveillance devait-elle y être facile. Au moyen âge, les seigneurs du pays profitèrent, dit-on, de cette heureuse situation pour prélever un droit de péage sur les voyageurs.

Au delà de Séchilienne, on s'enfonce dans l'étroite et sauvage gorge de Livet, dont le village, situé au

pied de la montagne du Grand-Galbert, est la première
étape que le voyageur rencontre sur cette belle et
magnifique route de l'Oisans, traversant le massif des
Alpes dauphinoises. Ici la nature, âpre et majestueuse,
offre aux minéralogistes des richesses inépuisables. De
l'Oisans le chemin franchit la chaîne des Alpes à travers des montagnes d'une grandeur sauvage. Là, tantôt de beaux pâturages, des forêts, des torrents, des
cascades, des glaciers, font de la course du Lautaret
une des excursions les plus fertiles en souvenirs pour
le touriste, en échantillons pour l'herbier du botaniste,
la flore du Lautaret étant une des plus riches, des plus
variées, des plus attractives pour tous les savants.

Cette énumération des sites, des monuments, des
beautés naturelles groupées à proximité d'Uriage, s'é-
tendrait sans peine sous ma plume. Parmi les excursions faciles à exécuter pédestrement, ou pour lesquelles
les moyens de transport abondent à l'établissement,
viendraient se disputer le premier rang : Sassenage,
avec ses grottes si curieuses et ses cascades écu-
meuses ; — le pont de Claix, d'une seule arche, auda-
cieusement jeté sur le Drac, la belle route qui y conduit et le populaire écho à longue et distincte réson-
nance qu'abrite sa culée ; — Bellevue, éminence près
de Brié, d'où l'on a un très beau panorama sur les
vallées de la Gresse, du Drac et sur les Alpes ; — le châ-

teau de Tencin ; — les ruines du château Bayard ; — les ruines du château de Revel ; — le Mûrier, cottage situé au-dessus de Gières : de la terrasse, comme d'un promontoire, vue sur la vallée du Graisivaudan, la cascade de l'Oursière, Champrousse, etc.

Mentionnons aussi quelques excursions très intéressantes mais un peu plus éloignées : notamment Belledonne (2,982$^m$), on s'y rend par l'Oursière et le châlet de la Pra où l'on peut coucher. Le grand pic de Belledonne, qui est un peu plus élevé que le petit pic, offre de plus grandes difficultés pour l'ascension. La société des Touristes du Dauphiné a fait placer des câbles en fer aux passages présentant quelques dangers. Pour en faire l'escalade il faut se rendre à Allemont où l'on trouve des guides.

La Grande Chartreuse, dont le renom est européen ; on s'y rend par Saint-Laurent du Pont et on peut revenir par le Sappey.

Enfin l'ascension du Taillefer, au-dessus de Séchilienne ; l'excursion au Pont-en-Royans, la route si pittoresque des Goulets, le Villard-de-Lans, les gorges d'Engins, etc.

# APPENDICE

Comme complément naturel de ce livre, j'ai cru devoir ajouter un résumé de la zoologie d'Uriage et de ses environs, ainsi que l'énumération des plantes qui abondent autour de notre établissement thermal, durant les excursions en quelque sorte classiques de notre station. Que mon cher confrère et ami, M. le D<sup>r</sup> Carlet, professeur à la Faculté des sciences de Grenoble et M. Paul Tillet, membre de plusieurs sociétés de botaniques, veuillent bien recevoir ici mes remerciements pour le concours obligeant qu'ils ont bien voulu me donner sur ces sujets si incontestablement ressortissants de leur haute compétence.

Aujourd'hui que l'étude des sciences fait partie intégrante de l'instruction donnée dans un certain milieu social, les baigneurs et les touristes vont trouver, dans ces descriptions zoologiques et botaniques, la source d'un nouvel et supérieur attrait pour leurs promenades qui, ainsi dirigées, réuniront au but hygiénique essentiel l'occasion de goûter les jouissances promises par la culture des deux branches les plus intéressantes des sciences naturelles.

# NOTICE

## SUR LA FAUNE

### DES ENVIRONS D'URIAGE

**Par M. le professeur CARLET**

Le département de l'Isère doit à sa situation à égale
distance du pôle et de l'équateur, ainsi qu'aux conditions si diverses de climat, de sol et d'altitude qu'on y
rencontre, une Faune des plus riches et des plus variées. D'un côté, le Scorpion n'y est pas très rare et
la Cigale y chante comme en Provence; d'un autre
côté, la blanche Hermine et diverses espèces d'Oiseaux
des pays froids y sont assez souvent un sujet d'éton-
nement pour les chasseurs.

Nous ne saurions songer à donner ici des détails
qui seraient déplacés, et les indications qui vont suivre
seront souvent complétées par les baigneurs ou visi-
teurs naturalistes.

On trouvera d'ailleurs, au château d'Uriage, une
collection d'animaux qui, sans être complète, sera utilement consultée par ceux qui veulent prendre rapidement une idée de la Faune du Dauphiné. Cette
collection, dressée par les soins de M. le comte de

Saint-Ferréol, est d'autant plus précieuse qu'elle a été faite sur place et n'est pas formée par la réunion d'espèces indigènes et exotiques dont le mélange tromperait le naturaliste, au lieu de le renseigner.

## MAMMIFÈRES.

**Chiroptéres** ou **Chauves-Souris.** — 1° Fers à cheval (*Rhinolophus*), le grand et le petit; 2° Vespertilions (*Vespertilio*), parmi lesquels la Noctule, la Pipistrelle, la Sérotine, le Murin; 3° Oreillard commun (*Plecotus auritus*).

**Insectivores.** — Représentés seulement par la Taupe, le Hérisson et la Musaraigne commune.

**Carnivores.** — L'Ours (*Ursus arctos*) est le plus grand de nos Mammifères sauvages; il s'aventure très rarement dans les montagnes qui dominent Uriage et peut être considéré comme n'appartenant plus à la Faune des environs.

Les Blaireaux, encore assez communs, ravagent souvent les vignes de Gières.

Les autres Carnivores de la région sont le Putois, l'Hermine (rare), la Belette, la Fouine, la Martre, le Loup et le Renard.

**Rongeurs.** — L'Écureuil; le Loir, le Lérot et le Muscardin, confondus tous les trois sous la dénomination vulgaire de « Rats gris »; les Campagnols, les Surmulots, les Mulots, les Souris, sont communs en Dauphiné.

La Marmotte (*Arctomys alpinus*) se trouve au lac Robert ; mais elle est de plus en plus rare. Quant au Castor, il ne fait plus partie de notre Faune et celui du musée d'Uriage provient des embouchures du Rhône.

Enfin le Lièvre blanc (*Lepus variabilis*), dont la chair a une réputation exagérée, se trouve sur les sommets de Champrousse.

**Porcins.** — Le Sanglier est rare dans le département de l'Isère ; il est, comme on le sait, la souche de nos cochons domestiques et, pour le dire en passant, ceux que l'on élève aux environs d'Uriage sont noirs.

**Ruminants.** — Le Cerf, le Chevreuil et le Bouquetin faisaient encore partie de notre Faune au commencement de ce siècle ; nous n'avons plus aujourd'hui que le Chamois (*Rupicapra europæa*), ce Ruminant de l'abîme qu'on appelle Isard dans les Pyrénées. On consomme, tous les ans, à Uriage, un certain nombre de Chamois provenant de la chaîne de Belledonne.


## OISEAUX.


La configuration si variée du département de l'Isère et ses extrêmes différences de température expliquent suffisamment la richesse de la Faune ornithologique qui, d'après Bouteille, comprend près de trois cents espèces. Celles-ci peuvent être distinguées : 1° en *sédentaires*, qui passent toute l'année dans le département, 2° en *émigrantes*, qui nous arrivent au printemps et nous quittent à l'approche de l'hiver ; 3° en *espèces de passage*, qui traversent chaque année notre pays et ne font pas en réalité partie de notre Faune.

Nous citerons seulement les espèces les plus intéressantes, soit par leur rareté, soit par leur habitat plus spécialement alpin.

**Rapaces.** — Le Gypaète barbu ou Vautour des Agneaux (*Gypaetus barbatus*), le plus grand des Oiseaux de proie, se trouve dans toute la chaîne des Alpes et surtout dans l'Oisans. Son envergure peut atteindre 3 mètres.

L'Aigle royal (*Aquila fulva*) est sédentaire dans nos montagnes, où il est assez commun. — Le Balbuzard et le Jean le Blanc sont moins communs que le précédent.

Les Faucons Pèlerin, Hobereau, Émerillon, Cresserelle ; l'Autour ordinaire, l'Épervier, le Milan royal, la Buse commune, la Bondrée sont plus ou moins communs.

La Chouette Hulotte ou Chat-Huant ; la Chevêche, l'Effraie, sont très communes. Cette dernière niche même dans le château d'Uriage. La Chouette Tengmalm des régions polaires est au contraire très rare ; on la trouve dans les forêts de sapins de nos plus hautes montagnes. — Le Grand-Duc, le Moyen-Duc et le Petit-Duc sont assez communs.

**Passereaux.** — On trouve plus spécialement dans les environs d'Uriage : le Casse-noix (*Nucifraga caryocatactes*) ; le Merle à plastron (*Merula torquata*), vendu en hiver sous le nom de Grive de genièvre ; le Merle d'eau (*Cinclus aquaticus*) ; le Roitelet ; le Troglodyte ; la Fauvette des Alpes (*Accentor alpinus*), très appréciée des gastronomes dauphinois sous les noms d'Alpin rouge ou Becfin ; le Bruant de neige (*Emberiza nivalis*) ; le Bec-croisé (*Loxia curvirostra*), commun dans les bois noirs et descendant jusqu'à Uriage ; le Pinson des neiges (*Fringilla nivalis*), d'une chair exquise, est connu partout sous le nom d'Alpin ; le Grimpereau de muraille (*Certhia muralis*), etc., etc.

**Gallinacés.** — En Dauphiné, on appelle improprement du nom de Faisan le Tetras birkhan (*Tetrao tetrix*) ou petit Coq de bruyère, le seul que nous ayons actuellement ; il est sédentaire dans les hautes montagnes, qu'il ne quitte jamais.

La Gélinotte (*Tetrao bonasia*) niche dans les hautes forêts et descend un peu pendant l'hiver ; sa chair est très estimée.

Le Lagopède (*Tetrao lagopus*), appelé improprement Perdrix blanche, habite les régions les plus élevées et est peu recherché. La Bartavelle (*Perdix saxatilis*) habite les mêmes lieux que les précédents, sans cependant s'élever aussi haut.

**Échassiers.** — Ce sont des oiseaux de passage parmi lesquels on peut citer comme nichant plus ou moins dans nos pays : l'Œdicnème criard (*Œdicnemus crepitans*) ; le petit Pluvier à collier (*Charadrius minor*) ; le Héron cendré (*Ardea cinerea*) ; le Héron blongios

(*Ardea minuta*) ; la Barge rousse (*Limosa rufa*) ; les Bécassines ordinaires, double et sourde ; le Râle d'eau ; diverses Poules d'eau dont l'une (*Gallinula porzana*) est appelée Gringe ; la Foulque macroule (*Fulica atra*) ; un certain nombre de Grèbes (*Podiceps*) ; le Canard sauvage (*A. boschas*) ; le Canard à queue d'Hirondelle (*A. acuta*); la Sarcelle d'été et celle d'hiver ; le Milouin ou Rouget ; le Garrot ; le Harle piette (*Mergus albellus*), etc.


## REPTILES.

La faune de l'Isère est assez pauvre en Reptiles, précisément à cause des variations brusques de température. Citons cependant le Lézard vert (*Lacerta viridis*), le Lézard des souches et celui des murailles, connu vulgairement sous le nom de Larmuse ; l'Orvet ou Serpent de verre ; des Couleuvres au nombre de quatre : la Couleuvre à collier (*Tropidonotus natrix*) ; le Couleuvre vipérine (*T. viperinus,* ; la Couleuvre verte et jaune (*Zamœnis viridiflavus*) ; la Couleuvre lisse (*Coronella lævis*).

Quant aux Vipères, il n'en existe qu'une dans le Dauphiné, la Vipère ordinaire (*Vipera aspis*), présentant, à Uriage même, une belle variété nègre connue sous le nom de Vipère noire. C'est à tort qu'on a signalé dans le Dauphiné la Vipère cornue (*V. Ammodytes*) ; elle n'y existe certainement pas.

## BATRACIENS.

La Grenouille verte, la Grenouille rousse et la Rainette sont assez communes. Les Crapauds sont représentés par plusieurs espèces, et les plus gros sont désignés sous le nom de Bots. L'*Alytes obstetricans*, appelé vulgairement Crapaud accoucheur, n'est pas rare. On rencontre assez souvent sur son chemin la Salamandre commune (*Salamandra maculosa*), qui jouit d'une triste réputation, peu méritée cependant. Un certain nombre de Tritons ou Lézards d'eau habitent les marais et les eaux peu courantes.

## POISSONS.

Les Poissons les plus appréciés sont les Truites, communes dans toutes nos eaux froides et rapides. L'Ombre-Chevalier constitue une espèce très délicate qui malheureusement a presque complètement disparu du lac Paladru, où elle était autrefois assez abondante. On mange souvent à Uriage le Lavaret (*Coregonus Lavaretus*), poisson exquis qui provient du lac du Bourget, et la Féra (*C. Fera*), commune dans le lac de Genève, très inférieure au précédent.

Pour en finir avec les Poissons, nous nous bornerons à signaler dans l'Isère, rivière peu poissonneuse, l'Apron, la Carpe, le Barbeau, la Tanche souvent très bonne et n'ayant pas le goût de vase, diverses Ables connues dans le pays sous les noms de Dormilles, de Rosses, de Suiffes, de Zyeux de verre. La Lotte n'est pas très rare ; son foie est un régal de gourmets ; le Brochet de l'Isère a une chair médiocre et est peu estimé.

## MOLLUSQUES.

Nous serons très bref sur ce qui concerne la conchyliologie. Une liste générale prendrait un espace trop considérable pour pouvoir être publiée ici ; cependant nous emprunterons quelques noms des espèces les plus rares, au Mémoire du D<sup>r</sup> Gras (1840) et à la collection du château d'Uriage.

| | |
|---|---|
| *Vitrina pellucida.* | *Achatina acicula.* |
| *Helix rugosiuscula.* | *Clausilia ventricosa.* |
| — *fulva.* | — *parvula.* |
| — *rupestris.* | — *variabilis.* |
| — *pulchella.* | — *rugosa.* |
| — *alpina.* | *Pupa dolium.* |
| — *incarnata.* | — *secale.* |
| — *obvoluta.* | — *quadridens.* |
| — *unidentata.* | — *tridens.* |
| *Succinea amphibia.* | — *fragilis.* |
| — *oblonga.* | *Vertigo muscorum.* |
| *Bulimus montanus.* | — *pygmea.* |

*Carychium minimum.*       *Limnea peregra.*

— *lineatum.*              — *marginata.*

*Cyclostoma elegans.*      *Ancylus lacustris.*

— *obscurum.*              *Paludina impura.*

— *patulum.*               — *acuta.*

*Planorbis contortus.*     *Valvata planorbis.*

— *cristatus.*             *Neritina fluviatilis.*

— *marginatus.*            *Anodonta cygnea.*

— *carinatus.*             *Unio pictorum.*

— *complanatus.*           — *littoralis.*

*Physa hypnorum.*          *Cyclas caliculata.*

— *fontinalis.*            — *palustris.*

*Limnea ovata.*

## ENTOMOLOGIE.

C'est sur cette question surtout qu'il faudra nous limiter, ce qui nous sera d'autant plus facile qu'un entomologiste distingué, M. Ch. Oberthür (de Rennes), a bien voulu rédiger, sur la demande du D<sup>r</sup> Doyon, une notice très spéciale que nous avons largement mise à contribution.

Les amateurs d'Insectes qui voudraient, depuis Uriage, aller chasser autour de Grenoble et même jusqu'au Lautaret, en remontant la vallée de la Romanche, trouveront des renseignements détaillés dans le remarquable Rapport du D<sup>r</sup> Al. Laboulbène sur l'exploration que la Société entomologique de France entreprit en 1857 dans le Dauphiné.

Dans le parc même de l'établissement d'Uriage on peut récolter *Bombyx Dorycnii, Angerona prunaria, Scotosia dubitata.* Sur le chemin qui mène au fort des Quatre-Seigneurs : *Arge Galathea; Lycæna Corydon* et *Adonis; Zygæna Achillæa; Pellonia Calabraria; Aspilates citraria* ; de nombreux Deltoïdes, etc.

Les environs du château fournissent *Mamestra Persicaria; Melitæa didyma; Argynnis Dia* et *Daphne; Zygæna alpina, Loniceræ, Peucedani; Lycæna Argus; Limenitis Camilla,* etc.

Au nombre des Coléoptères, nous citerons : *Cymindis homagrica; Carabus nodulosus; Gnorimus octopunctatus; Dolichus flavicornis; Calosoma sycophanta,* etc.

**Cascade de l'Oursière.** — Après avoir traversé le village de Saint-Martin d'Uriage, on rencontre : *Satyrus hyperanthus; Acidalia procharia; Argynnis adippe; Nymphalis populi,* l'un des plus beaux Lépidoptères de la Faune de France. Au chalet des Seiglières: *Fidonia conspicuaria ; Lycæna Aegon;* etc. Dans la forêt, on trouve : *Cidaria Miaria; Polyommatus Eurydice ; Lycæna Eumedon ; Boarmia Abietaria ; Ephyra trilinearia ; Asthena candidata* et *luteata ; Venusia cambricaria; Macaria alternata; Thera variata ; Melanthia ocellata* et *albicillata; Melanippe hastata, montanaria, rivata, mólluginata; Anticlea derivata; Coremia propugnata, ferrugata* et *pomœriaria.*

De son côté, le coléoptériste trouvera les beaux *Carabus glabratus* et *auronitens;* l'élégante *Rosalia al-*

*pina*; les *Feronia metallica, externepunctata, parumpunctata, maura* et *Hagenbachi* ; *Pachyta virginea* et
*clathrata* ; *Œdemera tristis* ; *Corymbites aulicus* et *cu-
preus* ; *Hoplia farinosa*, etc.

Dans les environs mêmes de la cascade, le lépidop-
tériste recueillera : *Larentia Kollariaria* et *infidaria* ;
*Coremia pomœriaria* ; *Eupithecia alretaria* et *nepetata* ;
*Cidaria aptata* et *salicata* ; *Emmelesia affinitata* ; *Her-
cyna rupicolalis* ; *Orenaia alpestralis*, etc.

**Prémol.** — Dans cette excursion, on trouvera un
grand nombre de Coléoptères parmi lesquels : *Cicindela
sylvicola* ; *Carabus intricatus, nodulosus, glabratus* ;
*Cychrus rostratus* et *attenuatus* ; *Procrustes coriaceus* ;
*Calathus micropterus* ; *Feronia maura, parumpunctata,
metallica* et *lepida* ; *Amara patricia, Pachyta virginea*
et *octomaculata*, quelques *Hapalus* et un certain nombre de *Staphylinides*.

Parmi les Lépidoptères, citons : *Tanagra chœro-
phyllata* ; *Zygæna Minos* ; *Procris globularia*; *Melitæa
Dyctinna, Argynnis Amathusia* et *Ino* ; etc., etc.

**Champrousse.** — 1° Principaux Coléoptères : *Cicindela chloris* ; *Bembidium glaciale*; *Cymindis vapora-
riorum* et *axillaris* ; *Carabus catenulatus, Otiorynchus
armadillo, niger* et *fuscipes*.

2° Principaux Lépidoptères : *Erebia stygne*; *Pieris
callidice*; enfin une géomètre bien rare, *Larentia poly-
grapharia*, qui, avant d'avoir été trouvée dans cette
localité, n'avait point encore été rencontrée en France.

20.

Nous terminerons ici ces courtes considérations sur la Faune des environs d'Uriage, ne disant rien des autres Articulés, qui sont généralement moins recherchés des collectionneurs que les Coléoptères et les Lépidoptères, non plus que des Vers, qui n'intéressent que quelques spécialistes.

# FLORULE D'URIAGE

## ET DE SES ENVIRONS

### EN AVRIL, MAI, JUIN, JUILLET, AOUT ET SEPTEMBRE

### Par M. Paul TILLET

Membre de plusieurs Sociétés botaniques françaises et étrangères

---

## Ire HERBORISATION

**Depuis Gières jusqu'à l'établissement thermal d'Uriage.
Bords du ruisseau du Sonnant (vallée du Sonnant).**

En suivant la route de Grenoble à Uriage, on trouve, à partir du village de Gières, au bord du chemin, le long des murs et au pied des habitations, jusqu'à la scierie qui s'élève sur la rive gauche du ruisseau le Sonnant, les plantes suivantes :

| | |
|---|---|
| Taraxacum palustre D. C. | Erucastrum obtusangulum Reich. |
| Erucastrum Polichii S. et S. | |
| Nasturtium sylvestre R. Br. | Chenopodium album L. |
| Bidens tripartita L. | Plantago major L. |
| Galeopsis tetrahit L. | Artemisia vulgaris L. |
| Lappa minor B. C. | Gypsophila saxifraga Vill. |

Medicago falcata L.
Poterium dyctiocarpum Spach.
Bromus erectus Huds.
Galium erectum Huds.
Tussilago Farfara L.
Urtica urens L.
Taraxacum udum Jord.
Inula dyssenterica L.
Senecio erucæfolius Huds.
Mentha rotundifolia L.
Alnus viridis D. C. [1].
Humulus lupulus L.
Angelica sylvestris L.
Salix alba L.
Eupatorium cannabinum L.
Linaria striata D. C.
Lithrum salicaria L.
Convolvulus sepium L.
Urtica dioica L.
Dipsacus sylvestris Mill.
Geranium pyrenaicum L.
— Robertianum L.
Panicum crus galli L.
Geranium molle L.
— rotundifolium Poll.
Brunella vulgaris Mœnch.
Clinopodium vulgare L.

Rubus cæsius L.
Inula Pulicaria L.
Agrimonia Eupatoria L.
Medicago lupulina L.
Euphorbia cyparissias L.
Rubus rusticanus E. Mercier.
Robinia pseudo-acacia L.
Achillæa millefolium L.
Trifolium pratense L.
— repens L.
Origanum vulgare L.
Chrysanthemum leucanthemum L.
Daucus Carota L.
Centaurea Jacea L.
Sinapis arvensis L.
Picris hieracioides L.
Pastinaca opaca Horn.
Hypericum perforatum L.
Lycopus europæus L.
Amaranthus retroflexus L.
Polygonum mite Schr.
— hydropiper L.
— Persicaria L.
Salix capræa Thuillier.
Polygonum aviculare L.
— lapathifolium L.
Althæa officinalis L.
Solanum Dulcamara L.

Depuis cette scierie jusqu'au chalet Bertoin, sur les bords du Sonnant, et à travers les éboulis de la route :

Plantago media L.
— lanceolata L.

Salvia glutinosa L.
Teucrium Scorodonia L.

1. Descendu de l'Ourcière.

Erigeron canadense L.
Rosa subglobosa Sm.
— repens Scop.
Hieracium murorum L.
Solidago virga-aurea L.
Lactuca virosa L.
Solidago glabra Desf.
Rumex acetosa L.
Euphorbia. Cyparissias L.
— verrucosa Lann.
Phalangium ramosum Lam.
Spiræa Aruncus L.
Acer campestre L.
Melampyrum nemorosum L.
Coronilla varia L.
Geranium nodosum L.
Epilobium rosmarinifolium Hœnch.
Campanula Trachelium L.
Stachys recta L.
Coronilla Emerus L.
Tamus communis L.
Rhus cotinus L.
Fragaria vesca L.
Cerasthum triviale Link.
Scabiosa patens Jord.
Teucrium Chamœdrys L.
Erigeron acris L.
Oxalis stricta L.
Papaver dubium L.
Asperula cynanchica L.
Ballota fetida Lam.
Cardamine impatiens L.
Calamintha officinalisMœnch.

Aquilegia vulgaris L.
Origanum virescens Link.
Festuca cærulea DC.
Salvia pratensis L.
— glutinosa L.
Euphorbia verrucosa Lam.
Buphtalmum grandiflorum L.
Carex glauca Scep.
Campanula glomerata L.
Galeopsis angustifolia Ehrh.
Solanum Dulcamara L.
— nigrum L.
Polygonum lapathifolium L.
Anthriscus sylvestris Hoffm.
Dipsacus pilosus L.
Polygala vulgaris L.
Vincetoxicum officinale Mœnch.
Cornus sanguinea L.
Circæa lutetiana L.
Mespilus germanica L.
Populus alba L.
Filago Jussiæi Coss.
Alnus incana DC.
Dipsacus sylvestris Mill.
Cirsium lanceolatum Scop.
Dipsacus pilosus L. [1].
Clematis vitalba L.
Anthriscus vulgaris Pers.
Epilobium parviflorum Schreb.
Papaver Rhœas L.
Origanum vulgare L.

1. La vallée du Sonnant possède une riche station de cette espèce rare.

Salix purpurea Sm.
Spiræa ulmaria L.
Leontodon hastile L.
Silene inflata Sm.
Vincetoxicum laxum Gr. Godr.
Juncus lamprocarpus Ehrh.
Cirsium palustre Scop.
Fragaria collina Ehrh.
Mentha arvensis L. var. parietariæfolia.
Mentha sylvestris L.
Campanula rotundifolia L.
Polygonum aviculare L.
Sonchus oleraceus L.
— arvensis L.
Hypericum microphyllum Jord.
Lychnis vespertina Sibth.
Onobrychis sativa Lam.
Bidens tripartita L.
Alnus glutinosa Gärtn.
Hypericum montanum L.

Ligustrum vulgare L.
Fraxinus excelsior L.
Circium caulescens Cariot.
Melilotus officinalis Wild.
— arvensis Wallr.
Galium verum L.
Geranium nodosum L.
Thymus Serpyllum L.
Verbena officinalis L.
Sambucus nigra L.
Galium lævigatum L.
Vitis vinifera L. [1].
Equisetum arvense L.
Euphorbia helioscopia L.
Scrophularia canina L.
Salix incana Schrank.
— purpurea Sm.
Trifolium procumbens Schreb.
Euphorbia stricta L.
Holcus lanatus L.
Populus tremula L.
Cornus sanguinea L.

On trouve depuis le chalet Bertoin jusqu'au pont du Sonnant :

Ervum hirsutum L.
Lithospermum officinale L.
Erucastrum obtusangulum Rchb.
Saponaria officinalis L.
Stachys palustris L.
— sylvatica L.
Erucastrum Polichii Sperm.

Panicum crus-galli L.
Trifolium repens L.
— pratense L.
Avena sativa L.
Rosa tomentella Lem.
Polycnemum majus Braun.
Lotus corniculatus L.
Oxalis stricta L.

1. A l'état sauvage.

Oxalis acetosella L.
Galeopsis Tetrahit L.
Euphorbia amygdaloides L.
Prunus spinosa L.

Leontodon hastile L.
Hieracium        staticæfolium Will.

Là se présente un petit espace marécageux où l'on rencontre en abondance :

Cyperus fuscus L.
— flavescens L.
Chara var. longibracteata.
Cirsium palustre Scop.

Tofieldia caliculata Wahl.
Mentha aquatica L.
Juncus glaucus Ehrh.
— Buffonius L.

Le fossé fournit *Utricularia vulgaris L.*

Tout autour, et en continuant de suivre la route :

Hypericum quadrangulum D. C.
Potentilla reptans L.
Helianthemum vulgare Gärtn.
Setaria viridis P. B.
Cirsium arvense Scop.
Molinia cærula Mœnch.
Sonchus arvensis L.
Lasiagrostis calamagrostis

Link.
Epilobium hirsutum L.
Scabiosa arvensis L.
Erigeron acris L.
Salix amygdalina L.
Bromus giganteus L.
Scirpus sylvaticus L.
Carex maxima Scop.
Echium vulgare L.

Sur les terrains incultes qui se trouvent aux abords du pont du Sonnant et à travers les taillis :

Hypericum hirsutum L.
Potentilla serotina Vill.
Euphorbia exigua L.
Asperula odorata L.
Euphorbia helioscopia L.
Heracleum Sphondylium L.

Sonchus oleraceus L.
— asper Vill.
Viola Riviniana Rchb.
Linaria minor Desf.
Calamintha officinalis Mœnch.

Stachys recta L.
Convolvulus sepium L.
—          arvensis L.

Sisymbrium officinale Scop.
Melica nutans Cav.

M. Chaboisseau m'a montré ici une station d'*Iso-pyrum thalictroides L.*, qu'il a découverte, à gauche de la route, au milieu des fourrés et taillis :

Solidago virgaurea L.
Galeopsis sulfurea Jord.

Angelica sylvestris L.

Dans les environs du pont et en suivant la route, on peut récolter :

Malva rotundifolia L.
Cyperus fuscus L.    } déjà re-
—      flavescens L. } cueillis.
Bidens tripartita L.
Veronica beccabunga L.
Inula Coniza D. C.
—   dyssenterica L.
Rumex crispus L.
Epilobium molle Lam.
Bellis perennis L.
Ranunculus reptans L.
Cychorium Intybus L.
Glyceria fluitans R. B.
Betonica officinalis L.
Euphorbia stricta L.
Mentha lanceolata Rchb.
Lythrum Salicaria L. (*bis*).
Trifolium fragiferum L.
Equisetum Telmateja Ehrh.
Nasturtium officinale R. B.
Hypericumtetrapterum Fries.
Rhamnus Frangula L.

Viburnum Lantana L.
Ligustrum vulgare L.
Corylus Avellana L.
Quercus pedunculata Ehrh.
Cratægus oxyacantha L.
Rosa conica Chabert.
Helleborus fœtidus L.
Prunus spinosa L.
Digitalis parviflora All.
Brunella vulgaris Mœnch.
Tetragonolobus    siliquosus
    Roth.
Malva Alcæa L.
Medicago sativa L.
Astragalus glyciphyllos L.
Picris hieracioides L.
Mentha aquatica L.
Glechoma hederacea L.
Capsella    Bursa - Pastoris
    Mœnch.
Medicago falcato-sativa Rchb.-
Erythræa pulchella Horn.

Linaria spuria Mill.
Mentha gentilis L.
Malachium aquaticum Fries.
Lysimachia vulgaris L.
Prenanthes muralis L.
Ranunculus acris L.
    — repens L.
Lonicera Xylosteum L.
Odontites verna Rchb.
Alnus incana D. C.
Iris Pseudo-Acorus L.
Lithospermum officinalis L.
Viburnum Opulus L.
Lithospermum purpureo-cæruleum L.
Arum Italicum Mill.
Daphne Laureola L.
Carpinus Betulus L.
Ulmus campestris Sm.
Saponaria off. L.

Ajuga reptans L.
Myosotis palustris Vith.
Agrostis alba L.
Hedera Helix L.
Plantago intermedia Gaud.
    — media Bert.
Alnus glutinosa Gärtn.
Evonymus Europæus L.
Cerastium triviale Link.
Setaria glauca P. B.
Anagallis phœnicea Lam.
Lamium maculatum L.
    — album L.
Hypericum pulchrum L.
Rubus discolor Weih.
Rumex obtusifolius D. C.
Cratægus monogyna Jacq.
Hypochœris radicata L.
Anagallis cærulea Lam.
Galeopsis angustifolia Ehrh.

En commençant à se rapprocher des maisons :

Amaranthus Blitum L.
    — retroflexus L.
Epilobium hirsutum L.
Scrophularia Balbisii Hornem.
Spiræa Ulmaria L.
Salix viminalis Vill.
    — alba L.
    — amygdalina L.

Salix vitellina L.
Symphytum officinale L.
Sium angustifolium L.
Potamogeton densus L.
Rumex conglomeratus Murr.
Glyceria fluitans R. B.
Lysimachia Nummularia L.
    — vulgaris L.

En vue des premières maisons, et à partir de l'hôtel Chabert, on trouve :

Teucrium Scordium L.
Cannabis sativa L.
Bromus arvensis Poll.
Capsella gracilis Jord.

Lampsana communis L.
Teucrium Botrys L.
Oxalis Acetosella L.

Et la plupart des espèces déjà récoltées.

Au niveau de l'usine à gaz, les terrains vagues et les bois environnants fournissent jusqu'à l'entrée des hôtels, outre un certain nombre des plantes, déjà désignées :

Polypodium filix mas L.
Scrophularia nodosa L.
Veronica chamœdrys L.
Tannus communis L.
Tilia microphylla Vent.
— platyphylla Scop.
Spiræa aruncus L.
Athyrium filix femina Roth.
Euphrasia verna Bell.
Borrago officinalis L.

Viburnum Opulus L.
Myosotis intermedia Link.
Petasites albus [1] Gäertn.
Leucoium vernum L. [1].
Digitalis lutea L.
Senecio crucæfolius var. L.
Rubus vestitus Weih.
Veronica polita Fries.
— hederæfolia L.

1. M. Chaboisseau m'a indiqué ces deux espèces dans les bois qui dominent la route de Gières.

# IIᵉ HERBORISATION

## Aux environs des hôtels et devant l'établissement thermal.

Si on explore la vaste prairie qui s'étend le long de la route d'Uriage à Vaulnaveys, on rencontre la plupart des plantes de la plaine.

Commençons par les prés situés devant l'hôtel des Bains, et nous remarquerons, en nous dirigeant vers celui du Midi par la grande allée :

Trifolium pratense L.
— repens L.
— agrarium L.
Lotus corniculatus L.
Chœrophyllum temulum L.
Picris hieracioides L.
Papaver Rhœas L.
Sisymbrium officinale Scop.
Salvia pratensis L.
Malva sylvestris L.
Chrysanthemum Leucanthe-
mum L.
Chenopodium album L.
Amaranthus retroflexus L.
Capsella Bursa - Pastoris Mœnch.
Sonchus oleraceus.
Lychnis dioica D. C.
Polygonum hydropiper L.
— Persicaria L.

Leontodon protæiformis Vill.
Scabiosa arvensis L.
Plantago lanceolata L.
Oxalis stricta L.
Tragopogon major Jacq.
Clinopodium vulgare L.
Glechoma hederacea L.
Cerastium triviale Link.
Geranium columbinum L.
— Pyrenaicum L.
Equisetum arvense L.
Calamintha Acinos Clairv.
Scherardia arvensis L.
Brunella vulgaris Mœnch.
— laciniata L.
Silene inflata Sm.
Lysimachia vulgaris L.
Ranunculus acris L.
Centaurea Jacea L.
— serotina Bor.

Trifolium minus Sm.
Fumaria officinalis L.
Galium verum L.
Thymus Serpyllum L.
Arabis Thaliana L.
Euphorbia helioscopia L.
Mercurialis annua L.
Rumex acetosa L.
Solaum nigrum L.
Rapistrum rugosum All.
Barkhausia setosa D. C.
Eupatorium Cannabinum L.
Fragaria vesca L.
Potentilla fragariastrum Ehrh.
Amaranthus Blitum L.
— ascendens Lois.
Ajuga reptans L.
Myosotis hispida Schl.
Geranium molle L.
— Robertianum L.
— rotundifolium L.
Erucastrum Polichii Sperm.
Polygonum Monspeliense Pers.
Lamium purpureum L.
Scrophularia nodosa L.
Hypericum pulchrum L.
Verbena officinalis L.
Atriplex patula Sm.

Setaria verticillata P. B.
Arenaria serpyllifolia L.
Anagallis phœnicœa Lam.
Taraxacum dens-leonis.
Bellis perennis L.
Silybum Marianum Gärtn. [1].
Raphanus Raphanistrum L.
Angelica sylvestris L.
Ranunculus repens L.
— bulbosus L.
Lamium maculatum L.
Colchicum autumnale L.
Dipsacus sylvestris L.
Plantago media L.
— major L.
Verbascum nigrum L.
— thapsiforme Schrad.
Lappa minor D. C.
Hypericum perforatum L.
Lamium album L.
Oxalis acetosella L.
Brunella vulgaris Mœnch.
Atriplex hastata L.
Urtica dioica L.
— urens L.
Galium erectum Huds.
Galeopsis sulfurea Jord.
Dactylis glomerata L.

Si on remonte de l'hôtel du Midi et des pavillons à l'hôtel du Nord, on trouve encore :

1. Subspontanée depuis 1872, que je l'observe près l'hôtel Monnet e détruite en 1881, après de récentes constructions : peut-être la retrouvera-t-on ailleurs ?

Anthemis Cotula L.
— arvensis L.
Lychnis sylvestris Hoppe.
Pimpinella saxifraga L. v. magna.
Convolvulus sepium L.
— arvensis L.
Alchemilla vulgaris L.
Sisymbrium Alliaria Scop.
Cichorium Intybus L.
Lampsana communis L.
Polygonum microspermum Jord.
Erigeron Canadensis L.
Geum urbanum L.
Plantago media Bert.
— lanceolata L.
Mentha sylvestris L.
Euphorbia verrucosa Lam.

Mentha rotundifolia L.
Stachys recta L.
Leontodon hispidum L.
Tragopogon orientalis L.
Poterium dyctyocarpum Spach.
Malva rotundifolia L.
Myosotis intermedia Link.
Euphorbia exigua L.
— stricta L.
— helioscopia L.
Lamium incisum Willd.
Verbascum Thapsus.
Saponaria officinalis L.
Euphorbia Peplus L.
Juniperus communis L.
Glechoma hederacea L.
Verbena officinalis.

Les massifs d'arbres qui s'élèvent devant l'hôtel du Nord se composent de :

Rhus typhinus (Sumac) Targe.
Salix Capræa L.
Cornus sanguinea L.
Cytisus Laburnum L.
Berberis vulg. L.

Populus alba L.
Viburnum Lantana L.
Evonymus Europæus L.
Abies excelsa D. C.
— pectinata D. C.

Ceux qu'on peut admirer, en allant de l'hôtel du Midi à l'établissement, si l'on passe devant le kiosque de la musique, sont formés des arbres suivants :

Populus alba L.
Corylus Avellana L.
Tilia platyphylla Scop.

Carpinus Betulus L.
Robinia pseudo-acacia L. (Acacia ordinaire).

Rhus cotinus L.
— typhinus (Sumac) Targe.
Viburnum Opulus (à fleurs stériles) L.
Cratœgus oxyacantha L.
— monogyna Jacq.
Spiræa opulifolia L.
Fraxinus excelsior L.
Hippocastanum Æsculus L. (Marronnier d'Inde).
Populus Tremula L.
Salix alba L.
Pinus sylvestris L.
Fagus sylvatica L.
Salix babylonica (S. pleureur) L.
Abies excelsa D. C.
Juglans regia (Noyer) L.
Sorbus Aria Crautz.
— aucuparia L.
— Mougeoti Soy-Will.
Quercus pedunculata Ehrh.
— sessiliflora Sm.
Acer Negundo L.
— pseudo-platanus L.
— opulifolium Vill.
Ulmus campestris Sm.
Castanea vulgaris Lam.
Betula alba L.

La plupart de ces arbres et arbustes ont été plantés et prospèrent admirablement. Il faut leur adjoindre les :

Catalpa (cult.).
Polonia (cult.).
Platanus Orientalis L.
— occidentalis L.
Lilac vulgaris L. (Lilas commun).
Spiræa (esp. cultiv.).
Abies excelsa D. C.
Pinus sylvestris L.

qui ombragent les promenades situées devant les hôtels des Bains et le Grand Hôtel.

Le vaste espace où se tiennent les concerts et le jeu de boules est planté de superbes Platanes et de Saules remarquables par leur belle venue. Des Marronniers et des Sapins s'élèvent devant le Grand-Hôtel et méritent d'être cités pour leur magnifique développement.

La grande allée, parallèle à la route de Vaulnaveys, est plantée de Tilleuls à petites feuilles (*Tilia micro-*

*phylla*), et de Tilleuls à grandes feuilles (*Tilia platy-phylla*), qui sont fort beaux.

Un ruisseau traverse dans toute sa longueur la prairie de l'établissement. On trouve sur les bords herbeux :

| | |
|---|---|
| Cicuta virosa L. | Nasturtium amphibium R.B. |
| Epilobium roseum Schreb. | Ranunculus repens V. ; repta- |
| Equisetum arvense L. | bundus Jord. |
| Myosotis hispida Schl. | Trifolium spadiceum L. |
| — palustris Vith. | — agrarium Schreb. |
| Veronica Anagallis L. | Polygonum lapathifolium L. |
| — Beccabunga L. | — mite Schr. |
| Stachys palustris L. | — dubium Stein. |
| Caltha palustris L. | Epilobium hirsutum L. |
| Lychnis diurna Sibth. | Lathyrus pratensis L. |
| Nasturtium officinale R. B. | Cardamine pratensis L. |

Et en s'avançant au centre des prés, et vers le chemin de Saint-Martin :

| | |
|---|---|
| Linaria arvensis Desf. | Mœnch. |
| Daucus Carota L. | Polygonum bistorta L. |
| Raphanus Raphanistrum L. | — convolvulus L. |
| Stachys sylvatica L. | — Persicaria L. |
| Panicum crus-galli L. | Helminthia echioides Gärtn. |
| Lepidium sativum L. | Erigeron Canadensis L. |
| Peucedanum palustre | — acris L. |

On peut poursuivre cette exploration à travers la prairie, jusqu'aux derniers hôtels, que l'on voit sur la route.

Si l'on part de l'hôtel du Midi, on récolte, dès qu'on se dirige vers les terrains de l'ancienne briqueterie :

Heracleum Sphondylium L.
Euphorbia verrucosa Lam.
Epilobium hirsutum L.

Lycopus europæus L.
Stachys palustris L.
Lythrum salicaria L.

Toutes ces plantes et les suivantes se trouvent le long des haies, dans la prairie et sur le bord du ruisseau que l'on traverse ; ce sont :

Tussilago Farfara.
Lycopus europæus L.
Epilobium hirsutum L.
Stachys palustris L.
Epilobium roseum Schreb.
Galeopsis Tetrahit L.
Convolvulus sepium L.
Brunella vulgaris Mœnch.
Euphrasia officinalis L.

Euphrasia campestris Jord.
Ranunculus acris L.
Centaurea serotina Bor.
Urtica dioica L.
Digitaria sanguinalis Scop.
Achillæa millefolium L.
Rumex acetosa L.
Medicago sativa L.
Barkausia fœtida D. C.

Le ruisseau donne asile spécialement aux espèces suivantes :

Typha angustifolia L.
Mentha Pulegium L.
— rotundifolia L.
Polygonum mite Schr.
— Persicaria L.
Salix viminalis L.
— capræa L.
— amygdalina L.
— rubra Huds.
— vitellina L.
Potentilla reptans L.
Equisetum palustre L.
Spiræa Ulmaria L.
Phragmites communis Triu.
Scrophularia aquatica Koch.

Scrophularia nodosa L.
Sparganium ramosum Huds.
Veronica Beccabunga L.
Chlora perfoliata L.
Nasturtium officinale R. B.
Epilobium palustre L.
Populus alba L.
Stachys Germanica L.
Alisma Plantago L.
Lysimachia vulgaris L.
— nummularia L.
Ranunculus repens L.
Juncus glaucus Ehrh.
Polygonum amphibium L.
Lathyrus pratensis L.

On arrive devant l'emplacement d'une ancienne briqueterie. Les bâtiments qui en dépendaient, il y a quelques années, ont été reportés plus loin ; on peut récolter à travers les terrains vagues, et tout à fait abandonnés :

| | |
|---|---|
| Amaranthus retroflexus L. | Lamium maculatum L. |
| Sinapis arvensis L. | Polygonum aviculare L. |
| Convolvulus arvensis L. | Onobrychis sativa Lam. |
| Sonchus oleraceus L. | Lythrum salicaria L. |
| — asper Vill. | Lampsana communis L. |
| Senecio vulgaris L. | Symphitum officinale L. |
| Plantago major L. | Amaranthus Blitum L. |
| — media L. | Veronica hederæfolia L. |
| Rubus cœsius L. | — polita Fries. |
| Sisymbrium officinale Scop. | Stellaria media Vill. |
| Brachypodium pinnatum P. B. | Capsella bursa-pastoris Mœnch. |
| Circœa lutetiana L. | Amaranthus ascendens Lois. |

A travers les broussailles, qui ombragent un petit ruisseau :

| | |
|---|---|
| Alnus viridis D. C. | Salix alba L. |
| Fragaria vesca L. | Humulus Lupulus L. |
| Alnus glutinosa Cœrtn. | Clematis Vitalba L. |
| Rubus discolor Weihe. | Fraxinus excelsior L. |

On continue de trouver aux alentours, sous le bois et derrière les bâtiments abandonnés :

| | |
|---|---|
| Papaver Rhœas L. | Specularia Speculum A. D. C. |
| Cirsium arvense Scop. | Rumex crispus L. |
| Raphanus Raphanistrum L. | Cirsium palustre Scop. |
| Chenopodium album L. | Pteris aquilina L. |
| Geum urbanum L. | Clinopodium vulgare L. |

Stellaria Holostœa L.
Viola hirta L.
Erigeron canadensis L.
Bunias Erucago L.
Oxalis stricta L.
Plantago lanceolata L.
Galium cruciata Scop.
Anagallis arvensis V. phœnicea Lam.
Galeopsis Tetrahit L.

Galeopsis angustifolia Ehrh.
Vincetoxicum laxum G. G.
Teucrium Scorodonia L.
Euphorbia Cyparissias L.
Vicia sepium L.
— angustifolia Roth.
Galium elatum Thuill.
Hieracium umbellatum L.
Medicago lupulina L.

Les talus pierreux et les hauteurs ombragées qui dominent la briqueterie offrent :

Digitalis grandiflora Rchb.
Ononis repens L.
Bupleurum falcatum L.
Valeriana officinalis L.
Trifolium procumbens Schreb.
Sarothamnus vulgaris Wimm.
Fragaria collina Ehrh.
Cerastium vulgatum L.
Viola segetalis Jord.
Lychnis dioica D. C.
Viola Riviniana Rchb.
— sepincola Jord.
Rumex acetosella L.
Thymus Serpyllum L.
Hypericum perforatum L.
Crassula rubens L.
Epilobium parviflorum Schreb.

Helleborus fœtidus L.
Hieracium murorum L.
Stachys recta L.
Agrimonia Eupatoria L.
Erucastrum Polichii Sperm.
Salix Capræa L.
Lactuca virosa L.
Centaurea Jacæa L.
Papaver dubium L.
Linaria vulgaris Mœnch.
Lotus corniculatus L.
Trifolium agrarium Schreb.
Geranium Robertianum L.
— Columbinum L.
— Pyrenaicum L.
— dissectum L.
Salvia pratensis L.
Datura Stramonium L.
— Tatula L.
Aquilegia vulgaris L.

On prend un chemin bordé de cultures, et l'on peut recueillir :

Sambucus nigra L.  
Lamium purpureum L.  
— incisum Willd.  
Galeobdolon luteum Huds.  
Quercus pedunculata Ehrh.  
Ballota fetida Lam.  
Cirsium lanceolatum Scop.  
— eriophorum Scop.  
Prunus spinosa L.  
Bellis perennis L.  
Acer campestre L.  
Chelidonium majus L.  

Inula Conyza D. C.  
Salvia glutinosa L.  
Calamintha Acinos Clairv.  
Ligustrum vulgare L.  
Mercurialis annua L.  
Malva rotundifolia L.  
— sylvestris L.  
Filago germanica L.  
Dipsacus sylvestris Mill.  
Euphorbia helioscopia L.  
Taraxacum dens leonis Derf.  
Brunella laciniata L.  

En se rapprochant des châlets particuliers, et des derniers petits hôtels qui desservent l'établissement, on trouve encore :

Stellaria media Vill.  
Bidens tripartita L.  
Stachys sylvatica L.  
Chœrophyllum temulum L.  
Inula dyssenterica L.  
Polygonum lapathifolium L.  

Euphorbia verrucosa Lœm.  
— exigua L.  
— peplus L.  
Ranunculus bulbosus L.  
Sium angustifolium L.  
Sysymbrium Alliaria Scop.  

On revient par la route de Vaulnaveys, qui n'offre rien qu'on n'ait déjà vu, ce qui nous permet d'explorer les derniers vestiges des trois ou quatre grandes mares, où l'on trouvait autrefois :

Nitella syncarpa [1] Coss et Germ.  
— var. heteromorpha.  
Lemna minor L.  
— trisulca L.  
Juncus maritimus Lam.  
Typha angustifolia L.  

Alisma lanceolatum With.  
Mentha sylvestris L.  
— aquatica L.  
— rotundifolia L.  
— arvensis L.  
Equisetum arvense L.  

1. J'ai signalé cette espèce nouvelle pour le Dauphiné, en août 1875.

Mais on ne rencontre plus que des herbes communes, et il est à craindre que ces Characées ne disparaissent pour toujours. On remarque dans les terrains incultes dont on les a, en partie, comblées :

| | |
|---|---|
| Euphorbia Lathyris L. | Alisma lanceolatum With. |
| Lactuca saligna L. | Atriplex hastata L. |
| Scirpus palustris L. | Veronica agrestis L. |
| Hordeum murinum L. |   —   Beccabunga L. |
| Chenopodium Vulvaria L. |   —   Anagallis L. |

et une foule d'autres espèces déjà citées.

On peut achever cette excursion, en jetant un coup
d'œil sur les terrains qui avoisinent l'hôtel du Midi, et
l'on aura une idée de ce qu'on peut rencontrer devant
l'établissement et les constructions qui l'entourent. On
remarque dans les fossés de la route :

| | |
|---|---|
| Euphorbia platyphilla L. | Mentha arvensis L. |
| Helminthia echioides Gœrtn. |   —   rotundifolia L. |
| Geranium minutiflorum Jord. | Rumex pulcher L. |
| Chenopodium   murale L. | Bromus arvensis Weig. |
|   —   opulifolium ? Scrad. | Melilotus arvensis Wallr. |
| Medicago falcata L. |   —   macrorhiza Pers. |
| Leontodon hastile L. | Pterotheca   Nemausensis Cass. |
|   —   autumnale L. | Viola scotophylla Jord. |
| Taraxacum rubrinerve Jord. | Hypericum hirsutum L. |
| Vrigeron serotinus Weihe. |   —   tetrapterum Fries. |
| Eerbena officinalis L. | |

# IIIᵉ HERBORISATION

**Depuis l'hôtel du Midi jusqu'au village de Villeneuve.**

Au sortir de l'hôtel des Pavillons, dépendant de l'hôtel du Midi, on trouve au bord de la route et des fossés du chemin de Villeneuve :

Epilobium hirsutum L.
Galega off. (subsp.) L.
Equisetum palustre L.
Mentha rotundifolia L.
Trifolium repens L.
Euphorbia stricta L.
Brunella vulgaris L.
Dipsacus sylvestris L.
Epilobium parviflorum Schreb.
Picris hieracioides L.
Oxalis stricta L.
Sonchus oleraceus L.
— arvensis L.
Geranium dissectum L.
— minutiflorum Jord.
Hypericum quadrangulum D. C.
Origanum vulgare L.
Centaurea serotina Bor.
Ranunculus repens L.
— bulbosus L.

Plantago major L.
— media L.
— lanceolata L.
Senecio crucæfolius Huds.
Artemisia vulgaris L.
Convolvulus sepium L.
— arvensis L.
Potentilla reptans L.
Euphorbia verrucosa Lam.
— helioscopia L.
— platyphylla L.
Polygonum aviculare L. var.
Daucus Carota L.
Urtica dioïca L.
Ajuga reptans L.
Verbena officinalis L.
Mentha arvensis L.
Clinopodium vulgare L.
Erigeron canadensis L.
Medicago lupulina L.
— falcata L.
Hypericum perforatum L.

Dans les bois et en gravissant le coteau, on remarque, à mesure qu'on s'élève :

Fraxinus negundo (cult.) L.
— excelsior L.

Cratœgus oxyacantha Thuill.
Platanus occidentalis L.

Rubus cœsius L.
Erigeron canadensis L.
Trifolium pratense L.
— minus Sm.
Amaranthus retroflexus L.
Lactuca virosa L.
Salix vitellina L.
Stachys recta L.
Scabiosa patens Jord.
Cichorium Intybus L.
Carpinus Betulus L.

Corylus Avellana L.
Chenopodium album L.
Cirsium lanceolatum Scop.
— arvense Scop.
Bellis perennis L.
Salvia pratensis L.
Inula dyssenterica L.
Rumex crispus L.
Peucedanum Cervaria Lap.
Sambucus Ebulus L.
Cornus sanguinea L.

Les cultures, les talus plus ou moins herbeux, et les bords pierreux du chemin présentent :

Sinapis arvensis L.
Melilotus officinalis Willd.
Centaurea pratensis L.
Euphorbia Cyparissias L.
Coronilla varia L.

Agrimonia Eupatoria L.
Linaria vulgaris Mœnch.
— elatina Mill.
— vulgaris Mill.
— minor Desf.

La route est bornée à cet endroit par une vaste pelouse inculte, où l'on peut récolter, outre les espèces précédentes :

Chlora perfoliata L.
Polygala vulgaris L.
Medicago falcata L.
Achillæa millefolium L.
— var. flore roseo.
Thymus Serpyllum L.
Galium erectum Huds.
Teucrium montanum L.
Hieracium Pilosella L.
Linum tenuifolium L.
Teucrium Chamœdrys L.
Inula Conyza D. C.

Onobrychis sativa Lam.
Asperula Cynanchica L.
Echium vulgare L.
Cirsium arvense Scop.
Carlina acaulis L.
Leontodon proteiformis Vill.
Ononis Natrix L.
Lotus tenuifolius Rchb.
Viola hirta L.
Vicia sepium L.
Holcus lanatus L.
Dactylis glomerata L.

Cette pelouse explorée, on arrive à un petit bois qui
limite le chemin, et descend jusqu'aux coteaux boisés
de la route du Sonnant. Les arbustes et les arbres qui
s'y rencontrent sont :

| | |
|---|---|
| Viburnum Lantana L. | Carpinus Betulus L. |
| Quercus pedunculata Ehrh. | Tilia platyphylla Scop. |
| Robinia pseudo-acacia L. | Clematis Vitalba L. |
| Prunus spinosa L. | Fraxinus excelsior L. |
| Ligustrum vulgare L. | Pinus sylvestris L. |
| Acer campestre L. | Populus canescens Sm. |
| Cerasus avium D. C. | Abies pectinata D. C. |

On trouve le long de la route, après avoir laissé le
bois :

| | |
|---|---|
| Helleborus fœtidus L. | Hieracium staticæfolium Vill. |
| Lithospermum officinale L. | Euphrasia officinalis L. |
| Carlina vulgaris L. | Juniperus communis L. |
| Erigeron acris L. | Reseda phyteuma L. |
| Teucrium Chamœdrys L. | Trifolium medium L. |
| Pimpinella saxifraga L. | Gentiana ciliata L. |
| Medicago sativa L. | Euphrasia Salisburgensis Fk. |
| Erucastrum Polichii Sperm. | Circæa lutetiana L. |
| Linum angustifolium Huds. | |

De nouveaux bois parsemés de rochers et quelques
cultures offrent :

| | |
|---|---|
| Populus alba L. | Salix Capræa L. |
| Coronilla Emerus L. | Senecio crucæfolius L. |
| Hedera Helix L. | — vulgaris L. |
| Campanula rotundifolia L. | Brachypodium pinnatum PB. |
| Rosa arvensis Huds. | Sedum sexangulare L. |
| Digitalis parviflora All. | — acre L. |

Sedum album L.
Solidago Virgaurea L.
Euphorbia amygdaloïdes L.
Populus Tremula L.
Galeopsis angustifolia Ehrh.
Poterium dictyocarpum Spach.
Scrophularia canina L.
Achillæa millefol. var. fl. roseo L.
Scabiosa arvensis L.
Linum catharcticum L.
Equisetum arvense L.
Ulmus campestris Sm.
Eryngium campestre L.
Chrysanthemum Leucanthemum L.
Fragaria vesca L.
Pimpinella magna L.
Lampsana communis L.
Marrubium vulgare L.

Taraxacum dens leonis Desf.
Sambucus nigra L.
Polygonum mite Schr.
    — persicaria L.
    — convolvulus L.
Geranium Robertianum L.
Polygala fl. roseo.
Polygonum dubium Stein.
Hieracium murorum L.
Mercurialis aunua L.
Lamium maculatum L.
    — album L.
Trifolium agrarium Schreb.
Ranunculus acris L.
Leontodon hastile L.
Stachys sylvatica L.
Geum urbanum L.
Chenopodium album L.
    — murale L.
Anthyllis vulneraria L.

Quelques maisons apparaissent sur la droite, et les cultures qui les entourent présentent :

Atriplex patula L.
Anagallis Phœnicæa Lam.
    — cærulea Lam.
Euphorbia exigua L.
Lathyrus pratensis.
Geranium nodosum L.

Asplenium Trichomanes L.
    — Ruta muraria L.
Angelica sylvestris L.
Rumex acetosa L.
Cannabis sativa (cult.) L.

On peut récolter le long des haies et montant toujours, jusqu'au point où l'on rencontre le nouveau chemin à droite et l'ancien à gauche :

Equisetum Telmateya Ehrh.
Scrophularia nodosa L.

Cucubalus baccifera Gœrtn.
Tamus communis L.

Lonicera Xylosteum L.
Vicia sepium L.
Hypericum hirsutum L.
Rubus discolor Weihe.
Cerastium triviale Link.
Salvia glutinosa L.
Dactylis glomerata L.
Galeopsis Tetrahit L.
Sonchus arvensis L.
Myosotis hispida Schldt.

Myosotis intermedia Link.
Rosa canina L.
Aquilegia vulgaris L.
Campanula Trachelium L.
Chærophyllum Temulum L.
Viola riviniana Rchb.
Convallaria polygonatum L.
—         maïalis L.
Glechoma hederacea L.
Evonymus Europæus L.

Il ne se présente plus de plantes intéressantes jusqu'aux maisons de Villeneuve. On arrive alors devant
l'église, de style roman et fort bien conservée, bien
qu'elle remonte à plusieurs siècles et qu'elle paraisse
fort délaissée.

Un magnifique Tilleul à larges feuilles, et contemporain de Sully, ombrage une petite fontaine rustique.
Des ASPLENIUM s'échappent des fentes des rochers, et
plusieurs espèces déjà citées se montrent çà et là. Le
cimetière, qui entoure l'église, est assez bien entretenu,
pour ne permettre qu'à l'*Artemisia vulg.* de se montrer
par touffes éparses et au sinistre *Hyoscyamus niger* L.
de végéter misérablement.

On peut arriver aux Quatre-Seigneurs, en montant
par un double chemin. L'un prend à gauche et il offri-
rait un plus grand nombre de plantes, tandis que l'autre, qui est beaucoup plus rapide et escarpé, gravit la
montagne presque en droite ligne, et sur la droite du
village.

Aucune plante nouvelle ne se présente sur l'un ou
l'autre de ces chemins.

# IVᵉ HERBORISATION

**1° Forêt de Prémol et ses environs. — 2° De Prémol à la Croix de Champrousse. — 3° De la Croix à la Cascade de l'Oursière, par le lac Robert.**

Cette grande excursion peut se diviser en trois parties, vu l'importance et le grand nombre de plantes à récolter.

1° Dans une première course nous explorerons tout le pays compris entre l'hôtel du Midi et la Chartreuse de Prémol ;

2° Une seconde exploration nous fera connaître toutes les plantes qui se trouvent dans les grands bois de la Chartreuse et les vastes prairies de Champrousse ;

3° Et dans une troisième excursion, nous étudierons la florule que l'on rencontre, depuis la Croix de Champrousse jusqu'à la Cascade de l'Oursière.

1ʳᵉ PARTIE. — *Depuis l'hôtel du Midi jusqu'à la Chartreuse de Prémol et dans ses environs immédiats.*

Si l'herborisation commence dès notre point de départ, il n'y a pas d'espèces nouvelles à remarquer jusqu'au hameau de Saint-Georges [1], car on a déjà parcouru ce trajet dans la deuxième excursion, page 363.

1. Commune de Vaulnaveys-le-Haut.

Parvenu au village de ce nom, on arrive à une petite
fontaine qui coule à gauche, sur les flancs d'un chemin assez encaissé, et depuis ce point jusqu'à une scierie
à eau que l'on trouve au pied d'un petit bois, on peut
recueillir :

D'abord autour de la source qui l'alimente :

Cardamine impatiens L.
Acer campestre L.
Quercus pedunculata Ehrh.
Salvia glutinosa L.
Malva rotundifolia L.
— sylvestris L.
Glechoma hederacea L.
Clinopodium vulgare L.
Ligustrum vulgare L.
Fraxinus excelsior L.
Viola hirta L.
— scotophylla Jord.
Salvia pratensis L.
Saponaria officinalis L.

puis dans les prés et les haies semées de rocailles :

Cirsium lanceolatum Srop.
Colchicum autumnale L.
Betonica stricta Ait.
Cornus sanguinea L.
Symphitum officinale L.
Galeopsis Tetrahit L.
Trifolium agrorium Schreb.
Angelica sylvestris L.
Spiræa Ulmaria v.
Heracleum Sphondylium L.
Castanea vulgaris Lam.
Asplenium Adianthum ni-
grum L.
Fragaria collina Ehrh.
Geranium Robertianum L.
— Pyrenaicum L.
Galeopsis sulfurea Jord.
Convolvulus sepium L.
Rubus cœsius L.
Alnus glutinosa Gœrtn.
Fragaria vesca L.
Viola alba Auct.
Mentha nemoroso-macrosta-
chya Wirtg.

Les environs de la scierie n'offrent rien de particulier,
nous la laissons à gauche, et nous continuons à observer sur les bords du chemin, qui monte insensible-
ment :

Urtica dioïca L.

Polygonum hydropiper L.

Rubus discolor Weihe.

Oxalis stricta L.

Humulus lupulus L.

Rosa repens Regr.

Digitalis lutea L.

Campanula rotundifolia L.

Ces plantes abondent sur les rives du petit torrent qui alimente la scierie. En le remontant, on arriverait au sommet de la gorge du Recoin.

On rencontre, en s'élevant jusqu'au hameau de Belmont :

Inula conyza DC.

Picris hieracioïdes L.

Vincetoxicum laxum G. G.

Polygonum persicaria L.

— mite Schreb.

Circæa lutetiana L.

Mentha arvensis L.

— rotundifolia L.

— arvensi-rotundifolia Nob.

Campanula patula L

Sedum Cepœa L.

Crepis virens Vill.

Prunus spinosa L.

Lonicera Etrusca Sant.

Asplenium Trichomanes L.

Polystichum filix mas Roth.

Aquilegia vulgaris L.

Verbascum nigrum L.

Lappa minor D. C.

Chelidonium majus L.

Mercurialis annua L.

Lamium maculatum L.

Sedum dasyphyllum L.

Lamium maculatum v. flore albo.

Le *Lamium maculatum L.* de cette localité abonde à fleurs blanches et roses. On le trouve plus abondamment de cette couleur qu'à fleurs violettes, au pied de magnifiques noyers qui ombragent le chemin.

On découvre, depuis Belmont jusqu'aux maisons de Montgardier, les espèces suivantes :

Amaranthus Blitum L.

— retroflexus L.

Lamium purpureum L.

— incisum Willd.

| | |
|---|---|
| Lamium amplexicaule L. | Linaria vulgaris Mœnch. |
| Lilac vulgare L. | Raphanus Raphanistrum L. |
| Ranunculus repens L. | Barbarœa intermedia Bor. |
| — acris L. | Oxalis acetosella L. |
| — bulbosus L. | Rumex acetosa L. |
| Lychnis dioïca D. C. | Euphorbia Cyparissias L. |
| Sonchus asper Vill. | Sarothamnus vulgaris Wim. |
| Scrophularia nodosa L. | Viola Riviniana Rchb. |
| — aquatica L. | Sedum Fabaria Koch. |
| Digitalis grandiflora All. | Epilobium lanceolatum Seb. |
| Polygonum aviculare L. | Bellis perennis L. |
| Chrysanthemum Leucanthe- | Brunella vulgaris Mœnch. |
| mum L. | Origanum vulgare. |
| Sisymbrium officinale L. | Trifolium repens L. |
| Centaurea Jacca L. | — pratense L. |
| Asplenium septentrionale Sw. | Helleborus fœtidus L. |
| Teucrium Scorodonia L. | Primula grandiflora Lam. |

Les géologues indiquent, à partir des dernières maisons de Montgardier et jusqu'à celles du hameau du Gas, un filon d'anthracite. C'est le même qu'on retrouve à la Combe de Lancey, et à Theys.

Le chemin est couvert de :

| | |
|---|---|
| Lactuca muralis Fries. | lium. |
| Rubus vestitus Weih. | Pteris aquilina L. |
| Agrimonia Eupatoria L. | Hieracium boreale Fries. |
| Leontodon hastile L. | Lysimachia nemorum L. |
| Chrysosplenium oppositifo- | Rubus cæsius L. |

et disparaît sous l'ombrage de magnifiques Châtaigniers.

On monte toujours et on commence à apercevoir au fond du vallon le ruisseau qui descend de Prémol. Les bords du chemin, toujours humides, et leurs éboulis schisteux-ardoisiers fournissent :

| | |
|---|---|
| Carex Davaliana Sm. | Rosa urbica Mérat. |
| Hieracium Auricula L. | Rubus rhamnifolius Weih. |
| Thymus Serpyllum L. | Scabiosa patens Jord. |
| Lotus corniculatus L. | Pimpinella saxifraga L. |
| Carlina vulgaris L. | Verbascum phlomoïdes L. |
| Linaria stricta D. C. | |

On arrive en vue d'un torrent qui se précipite à gauche de la route forestière. Ses-bords sont tapissés de mousses et de lichens, que nous étudierons prochainement, et sont ombragés par des *Tilia platyphylla*. A leur pied apparaissent divers arbrisseaux déjà cités :

| | |
|---|---|
| Potentilla Fragaria D. C. | Arabis turrita L. |
| Alchemilla vulgaris L. | Acer opulifolium Vill. |

Une éclaircie, sous bois, laisse apercevoir la vallée de Vaulnaveys et la montagne des Quatre-Seigneurs, puis on traverse des prés secs et des cultures, au bord desquels on récolte :

| | |
|---|---|
| Galium cruciata Scop. | Capsella bursa - pastoris Mœnch. |
| Melampyrum nemorosum L. | Plantago major L. |
| Cuscuta major D. C. | — lanceolata L. |
| Epilobium hirsutum L. | — media L. |
| Viola alpestris Jord. | Stellaria uliginosa Murr. |
| Polygonum dumetorum L. | Veronica Beccabunga L. |
| Hypericum perforatum L. | Epilobium obscurum Rchb. |
| Barbaræa præcox R. B. | Scleranthus biennis Reuter. |
| — intermedia Bor. | |
| Geranium pyrenaicum L. | |

On remarque, dans la partie boisée du chemin :

Chrysanthemum Parthenium Pers.
Populus Tremula L.
Epilobium montanum L.
Thlaspi virgatum G. G.
Euphrasia nemorosa Pers.

Potentilla Tormentilla Nestl.
Solidago Virgaurea L.
Viburnum Lantana L.
Carex remota L.
Athyrium filix femina Roth.
Asperula odorata L.

La route fait alors un détour à gauche et reprend bientôt la droite pour s'engager dans une forêt de Sapins.

Çà et là apparaissent :

Geranium nodosum L.
Sagina apetala L.
Epilobium collinum Gmel.
Arabis Thaliana L.
Erythræa Centaurium Pers.

Sedum reflexum L.
— dasyphyllum L.
Euphrasia nemorosa Pers.
Juncus lamprocarpus Ehrh.

On traverse une clairière plantée de Châtaigniers et on pénètre sous une voûte sombre de Sapins (*Abies excelsa*) et de Charmes (*Carpinus betulus* L.). La lumière du jour et la chaleur du soleil sont si rares, et la nature du sol si pauvre que la végétation s'en ressent. On aperçoit de loin en loin quelques spécimens de :

Prenanthes purpurea L.
Lonicera Etrusca Sant.
Melampyrum nemorosum L.
Orobus tuberosus L.
— vernus L.
Hypericum montanum L.
Luzula nivea D. C.
Epipactis latifolia All.
Veronica urticæfolia L.
Spiræa Aruncus L.

Calamintha grandiflora Mœnch.
Veronica montana L.
Vicia sepium L.
Melampyrum sylvaticum L.
Cardamine impatiens L.
Epilobium collinum Gmel.
— montanum L.
Scrophularia nodosa L.
Pyrola secunda L.

Hieracium virgultorum Jord.
Salix Capræa L.
Robinia pseudo-acacia (cul-
    tivé).

Epilobium spicatum Lam.
Galeopsis Tetrahit L.
Salix alba L.
Tussilago Farfara L.

Les bords du ruisseau qui retombe en cascades sur la gauche offrent quelques *Saxifraga rotundifolia* L., des *Alchemilla vulgaris* L., l'*Impatiens noli-tangere* L., si abondante autour de l'établissement d'Uriage, le *Thalictrum aquilegifolium*, si commun dans les bois situés entre le couvent de la Grande-Chartreuse et la bergerie de Bovinant, *Chrysosplenium oppositifolium* L., et *Convallaria polygonatum* L.

On peut admirer encore *Sorbus Aria* et *S. aucuparia* et l'on sort de la forêt. On se trouve alors en vue des bâtiments de la vieille Chartreuse de Prémol et on y arrive par une avenue de vieux Tilleuls (*Tilia platyphylla*), contemporains des anciennes Chartreusines.

Les bords de l'avenue présentent, dans le fossé et sur des rocailles :

Arabis turrita L.
Valeriana officinalis L.
Aquilegia vulgaris L.
Asplenium Ruta-muraria L.
Silene inflata Sm.

Cystopteris fragilis Bernh.
Trifolium agrarium L.
    —        repens L.
    —        minus Sm.
Brunella vulgaris Mœnch.

On remarque sur les pelouses qui précèdent les bâtiments :

Rumex obtusifolius D. C.
Viola alpestris Jord.
Campanula rhomboidalis L.
Trifolium pratense L.

Lepidium campestre R. B.
Lampsana communis L.
Centaurea Jacea L.
Lotus corniculatus L.

Silene nutans L.  
Dianthus Armeria L.  
Chrysanthemum inodorum L.  
Agrostis alba L.  
Ranunculus acris L.  
Cerasus Padus D. C.

On arrive devant les bâtiments de Prémol.

La prairie sur laquelle s'élève la Chartreuse est située à 1074 mètres d'altitude. Elle abonde en plantes de la prairie, telles que :

Plantago major L.  
—  lanceolata L.  
Trifolium repens L.  
Blitum Bonus Henricus Rchb.  
Thymus Serpyllum L.  
Malva rotundifolia L.  
Bellis perennis L.  
Urtica dioïca.  
Heracleum sphondylium L.  
Capsella Bursa - pastoris Mœnch.  
Leontodon hastile L.  
Geranium rotundifolium L.  
—  Pyrenaicum L.  
Viola alpestris Jord.  
Polygonum aviculare L.  
—  persicaria L.  
Veronica polita Fries.  
—  hederæfolia L.  
Chenopodium album L.  
Stellaria media Vill., etc. etc.

Il ne reste plus aujourd'hui que des ruines, sur lesquelles nous voyons s'élever à présent :

Myrrhis odorata Scop.  
Fumaria officinalis L.  
Lotus corniculatus L.  
Hieracium staticæfolium Vill.  
—  prenanthoides Vill.  
Linaria striata D. C.  
Senecio viscosus L.  
Sedum rupestre L.  
—  dasyphyllum L.  
Asplenium Ruta muraria L.  
Cystopteris fragilis Bernh.  
Pyrola secunda L.  
—  rotundifolia L.  
Viola Riviniana Rchb.

Du milieu de ces amas de pierres, s'élève une haute porte romane flanquée de deux épaisses murailles qui se prolongent vers la maison des gardes. Celle-ci est adossée contre l'une d'elles. Des amas de broussailles remplissent avec les *Sedum* déjà nommés les fentes de ces vieux murs, et des autres interstices s'échappent des arbres comme l'*Abies excelsa* DC et l'*Acer opulifolium* Vill., et des arbustes tels que *Corylus Avellana* L., *Cornus sanguinea* L., *Rosa alpina* L. et *Rubus vestitus* Weihe.

En descendant de ces ruines, on voit sur les bords du chemin, à droite, une seconde maison de garde, beaucoup moins importante que la première, et une petite prairie à gauche.

Cette dernière possède entre autres bonnes espèces le *Dianthus deltoïdes* L., mêlé à la plupart des autres plantes que nous allons citer aux environs [1].

2ᵉ PARTIE. — *De Prémol à la Croix de Champrousse.*

La route forestière se bifurque à cet endroit; si l'on prend celle qui monte à droite, on se dirige vers le lac du Luitel et les prairies marécageuses de l'Arcelles ; si l'on suit au contraire celle de gauche, on arrive en deux heures de marche de plus en plus rapide à Roche-Bérenger et au châlet de Tasse, qu'on trouve sur le chemin de Champrousse.

Quoique nous devions prendre cette route pour monter à Champrousse, nous pouvons consacrer une heure ou deux à l'exploration de cette partie de Prémol, appelée le lac du Luitel et les Arselles.

Les prairies marécageuses qui s'étendent sous la maison du garde, et au pied de la forêt, renferment :

1. M. Faure nous l'a fait cueillir en juillet 1875, dans une excursion où nous eûmes le plaisir de l'accompagner.

Euphrasia officinalis L.
Viola canina L.
Cirsium acaule All.
Colchicum autumnale L.
Carex vesicaria L,
— flava L.
Trollius Europæus L.
Scirpus sylvaticus L.

Alchemilla vulgaris L.
Schœnus ferrugineus L.
Viola palustris L.
Caltha palustris L.
Parnassia palustris L.
Lychnis flos cuculi L.
Pinguicula vulgaris L,

On aborde la forêt, dès qu'on a traversé les marécages, et en montant directement vers les sommets, à travers bois, on parvient au lac du Luitel, en récoltant :

Vaccinium Myrtillus L.
    (Airelle myrtille.)
Chrysosplenium alternifo-
    lium L.
Chrysosplenium oppositifo-
    lium L.
Maïanthemum bifolium D. C.
Mentha candicans Gantz.
Polypodium Phegopteris L.
Rumex arifolius All.
Lonicera alpigena L.
Luzula nivea D. C.
Athyrium Filix-fœmina Roth.
Dentaria pinnata L.
— digitata Lam.
Fagus sylvatica L.
Oxalis acetosella L.
Lathyrus sylvestris L.
Geranium nodosum L.
Convallaria verticillata L.
Equisetum sylvaticum L.

Erica vulgaris L.
Salix aurita L.
Veratrum album L.
Veronica urticæfolia L.
— montana L.
Carex acuta L.
Carlina caulescens Lam.
Spiræa Ulmaria L.
Digitalis grandiflora All.
Chærophyllum aureum L.
Orobus tuberosus L.
Hieracium auricula L.
Lysimachia nemorum L.
Pyrola chlorantha L.
Knautia cuspidata Jord.
Acer platanoïdes L.
— pseudo-platanus L.
Hieracium cydoniæfolium
    Vill.
Hieracium umbrosum Jord.
— ellipticum Jord.

Les dernières parties boisées sont couvertes de rochers, à travers lesquels on trouve :

| | |
|---|---|
| Rubus Idæus L. | Veronica urticæfolia L. |
| — Bellardi Weih. | Adianthum Capillus Veneris. |
| Saxifraga cunaeifolia L. | Sorbus Aucuparia L. |
| — rotundifolia L. | Actæa spicata L. |
| Fragaria vesca L. | Aspidium angulare Willd. |

avec la plupart des autres plantes déja citées.

On arrive alors au chemin (que nous aurions pu suivre dès le début, et par lequel nous reviendrons à la Chartreuse de Prémol). Ce chemin nous conduit au lac du Luitel, sur les bords duquel on trouve le *Salix ambigua* Erhr. en très grande abondance. Le milieu du lac est parsemé d'énormes mottes de gazons, comme on en rencontre dans tous les lacs tourbeux de montagnes, remplis de *Sphagnum cuspidatum*, etc. Ces mottes qui permettent d'explorer le lac, en les franchissant de l'une à l'autre, sont couvertes de *Pinus uncinata* Ram. assez rabougris et de *Vaccinium Oxycoccos* L., comme on en voit rarement. Cette Airelle couvre presque tout le lac. La partie nord offre quelques *Nymphæa alba* L., *Menyanthes trifoliata* L., *Eriophorum vaginatum* L. et *E. angustifolium* Roth. et un certain nombre d'espèces marécageuses qu'on rencontre partout.

Au sortir du lac, on trouve des rochers, où abonde le *Sedum annuum* L., et en côtoyant les bois qui montent vers l'Arcelles, on peut récolter :

| | |
|---|---|
| Centaurea uniflora L. | Listera cordata R. B. |
| Senecio sylvaticus L. | Epipactis latifolia All. |

Comme nous n'avons pas à aller jusqu'aux prairies de l'Arcelles, où l'on trouve le *Lilium crocceum* L., sur d'énormes rochers très difficiles à escalader, nous reviendrons sur nos pas et nous supposerons que nous sommes immédiatement de retour à Prémol. La descente qui est assez rapide par la route forestière nous a permis de constater que les bois qu'on traverse ne nous offrent rien de particulier.

De retour devant les ruines du monastère de Prémol on suit la route, qui prend à gauche. On monte au milieu de superbes Sapins, et les talus plus ou moins escarpés fournissent, à mesure qu'on s'élève :

Rubus hirtus Weihe.
Gnaphalium sylvaticum L.
Aquilegia vulgaris L.
Teucrium Scorodonia L.
Sarothamnus vulgaris Wim.
Silene nutans L.
Viola Riviniana Reich.
Betula alba L.
Alnus incana D. C.
Alchemilla vulgaris L.
Maïanthemum bifolium D.C.
Vaccinium Myrtillus L.
Asperula odorata L.
Prenanthes purpurea v. angustifolia L.
Epilobium montanum L.

Chærophyllum aureum L.
Epipactis latifolia All.
Melampyrum nemorosum L.
Luzula nivea D. C.
Calamintha grandiflora Mœnch.
Geranium nodosum L.
Brunella vulgaris Mœnch.
Oxalis acetosella L.
Paris quadrifolia L.
Prenanthes muralis L.
Hieracium murorum L.
Sambucus racemosa L.
Fragaria vesca L. (Fraisier).
Rubus Idæus L. (Framboisier).

Ces deux dernières espèces couvrent le pied des Sapins et abondent dans les forêts de la région. Toutes les *Fraises* et les *Framboises* que l'on mange à Uriage proviennent de ces bois... et je me rappelle avoir rencontré souvent des bandes de petits garçons et de fillettes de Saint-Martin chargés de paniers ou de corbeilles remplis de ces baies délicieuses. Ces mêmes enfants montent aussi cueillir les *Airelles* qu'ils vont vendre à Uriage et à Grenoble.

On rencontre bientôt des pelouses au bord de la route forestière, et on trouve à travers le gazon ces plantes de la plaine:

Achillæa millefolium L.
Juncus effusus L.
Daucus Carota L.
Senecio vulgaris L.

Euphrasia hirtella Jord.
Hieracium Auricula S.
Galeopsis Tetrahit L.

à côté des espèces sous-alpines que voici:

Lonicera alpigena L.
Veronica montana L.
     —      urticæfolia L.
Mœrhingia muscosa L.
Thlaspi virgatum G. G.
Lychnis dioïca D. C.
Barbarea præcox R. B.
Epilobium spicatum Lam.
Hypericum montanum L.
Euphrasia cupræa Jord.
Heracleum Sphondylium L.
Verbena officinalis L.
Senecio nemorosus Jord.
Rubus Bellardi Weih.
Alchèmilla alpina L.
Salix Capræa L.
Geranium Robertianum B.
Scrophularia nodosa L.
Geum urbanum L.

Cirsium palustre Scop.
Trifolium medium L.
Senecio viscosus L.
Hieracium Pilosella L.
Verbascum Thapsus L.
Campanula rhomboidalis L.
Lychnis sylvestris, Hoppe.
Crepis virens Vill.
Taraxacum dens-leonis Desf.
Geranium sylvaticum L.
Silene rupestris L.
Anthoxanthum odoratum L.
Linaria striata D. C.
     —      vulgaris Mœnch.
Ribes alpinum L.
Ranunculus montanus Willd.
Polypodium Phegopteris L.
Myosotis sylvatica Hoffm.

On passe devant la Combe-Noire. On donne ce nom au fond sombre de la vallée qu'on voit s'enfoncer à

droite de la route, et qui disparaît sous les milliers de
sapins qui couronnent toute la montagne.

A ce moment apparaissent, au bord du chemin, qui
s'élève toujours de plus en plus :

| | |
|---|---|
| Adenostyles Petasites Bl. et F. | Bellidiastrum Michelii Cass. |
| Stellaria uliginosa Murr. | Chœrophyllum aureum L. |
| Saxifraga rotundifolia L. | Phyteuma spicatum L. |
| Euphrasia minima Schlch. | Salix aurita L. |
|    Jacq. | Polygala alpestris Rchb. |
| Sonchus Plumieri L. | Ægopodium podagraria L. |
| Rumex alpinus L. | Gentiana Kochiana P. et S. |
| Leucanthemum vulgare Lam. | —    alpina Vill. |
| Thlaspi virens Jord. | |

Les Sapins commencent à devenir de plus en plus
rares, car on s'est toujours élevé et nous approchons de la
région des grandes prairies naturelles. On arrive à une
éclaircie. Il faut suivre un mauvais sentier qui passe
tantôt sous les sapins, tantôt à travers les rochers
nus.

On peut encore récolter par ci, par là, en escaladant
les derniers remparts de la forêt :

| | |
|---|---|
| Tussilago alpina L. | Viola biflora L. |
| Arnica montana L. | Potentilla Tormentilla Nestl. |
| Gentiana Kochiana P. et S. | Ajuga reptans L. |
| Cerastium brachypetalum | Rhinanthus minor Ehrh. |
|    Desp. | Festuca heterophylla Lam. |
| Sagina Linnæi Presl. | Plantago serpentina Vill. |
| Stellaria nemorum L. | |

Nous voici à Roche-Bérenger. Un vaste châlet abandonné s'offre à nos regards. Comme on l'habite à cer-

taine époque de l'année, on peut récolter tout autour, et à travers les rochers granitiques :

Rumex alpinus L.
Cirsium lanceolatum Scop.
Urtica dioïca L.
Caltha palustris L.
Thalictrum aquilegifolium L.
Ranunculus acris L. var.
LeontodonPyrenaïcusGouan.
Euphrasia minima Jacq.

Euphrasia hirtella Jord.
Veronica fruticulosa L.
Sedum atratum L.
Scleranthus perennis L.
Phyteuma hemisphericum L.
Achillæa millefolium L.
Sempervivum arachnoideum L.

En s'approchant du ruisseau, dont nous explorerons les bords, on trouve :

Juncus lamuprocarpus Ehrh.
Paronychia polygonifolia D. C.
Trifolium alpinum L.
Ajuga pyramidalis L.
Carlina acaulis L.
Rhododendron ferrugineum L.
Juniperus nana Willd.

Parnassia palustris L.
Veronica officinalis L.
Aspidium Lonchytis Sw.
Pinus uncinata Ram.
Cirsium eriophorum Scop.
Astrantia minor L.
Cardamine resedifolia L.
Rhodiola rosea L.
Geum montanum L.

On parvient enfin au châlet Tasse, que l'on a aperçu déjà depuis un instant.

Jetons d'abord un coup d'œil sur le petit enclos, vis-à-vis l'habitation : on y cultive la *Carotte jaune*, la *Morelle tubéreuse* [1], l'*Oignon commun*, la *Laitue frisée*, la *Laitue romaine*, l'*Oseille* ordinaire, le *Serpolet thym*, et d'autres plantes potagères tardives.

Les allées et l'extérieur de ce jardin improvisé à

1. La pomme de terre ou *Solanum tuberosum*.

1900 mètres d'altitude donnent entre autres espèces non cultivées :

| | |
|---|---|
| Sagina Linnæi Presl. | Galeopsis Tetrahit L. |
| Urtica dioïca L. | Achillæa millefolium L. v. |
| Clinopodium vulgare L. | nana. |
| Rumex acetosella L. | |

Et puis élevons-nous sur le petit côteau en face, couvert de rochers granitiques et de Rhododendrons.

On descend vers la source qui fournit l'eau du châlet et sur les bords de laquelle on cueille, au pied d'énormes *Pinus cembra* L. et *Pinus uncinata* Ram. qui atteignent plusieurs mètres d'élévation :

| | |
|---|---|
| Campanula rhomboidalis L. | Silene saxifraga L. |
| Saxifraga rotundifolia L. | Trifolium pratense L. |
| — cuneifolia L. | Thymus Serpyllum L. |
| Soldanella alpina L. | Hypericum Delphinense Vill. |
| Potentilla Tormentilla Nestl. | Gnaphalium sylvaticum L. |
| Senecio incanus L. | Cerastium vulgatum L. |
| Alchemilla alpina L. | Ranunculus acris L. var. |
| Vaccinium myrtillus L. | Oxalis acetosella L. |
| — uliginosum L. | Leontodon pyrenaicus Gon. |
| Veratrum album L. | Viola biflora L. |
| Calamintha alpina Lam. | |

Les espèces suivantes apparaissent à mesure qu'on s'élève sur le plateau :

| | |
|---|---|
| Parlina acaulis. | Juniperus nana Willd. |
| Plantago alpina L. | Phyteuma hemisphericum L. |
| Colygala alpestris Rchb. | Trifolium alpinum L. |
| Gentiana acaulis L. | Lotus major Sm. |
| — campestris L. | — corniculatus L. |
| — luteo-punctata G.G. | |

Revenons au châlet Tasse et montons à la Croix de Champrousse. On part de là, en s'élevant vers le rocher situé à gauche. Il est facile de le contourner par la droite, si on ne veut pas l'escalader. Ces premiers pas à travers la prairie permettent de trouver :

Gentiana Kochiana P. et Song.
Nardus stricta L.
Geum montanum L.

Euphrasia minima Jacq.
— hirtella Jord.
Leontodon pyrenaicus Gon.

Le sol est couvert d'une petite herbe roussie par les gelées du printemps et les chaleurs de l'été. Aussi donne-t-on à toute cette partie de la montagne le nom de Champroux, et par mauvaise prononciation, on dit Champrousse. Des tapis de *Trifolium montanum* L. aux fleurs blanches s'étendent sur les rocailles dont le terrain est parsemé. De nombreuses petites plantes élèvent leurs gracieuses têtes au-dessus du gazon. Ce sont :

Gentiana Germanica Willd.
Veronica spicata L.
Polygala alpestris Rchb.
Arnica montana L.

Silene nutans L.
— rupestris L.
Phlœum Bœhmeri Wibel.
Festuca heterophylla Lam.

On arrive en vue du gros rocher granitique au pied duquel s'abrite le châlet Tasse. Le sommet est hérissé de *Pinus uncinata* Ram., et toutes les crevasses servent de berceau au *Vaccinium Myrtillus* L. et au *Juniperus nana* Vill. qui y abondent. Des buissons de *Rhododendron ferrugineum* L. aux belles fleurs roses en défendent les abords. On s'élève alors par une pente douce durant une demi-heure à travers la prairie.

Dès ce moment on peut récolter en très grande abondance : .

<table>
<tr><td>

Erigeron alpinus L.  
Tussilago alpina L.  
Plantago serpentina Vill.  
Solidago virga-aurea v. alpestris W. et K.  
Hieracium Pilosella L.  
— piliferum Hoppe.  
Cerastium arvense L.  
Senecio incanus L.  
Carex præcox Jacq.  
Thymus Serpyllum L.  
Gentiana germanica (type) Willd.  
Gentiana germanica (fl. albo).  
Thesium divaricatum Jan.  
Arenaria laricifolia Vill.  
Carex sempervirens Vill.  
Campanula barbata L.  
— rotundifolia L.

</td><td>

Hieracium Peleterianum Mer.  
— glanduliferum Hoppe.  
Hypericum Richeri Vill.  
Androsace carnea L.  
— obtusifolia All.  
Paronychia serpyllifolia D. C.  
Geum montanum L.  
Agrostis alpina Scop.  
Phleum alpinum L.  
Festuca rubra L.  
— ovina L.  
Aspidium Lonchitis L.  
Arenaria ciliata L.  
Gaya simplex Gaud.  
Luzula lutea D. C.  
— pediformis D. C.  
— spicata D. C.

</td></tr>
</table>

Le *Chrysanthemum alpinum* L. tapisse les bords du sentier, mêlé au *Silene acaulis* L. ; des rochers apparaissent à fleur de terre sur la droite, couverts de *Cherleria sedoides* L., *Rhodiola rosea* L., *Gentiana verna* L., *Viola calcarata*, *Phyteuma pauciflorum* L., *Astrantia minor* L., *Sempervivum Arachnoideum* L., et *S. montanum* L., et *Saxifraga Androsacea* L.

La prairie devient de plus en plus rocailleuse et fournit *Blitum Bonus Henricus* Rchb., que l'on est assez surpris de rencontrer à pareille altitude ; *Luzula albida* DC ; *L. spadiaca* DC ; *Gnaphalium dioicum* L., *Cir-*

*sium acaule* All., *Veronica aphylla* L., que l'on trouve au-dessous de la bergerie de Bovinaut, à la Grande-Chartreuse (1666 mètres) et qui fleurissent ici à plus de 2180 à 2300 mètres d'altitude.

Les dernières traces de végétation, que nous venons de voir cessent tout à fait, et le sentier se perd au milieu d'éboulis et de rocailles, débris de tous genres. On descend rapidement une côte abrupte, pour remonter plus vite encore les derniers escarpements, auxquels on a donné le nom de Champrousse. On est alors à 2255 mètres au-dessus du niveau de la mer. Une croix de bois, supportée par un piédestal en pierre de taille, en couronne la cime. Érigés en 1856, cette croix et son piédestal eurent d'abord 10 à 11 mètres d'élévation. Brisée et détruite durant le terrible hiver de 1865 à 1866, cette croix a été rétablie l'été suivant et atteint aujourd'hui une hauteur moindre qu'autrefois.

On trouve encore quelques petites plantes autour de son piédestal en maçonnerie, telles que :

| | |
|---|---|
| Anemone alpina V. sulfurea L. | Myosotis alpestris Schm. |
| | Juncus trifidus L. |
| Bupleurum ranunculoides L. | Silene acaulis L. |
| Viola calcarata L. | Guaphalium supinum L. |
| Gentiana acaulis L. | Erigeron uniflorum L. |
| Alcdemilla alpina L. | Gentiana campestris L. |

et la plupart des espèces que l'on a vues sous les escarpements du sommet.

La croix de Champrousse n'est pas seulement une station de plantes intéressantes, mais surtout un magnifique observatoire de nos Alpes Dauphinoises. C'est

ainsi que la vue embrasse un immense panorama.
Lorsque le ciel est pur, et qu'il n'y a point de brouil-
lard, comme cela arrive ordinairement aux mois de
juillet et d'août, on aperçoit au nord toute la vallée
du Graisivaudan, depuis Grenoble jusqu'à Chambéry ;
et le massif de la Grande-Chartreuse ; au couchant on
peut voir Lyon, et les plaines du Dauphiné, tout à fait
à l'horizon, lorsque le temps est excessivement clair, et
à ses pieds les montagnes de Saint-Nizier, du Villard-
de-Lans, le col de l'Arc et la Grande Moucherolle, stations très riches sous le rapport botanique. C'est au
levant qu'apparaissent les plus belles montagnes de
tout le panorama, d'abord la Grande et la Petite
Voudène, le Grand et le Petit Vent, puis les glaciers
des Grandes Rousses, de la Grave et du Pelvoux;
ensuite, les champs de glace de la Muselle. Enfin,
au sud, apparaissent Taillefer, les montagnes de la
Matheysine, les lacs de Laffrey, les monts Seneppe
et Aiguille, et au loin l'Obiou.

3ᵉ PARTIE. — *De la Croix de Champrousse à la Cascade de
l'Oursière. — Descente par le lac Robert et le pré de
l'Orcière* [1].

Cette troisième exploration, qui est le complément
des deux précédentes, exige plus d'une journée, et peut
se faire très facilement en deux jours. On couche le
soir du premier jour au chalet Tasse, et on rentre
commodément le lendemain soir à Uriage. Nous l'a-
vons souvent faite en une seule journée.

N'oublions pas que nous nous sommes arrêtés à la

1. On dit indistinctement l'Orcière ou l'Oursière.

croix de Champrousse. On descend rapidement par des éboulis, où apparaissent *Chrysanthemum alpinum* L., *Vaccinium myrtillus* L., et la plupart des plantes déjà rencontrées autour de la Croix.

On aperçoit d'énormes rochers à gauche. Là s'étalent encore quelques rares touffes d'*Artemisia Mutellina* Vill. C'est le Génepi des Alpes, qui sert à faire la liqueur que l'on fabrique à Grenoble sous ce nom. Les pourvoyeurs des fabriques grenobloises ont si bien arraché une à une toutes les Armoises Mutellines qu'ils ont pu rencontrer çà et là, qu'il n'en reste plus que quelques débris. Ce sera déplorable, car ils auront détruit là une des rares stations de cette précieuse plante.

On atteint le bas de la colline pierreuse, et la végétation recommence. On aperçoit, en fait de nouvelles espèces, non encore citées :

| | |
|---|---|
| Anthoxanthum odoratum L. | Armeria alpina Willd. |
| Ranunculus montanus Willd. | Sedum atratum L. |

auxquelles il faut ajouter plusieurs des plantes déjà vues.

La descente continue à s'opérer sur de nouveaux débris granitiques. Le Rhododendron à feuilles ferrugineuses réapparaît en grosses touffes à travers les rochers. On retrouve de nouveaux pieds de Génepi des Alpes. Comme ils se sont développés sous les Rhododendrons, ils ont échappé aux mains des fabricants. Mais sera-ce pour longtemps ?

Un petit ruisseau sort des rochers. On le suit avec plaisir, car il annonce les approches du lac Robert. Ses rives humides et les rochers au milieu desquels il coule procurent le plaisir de cueillir :

Eriophorum vaginatum L.
Gnaphalium supinum L.
Allosorus crispus Bernh.

Sedum atratum L.
Carex sempervirens Vill.
Luzula Forsteri D  C.

Une haute plante, aux feuilles hérissées de pointes et d'un vert jaune, s'élève entre toutes. C'est le *Cirsium spinosissimum* Scop. Elle est une des espèces rares et particulières à cette localité. On voit sortir de la fente des rocailles, qu'elles couvrent presque entièrement, *Cherleria sedoides* L., *Viola biflora* L., surtout *Allosorus crispus* Bernh. que l'on rencontre à travers tous les rochers.

Le ruisseau s'est élargi depuis tout à l'heure et forme une vaste surface marécageuse, au sein de laquelle apparaissent sur les rochers :

Poa alpina L.
Festuca ovina L.
Veronica aphylla L.
Cardamine resedifolia L.
Phyteuma hemisphæricum L.

Alchemilla hybrida Hoffm.
Gaya simplex Gand.
Alchemilla alpina L.
Lycopodium selago L.

Cette belle Lycopodiacée fait ici sa première apparition, en attendant qu'on la revoie en très grande abondance au-dessus de la cascade de l'Orcière.

Il ne faut pas oublier une charmante petite Rosacée qui gazonne le pied des rochers, et abonde en cet endroit : la *Sibbaldia procumbens* L., aux fleurs jaunes. Et puis, quels sont ces Saules microscopiques, qui couvrent le sol humide, si on les compare à leurs frères de la plaine ou de la vallée ? Ce sont le *Salix retusa* L. qui couvre les pelouses et le *Salix herbacea* L., qui se cache sous les pierres environnantes. Une petite Saxifragacée, *Saxifraga stellaris* L., pend le long des rochers humides, en compagnie des *Carex stellulata* Good. et *Carex canescens* L. Dès qu'on a dépassé la mare, on trouve d'énormes amas de rochers et on descend de plus en plus sur le lac, qui commence à paraître.

On remarque en cet endroit :

| | |
|---|---|
| Veratrum album L. | Scirpus cæspitosus L. |
| Potentilla aurea L. | Sagina Linnæi Presl. |
| Juncus trifidus L. | Eriophorum vaginatum L. |

Nous arrivons au bord du lac.

Le lac Robert est une vaste nappe d'eau d'un noir bleuâtre, encaissée entre Champrousse, qui de ce côté présente une montagne à pic, et les flancs escarpés du Grand et du Petit Vent, et de la Petite Voudène. C'est par suite de la baisse des eaux, qu'il forme quatre lacs séparés. On peut le traverser, grâce à cette division, en passant sur quelques rochers énormes, qui permettent d'aller d'une rive à l'autre sans aucun danger.

Les éboulis et les rocailles qui l'entourent fournissent entre autres plantes rares *Primula viscosa* L. et *Thlaspi rotundifolium* Gaud. On peut encore récolter sur les mêmes rochers herbeux :

| | |
|---|---|
| Senecio incanus L. | Anthoxanthum Puellii Lecoq. |
| Cherleria sedoides L. | Sempervivum arachnoideum L. |
| Gentiana Kochiana P. et S. | Sempervivum montanum L. |
| — alpina Vill. | Alchemilla vulgaris L. |
| Polystichum Filix-mas Roth. | Ranunculus montanus Willd. |
| Trollius europæus L. | Cardamine resedifolia L. |
| Silene rupestris L. | Tussilago alpina L. |
| Astrantia minor L. | |

Viola biflora L.
Daphne Gnidium L.
— laureola L.
Potentilla aurea L.
Ægopodium Podagraria L.

Polypodium rhæticum L.
Aspidium Lonchitis Sw.
Juncus trifidus L.
Polystichum dilatatum DC.

La plupart des rochers sont couverts de gazons de la *Sibbaldia procumbens* L., que nous retrouverons encore une fois ou deux, en descendant. On continue à voir les fissures des rocailles remplies par le *Rhododendron ferrugineum* L. , *Allosorus crispus* Bernh. et *Juniperus nana* L.

On a traversé le lac, et l'on descend toujours. Mais où vont ses eaux, que nous laissons derrière nous ? Elles se déversent dans le Doménon, à travers une série de rochers, sans issue apparente. Nous allons les suivre, jusqu'à la prairie de l'Orcière, où elles forment par leur chute grandiose la magnifique cascade de ce nom. Les premiers éboulis, que nous avons franchis en dehors du lac Robert, nous offrent l'*Empetrum nigrum* L. Cette petite plante gazonnante s'étend jusqu'au bord, et on peut facilement, en la cueillant, aller mesurer la profondeur des eaux. Mentionnons, en passant rapidement, que le fond du lac est formé en grande partie de serpentines et d'euphotides, dont on peut emporter de beaux échantillons.

A mesure qu'on descend, on découvre de nouvelles espèces, telles que *Rumex scutatus* L., *Nardus stricta* L., et le plus grand nombre de celles qu'on a déjà citées. Le sentier, jusqu'alors suivi, aboutit à un étroit couloir, entre deux murailles de rochers, où s'épanouit *Lycopo-*

*dium Selago* L. Si on prend le vertige, on fera bien
de suivre le nouveau sentier, qui passe en dessous,
et aboutit comme l'ancien à un névé. Ces rochers sont
couverts de :

Polypodium Dryopteris L.
Asplenium septentrionale Sw.
Armeria alpina Willd.
Selaginella spinulosa Braun.

Alchemilla alpina L.
Juniperus nana L.
Carex sempervirens Vill.

Une des trouvailles les plus précieuses faites dans le
couloir est celle de cette *Selaginella*, que nous ne retrouverons plus qu'une fois, à travers les rocailles de
la prairie de l'Orcière.

Le névé, dont la neige est assez compacte pour pouvoir être commodément traversé, occupe une longueur
de 30 mètres. On voit sur les pierres qui l'entourent,
dès l'arrivée :

Saxifraga rotundifolia L.
PeucedanumOstruthiumKoch.
Sisymbrium pinnatifidum DC

Chærephyllum aureum L.
Veronica bellidioides L.
Ranunculus montanus Willd.

et aussitôt qu'on l'a franchi :

*Adenostyles albifrons* Rchb., en plus de ce qu'on vient
de voir.

Au lieu de descendre, on monte un instant. Cette
petite ascension permet de remarquer :

Veronica bellidioides L.
Geranium pratense L.
Euphrasia minima Schlch.
Hypericum montanum L.

Sempervivum montanum L.
Taraxacum dens leonis L.
Ajuga rept. Var a pina L.
Gentiana lutea L.

| | |
|---|---|
| Veratrum album L. | Sibbaldia procumbens L. |
| Veronica fruticulosa L. | Saxifraga stellaris L. |
| Gnaphalium supinum L. | Sedum atratum L. |
| Veronica aphylla L. | |

La descente recommence et ne finira plus jusqu'au retour définitif à Uriage.

Un chalet, abandonné ordinairement, se montre à travers les rochers. C'est le chalet de l'Échaillon, situé à 1835 mètres d'altitude. Les rochers qui l'entourent présentent :

| | |
|---|---|
| Luzula flavescens Gaud. | Empetrum nigrum L. |
| Selaginella spinulosa Braun. | Saxifraga rotundifolia L. |
| Lycopodium Selago L. | Cerastium arvense L. |
| Sagina Linnæi Presl. | Campanula rhomboidalis L. |
| PeucedanumOstruthiumKoch. | Aspidium Lonchitis Sw. |

Comme les moutons y séjournent chaque année au printemps, à leur arrivée de Provence, nous remarquons d'épais buissons de *Rumex alpinus* L. Cette Patience atteint un mètre 50 centimètres, autour des murs du chalet, et forme par ses épaisses masses de feuilles larges et succulentes une espèce de rempart qu'il faut fouler aux pieds pour pouvoir se frayer un passage.

Ainsi que le savent les botanistes, l'Oseille ou Patience des Alpes est une des espèces les plus caractéristiques des lieux où les troupeaux stationnent pendant la nuit.

Le séjour des troupeaux, quelque rapide qu'il puisse être. fournit encore l'occasion de rencontrer autour du chalet de l'Échaillon, malgré son altitude :

Capsella Bursa-pastoris Mœnch. | Malva sylvestris L.
Urtica dioica L. | Stellaria nemorum L.

que l'on ne trouve ordinairement que dans la plaine.

Saluons en passant de belles touffes de *Primula viscosa* L. et descendons rapidement les grands éboulis qui nous séparent encore de la prairie de l'Orcière. Le Doménon coule en bas de nous, bien modeste ; et sans le perdre de vue, recueillons cette magnifique Crassulée, à odeur de rose, qu'on appelle *Rhodiola rosea* L. Elle est l'une des meilleures plantes de l'excursion.

Le vulgaire Framboisier, *Rubus idæus* L., refait son apparition. On trouve encore parmi les éboulis granitiques :

Polypodium Dryopteris L. | Hypericum tetrapterum Fries.
Silene inflata Sm. |
Cardamine resedifolia L. | Hypericum Richeri Vill.

Parmi les pelouses rocailleuses au milieu desquelles serpente le sentier :

Geranium pratense L. | Potentilla aurea L.
Alnus viridis D C. | Rubus saxatilis L.
Gnaphalium sylvaticum L. | Epilobium collinum Gmel.
— dioicum L. | Trifolium repens L.
Thymus Serpyllum L. | Daphne Gnidium L.
Rumex scutatus L. | Euphorbia Cyparissias L.
Galium helveticum Weigg. | Androsace imbricata Lam.
Veronica officinalis L. | Soldanella alpina L..
Euphrasia minima Schlch. |

Le rare *Sedum Anacampseros* L. montre ses tiges rampantes et ses belles fleurs roses à travers les rocailles. Les fissures des rochers sont remplies d'*Allo-srus crispus* Bernh., et des *Lycopodium Selago* L. et *Selaginella*. Et l'on arrive à la prairie. Elle porte le nom de *Pré de l'Oursière*, et s'élève à une altitude de 1620 mètres. C'est au fond de cette charmante petite prairie alpestre que le Doménon descend des grandes prairies de la Pra et des glaciers de Belledonne. Le torrent la traverse dans toute sa longueur, après être tombé en forme de cascatelles des rochers, presque à pic, qui l'entourent de toutes parts.

Si on le suit depuis la grande cascade de l'Orcière jusqu'au chalet de berger qu'on voit à droite au pied des rochers, on récolte d'abord :

Rumex acetosa L.
Chærophyllum aureum L.
Sagina Linnæi Presl.
Ajuga pyramidalis L.
Phyteuma spicatum L.
Cardamine alpina L.
Rumex alpinus L.

Oxyria digyna Campd.
Leucanthemum vulgare Lam.
Gentiana Kochiana Perr. et Song.
Salix Caprea L.

puis, dans le lit même du ruisseau et sur ses bords immédiats :

Lepidium alpinum L.
Lycopodium inundatum L.
Campanula barbata L.
Carex canescens L.
Potentilla tormentilla Nest.
Silene nutans L.
Gentiana campestris L.
—      punctata L,

Cerastium brachypetalum.
—      Desp.
Lotus uliginosus Schk.
Alchimilla vulgaris L.
Brunella vulgaris Mœnch.
Juncus lamprocarpus Ehrh.
Aira cespitosa L.

On revient alors sur ses pas et l'on descend sur la cascade de l'Oursière; celle-ci est surmontée en cet endroit d'énormes blocs de rochers, les uns dressés et couverts de plantes déjà indiquées, et les autres couchés et presque dénudés et amoncelés. C'est du sein des uns et des autres que le Doménon, tout petit ruisseau qui vient d'apparaître au milieu du pré, se précipite et forme la belle cascade de l'Ourcière. On parvient à ses pieds en traversant des bois rocailleux, où l'on trouve à travers les sapins :

| | |
|---|---|
| Oxyria digyna Campd. | Pteris aquilina L. |
| Saxifraga stellaris L. | Fragaria vesca L. |
| Alchemilla alpina L. | Sorbus aucuparia L. |
| — vulgaris L. | Rosa alpina L. |
| Rubus Idæus L. | Achillea macrophylla L. |
| Alnus viridis DC. | Prenanthes purpurea L. |
| Rumex scutatus L. | Mulgedium alpinum Less. |
| Saxifraga cuneifolia L. | Epilobium montanum L. |
| Veronica urticifolia L. | Vaccinium Myrtillus L. |
| Senecio Fuchsii Gmel. | Hieracium alpinum L. |
| Valeriana montana L. | Rumex arifolius All. |
| PeucedanumOstruthiumKoch. | Sambucus racemosa L. |
| Aspidium Lonchitis L. | Galeobdolon luteum Huds. |
| Ranunculus montanus Willd. | Acer monspessulanum L. |
| Rhodiola rosea L. | Tozzia alpina L. |
| Acer opulifolium Vill. | |

Visitons, en passant, un bloc de rochers superposés à droite. Il n'offre aucune plante particulière, mais il renferme de la glace et de la neige durcie à quelque époque de l'été qu'on l'inspecte.

On parvient alors devant la cascade. C'est une masse d'eau énorme, qui se précipite de plus de 100 mètres de hauteur.

Un très grand nombre de plantes apparaissent au pied de la cascade. La fraîcheur constante de ses eaux, qui retombent en pluie fine, leur donne cette beauté et ce développement propres aux lieux humides. On peut récolter :

| | |
|---|---|
| Ranunculus acris L. | Dentaria pinnata L. |
| — Grenierianus. | Aspidium aculeatum Dœll. |
| Rumex arifolius All. | Astrantia minor L. |
| Arabis alpina v. crispata L. | — major L. |
| Alnus viridis DC. | Saxifraga rotundifolia L. |
| Bellidiastrum Michelii Cass. | Athyrium filix femina Roth. |
| Alchemilla alpina L. | Parnassia palustris L. |
| Ribes alpinum L. | Rumex scutatus L. |
| Adenostyles alpina Bl. Fing. | Geranium Robertianum L. |
| Saxifraga aizoides L. | Galeobdolon luteum Huds. |
| Cardamine sylvatica Link. | Ranunculus aconitifolius L. |
| Polystichum filix mas Roth. | Galeopsis Tetrahit L. |
| Dentaria digitata Lam. | Aconitum paniculatum Lam. |

Ce magnifique Aconit abonde, en compagnie de l'*Aconitum lycoctonum* L., de l'*Achillea macrophylla* L., du *Viola biflora* L., aux environs de la cascade.

On trouve spécialement sous les eaux de la cascade :
*Campanula rotundifolia* L., dont on pourrait facilement faire la variété *aquatica*, tellement elle est humectée, *Lycopodium inundatum* L., *Stellaria uliginosa* Murr., *Saxifraga aizoides* L., et sur les rochers ruisselants d'eau, la belle *Primula viscosa* Vill.

Tout autour apparaissent depuis la cascade jusqu'au chalet :

Epilobium montanum L.
Campanula pusilla Hænck.
Aira cæspitosa L.
Hypericum quadrangulum.
Cardamine impatiens L.
Epilobium trigonum Schrnk.
Rubus Idæus L.
Fragaria vesca L.
Sambucus nigra L.
Urtica dioica L.
Thalictrum aquilegifolium L.
Arenaria trinervia L.
Plantago major L.

Rosa alpina L.
Lonicera cærulea L.
Calamintha grandiflora Mœnch.
Aconitum lycoctonum L.
Linaria striata D C.
Geranium sylvaticum L.
Asperula odorata L.
Myrrhis odorata Scop.
Senecio Sarracenicus L.
—    Fuchsii Gmel.
Hypericum hirsutum L.

Comme l'excursion de l'Orcière est assez intéressante par elle-même pour mériter une promenade botanique spéciale, depuis Uriage jusqu'au lieu où nous sommes, nous nous y arrêterons et nous bornerons là cette longue description de plantes qu'on vient de lire.

# Vᵉ HERBORISATION

**Depuis les dernières maisons de Saint-Martin d'Uriage à la Cascade de l'Oursière, puis à la vallée de la Pra et au Pic de Belledonne.**

Pour éviter toute répétition inutile, le lecteur n'a qu'à suivre la nomenclature des plantes indiquées dans la deuxième herborisation (pag. 363 et suiv.), et il aura une idée des nombreuses espèces qu'il pourra recueillir depuis l'hôtel du Midi jusqu'aux dernières maisons du village de Saint-Martin d'Uriage.

Ajoutons comme complément les espèces suivantes, qui s'offrent aux regards, au bord des haies et dans les champs voisins :

| | |
|---|---|
| Humulus Lupulus L. | Lychnis sylvestris Hoppe. |
| Sarothamnus vulgaris Wimm | Ceterach officinarum Willd. |
| Dipsacus sylvestris Mill. | Ligustrum vulgare L. |
| Teucrium Scorodonia L. | Viburnum Lantana L. |
| Digitalis parviflora All. | Vinca major L. |
| Inula Conyza DC. | — minor L. |
| Sisymbrium officinale Scop. | Cardamine hirsuta L. |
| Epilobium hirsutum L. | — impatiens L. |
| Oxalis stricta L. | Polygonum Persicaria L. |
| Campanula Trachelium L. | — hydropiper L. |
| Anthyllis Vulneraria L. | — mite Schrank. |
| Viola segetalis Jord. | — lapathifolium L. |
| Rubus rusticanus E. Mercier. | v. viride. |
| Anthriscus vulgaris Pers. | Epilobium parviflorum |
| Ononis repens L. | Schreb. |

On traverse alors le village de Saint-Martin. Au sortir des maisons, on prend le chemin de droite et l'on commence à monter. C'est le cas de remercier nos chers collègues du Club Alpin français, de la sous-section d'Uriage, de l'heureuse innovation qu'ils viennent d'inaugurer dans tous les environs. De nombreux poteaux, placés à la jonction de deux ou de plusieurs chemins, indiquent au botaniste la route qu'il doit suivre. Qu'il nous soit permis de souhaiter que leur excellent exemple soit suivi dans toutes nos Alpes françaises.

Nous sommes sortis de Saint-Martin. La route est rocailleuse ; les haies ne fournissent que des arbres et des plantes déjà citées, telles que *Viburnum Lantana* L., *Quercus*, *Corylus*, *Castanea*, *Salvia glutinosa*, etc. Mentionnons en passant quelques beaux Châtaigniers, et de superbes Noyers (*Juglans regia* L.), dont le tronc mesure de 2 à 3 mètres de pourtour. La végétation est magnifique jusqu'à l'ancien chalet des Seiglières. Les champs cultivés, qui se montrent à droite et à gauche de la route, l'indiquent. Au point de vue botanique, on rencontre toujours les mêmes plantes que nous avons déjà vues sur le chemin de Prémol. Il est donc inutile de les citer de nouveau.

On arrive au ruisseau de la Balme. Les Sapins réapparaissent, et l'on récolte à leur pied :

| | |
|---|---|
| Euphrasia hirtella Jord. | Galeopsis Tetrahit L. |
| Oxalis acetosella L. | Luzula nivea D C. |
| Sarothamnus vulgaris Wimm. | Populus tremula L. |

La partie marécageuse de ces bois offre *Epipactis latifolia*, *Orchis maculata*, *Orchis bifolia* et plusieurs autres Orchidées, qu'on ne trouve déjà plus fleuries, dès la fin du mois de mai.

On peut cueillir encore sous les Sapins (*Abies pectinata*, et *A bies excelsa*) :

Saxifraga cuneifolia L.
—      rotundifolia L.
—      stellaris L.
Geranium sylvaticum L.
—      nodosum L.
—      Robertianum L.
Dentaria digitata Lam.
Impatiens noli-tangere L.
Ranunculus aconitifolius L.
Digitalis grandiflora All.
Brunella vulgaris Mœnch.
Galeobdolon luteum Huds.

Polystichum tanacetifolium DC.
Angelica sylvestris L.
Solidago virgaurea L.
Stellaria nemorum L.
Poa nemoralis L.
Alnus glutinosa Gaertn.
Primula viscosa Vill.
Trifolium repens L.
Ulmus campestris Sm.
Cerasus Padus DC.

Le chemin traverse un premier torrent sur un modeste pont formé de deux ou trois sapins jetés en travers. On peut récolter depuis ce pont, jusqu'au second ruisseau que l'on rencontre, à mesure que l'on monte :

Betula alba L.
Cerasus avium L. (Cerisier sauvage).
Tilia platyphylla Scop.
Prenanthes purpurea L. (type).
—      tenuifolia L.
Sorbus Aucuparia L.
Mœhringia muscosa L.
Sambucus racemosa L.
Peucedanum Ostruthium Koch.

Silene inflata Mœnch.
Hieracium auricula L.
Alnus viridis D. C.
Aconitum paniculatum Lam.
Hypericum hirsutum L.
—      quadrangulum L.
Ribes alpinum L.
Veronica urticifolia L.
Rhodiola rosea L.
Myrrhis odorata L.
Rubus Idæus (Framboisier) L.

Le chemin suivi jusqu'à présent se transforme en un
sentier de plus en plus raide et semé de cailloux aigus.
On est en pleine forêt. Dès qu'on a traversé un nouveau
petit torrent, que les moindres pluies peuvent rendre
dangereux, on récolte :

| | |
|---|---|
| Ranunculus platanifolius L. | Corylus avellana L. |
| Salix caprea L. | Vaccinium Myrtillus L. |
| — Seringeana Bor. | Rubus Bellardi Weihe. |
| Epilobium montanum L. | Urtica dioica L. |
| Spiræa Aruncus L. | Epilobium spicatum Lam. |
| Rumex scutatus L. | Prenanthes purpurea L. |

On parvient au dernier ruisseau que l'on doit franchir avant d'arriver à la cascade. Il descend du lac
Robert et rend quelquefois le passage très difficile,
surtout au printemps et à l'époque des grandes pluies.
Sur ses bords rocailleux, apparaissent *Aconitum lycoctonum* L. *Rosa alpina* L. et *Senecio Fuchsii* Gmel., qu'on
retrouve à travers les bois.

Les dernières espèces qu'on peut récolter sont, avant
d'arriver à la cascade :

| | |
|---|---|
| Calamintha alpina Lam. | Asperula odorata L. |
| Scrophularia nodosa L. | Saxifraga cuneifolia L. |
| Geranium sylvaticum L. | Senecio Saracenicus L. |
| Rosa alpina L. et ses va-riétés. | Acer opulifolium Vill. |
| Lychnis sylvestris Hoppe. | Lonicera cærulea L. |
| Ajuga reptans L. | Linaria striata D C. |

On est alors parvenu vers le chalet et au pied de la
cascade de l'Oursière. Il s'agit maintenant d'atteindre
la vallée de la Pra en remontant en sens inverse les
bois, les prairies et les rochers dont la végétation a

été décrite aux pages 404 à 408 du chapitre précédent[1].

La vallée de la Pra, but principal de l'excursion, commence par un étroit défilé au point où le Doménon dont nous allons remonter le cours reçoit'les eaux venues du lac Robert. C'est près de la jonction des deux torrents que se trouve la station du *Rhaponticum scariosum*, belle Carduacée qui attire de loin les regards par sa haute tige, surmontée d'un gros capitule de fleurons purpurins entouré d'écailles à appendices scarieux. Non loin de là, sur les bords du torrent, se montre l'*Aconitum paniculatum*, bien différent de l'Aconit Napel par son inflorescence à rameaux étalés.

Après avoir cueilli ces deux plantes, il faudra explorer les environs des lacs David, Longet et Claret, situés à droite du torrent, puis ceux du lac Merlat placé à gauche. Sur ce sol humide et tourbeux on pourra récolter une multitude de plantes hygrophiles et parti-

(1) Nous devons la suite de ce récit à l'obligeance de notre excellent ami, le Dr Saint-Lager, qui depuis longtemps s'occupe de recherches sur la géographie botanique des Alpes françaises. Avec notre zélé confrere, nous estimons que la description phytostatique de la vallée de la Pra et des hautes montagnes qui l'environnent a sa place bien indiquée dans notre *Florule d'Uriage*. Il est vrai que, se conformant aux renseigne ments contenus dans les ouvrages de Macé et de Joanne, les touristes et naturalistes grenoblois, qui veulent faire l'ascension du Pic de Belledonne, ont coutume de passer par Revel, les Granges de Freidière, le Pré Rémond et le lac du Crouzet, mais nous sommes d'avis que l'itinéraire par Saint-Martin d'Uriage et l'Oursière, quoique plus long, a pour eux le grand avantage de leur offrir au départ, dans une station thermale richement approvisionnée, toutes les ressources désirables, et en outre, presque à mi-chemin entre Uriage et les haberts de la Pra, un refuge assez confortable au chalet de l'Oursière. Au surplus, le choix ne saurait être douteux pour les baigneurs établis à Uriage, et nous ne croyons pas nous tromper en disant que pour les naturalistes le chemin le plus long est presque toujours le meilleur, puisqu'il amplifie le champ de l'observation.                                           A. D.

culièrement : *Juncus alpinus, filiformis* et *trifidus, scirpus cæspitosus, Carex fœtida, canescens* et *ferruginea, Eriophorum capitatum* et *angustifolium, Sparganium affine, Allium Schœnoprasum* var. *alpinum* à fleur d'un beau rose, *Vaccinium uliginosum, Pinguicula alpina, Arabis bellidifolia, Viola palustris,* etc.

A travers les rochers et les pâturages croissent :

Allosorus crispus.
Aspidium lonchitis.
Lycopodium Selago.
     — alpinum.
Selaginella spinulosa.
Phleum alpinum.
Agrostis alpina.
     — rupestris.
Avena versicolor.
     — montana.
Poa alpina.
Festuca nigrescens
     — varia.
     — pumila.
Luzula spadicea.
     — spicata.
     — lutea.
Elyna spicata.
Carex curvula.
     — rupestris.
     — nigra.
     — atrata.
     — vitilis.
Thesium alpinum.
Oxyria digyna.
Polygonum viviparum.
Empetrum nigrum.

Salix retusa.
     — reticulata.
Ajuga pyramidalis.
Betonica hirsuta.
Pedicularis rostrata.
     — incarnata.
Linaria alpina.
Veronica saxatilis.
     — alpina.
Loiseleuria procumbens
Campanula barbata.
     — linifolia.
Phyteuma hemisphæricum
Cirsium spinosissimum.
Centaurea nervosa.
Gnaphalium supinum.
Arnica montana.
Senecio incanus.
     — Doronicum.
Erigeron alpinus.
Aster alpinus.
Artemisia Mutellina.
     — Villarsii.
Leucanthemum alpinum.
Epilobium alpinum.
     — origanifolium.
Saxifraga bryoides.

Bupleurum stellatum.
Potentilla grandiflora.
Alchimilla alpina.
Herniaria alpina.
Phaca alpina
Trifolium badium.
*Var.* androsæmifolium.
Hypericum fimbriatum.
Silene acaulis.
— bryoides.

Alsine Cherleri.
Cerastium trigynum.
Sisymbrium pinnatifidum.
Biscutella lævigata.
Cardamine alpina.
— resedifolia.
— thalictroidea.
Anemone vernalis.
Atragene alpina.

Près de l'extrémité septentrionale dé la vallée de la
Pra existent, à la base d'un rocher, à l'exposition du
midi, deux chalets servant d'abri aux bergers qui, pendant l'été, gardent les troupeaux. C'est là que les touristes
qui veulent faire l'ascension du Pic de Belledonne
viennent passer la nuit. Nous apprenons avec plaisir
que la Société des touristes dauphinois a l'intention
d'établir en ce lieu un chalet destiné à fournir aux voyageurs un refuge plus convenable que les misérables
cabanes de berger dont il vient d'être question.

Après avoir dépassé les chalets de la Pra, on atteint
un monticule formant le point de partage des eaux du
Doménon : l'une des branches est précisément celle
dont nous avons remonté le cours depuis la cascade de
l'Oursière; l'autre se déverse d'abord dans une cuvette
naturelle appelée lac du Crouzet, puis descend dans la
combe de la Lance pour aller se jeter dans l'Isère en
amont du village de Lancey.

C'est près de la bifurcation des deux torrents qu'il
faut chercher une mignonne Liliacée à fleurs blanches
striées de lignes roses, le *Lloydia serotina.*

Les botanistes qu'attire surtout la recherche des plantes, sans aucune préoccupation d'alpinisme, ne manqueront pas d'aller visiter les environs du lac du Crouzet et, s'ils ne sont pas pressés par le temps, les pentes de la Grande Lance. Ils trouveront sur les bords du lac : *Hieracium alpinum, Gaya simplex, Adenostyles leucophylla*; sur un plateau rocheux situé un peu au delà du lac : *Sempervivum arachnoideum* et *montanum, Trifolium alpinum, Leontodon pyrenaicus, Hieracium piliferum* et *glanduliferum, Chærophyllum Villarsii, Hutchinsia alpina*; puis plus loin, le long d'une falaise rocheuse : *Aquilegia alpina, Potentilla nivalis, Scrophularia juratensis, Saussurea discolor, Armeria alpina*; à la base des escarpements situés à l'est du lac : *Androsace imbricata, Woodsia hyperborea, Draba tomentosa, Brassica montana, Poa distichophylla Athamanta cretensis, Galium helveticum, Atragene alpina*; sur les pentes de la Grande Lance : *Androsace carnea, Alsine verna, Luzula pediformis, Sibbalda procumbens, Antennaria carpatica, Sagina glabra* et *saxatilis, Saxifraga muscoides* et *androsacea, Cerastium alpinum*, sans compter plusieurs autres espèces déjà observées dans la vallée de la Pra et que nous omettons afin de ne pas répéter ce qui a été dit dans les précédentes énumérations.

De la base de la Grande Lance, on se dirige à l'est vers les lacs Doménon en suivant le fond de la vallée.

Les personnes qui désirent faire l'ascension du Pic de Belledonne s'abstiendront de faire le long circuit que nous venons d'indiquer autour du lac du Crouzet et sur les flancs de la Grande Lance, et escaladeront directement, à partir des chalets de la Pra, les rochers escarpés sur lesquels coule en cascatelles le torrent descendu des lacs Doménon, en cueillant pendant ce parcours plusieurs plantes remarquables par l'éclat du coloris de leurs fleurs, d'abord l'une des plus belles Liliacées de nos montagnes, le *Paradisia liliastrum*, à la corolle d'un blanc pur; puis les jolies Gentianes bleues, notamment *G. alpina* et *G. brachyphylla*, l'élégante Soldanelle des Alpes, la Renoncule des glaciers aux pétales d'un blanc rosé passant quelquefois au pourpre, et en outre plusieurs espèces déjà signalées précédemment.

Sur le bord des lacs Doménon on remarque surtout *Arenaria biflora* et *Paronychia polygonifolia*, qui toutes deux étendent sur le sable leurs tiges délicates et leurs frêles rameaux.

Au delà du grand lac Doménon, la végétation devient de plus en plus pauvre, et il faut parcourir de grands espaces, pour trouver çà et là dans les fentes des rochers : *Draba frigida, Phaca australis, Geum reptans, Potentilla frigida, Saxifraga oppositifolia, Achillea nana, Eritrichium nanum, Salix serpyllifolia* et quelques autres espèces mentionnées plus haut.

Tant que nous étions dans la vallée de la Pra, nous ne pouvions avoir une idée exacte de la configuration du massif de Belledonne; mais après avoir dépassé les lacs Doménon (2,253 mètres), nous apercevons distinctement plusieurs de ses sommités. Au nord nous voyons se dresser la Grande Lance (2,813 mètres), à l'ouest le Colon dont la masse cache aux habitants de Grenoble la vue des cimes situées plus à l'est, au sud la grande Voudène (2,789 mètres), et enfin au nord-est

les Pics de Belledonne, dont le plus grand atteint 2,981
mètres au-dessus du niveau de la mer. Par suite de la
désagrégation dans le sens vertical des gneiss amphiboliques qui le composent, ce pic présente de tous les
côtés des parois abruptes, de sorte que jusqu'à présent
il n'avait été visité que par les oiseaux de proie et par
la foudre. Cet état de choses, humiliant pour le roi de
la création, inventeur de l'alpinisme, ne pouvait durer
plus longtemps. Aujourd'hui, grâce à un câble fixé de
distance en distance dans le roc sur la face qui regarde
le Rivier d'Allemont, on peut enfin, au risque de se
casser la tête, escalader le Géant des Alpes dauphinoises
jusqu'alors indompté, et jeter un regard dédaigneux,
c'est du reste le seul plaisir qu'on y trouve, sur les
touristes qui se contentent de monter sur le second pic
dont le sommet, depuis longtemps décapité par les
intempéries, est placé à environ 10 mètres au-dessous.
Gravir les cimes réputées inaccessibles, parcourir en
une journée le plus de kilomètres qu'il est possible à
une créature humaine, tel semble être l'idéal de la
plupart des alpinistes : *Quò non ascendam!*

Pour nous qui estimons que l'ascension des hautes
montagnes a surtout pour but de procurer des connaissances précises sur la structure de leurs sommités, et
aussi l'occasion de goûter le plaisir ineffable qu'on
éprouve à la vue des grands spectacles de la nature,
nous conseillons aux naturalistes de borner leur
ambition à gravir le second pic, facile à atteindre en
trois heures à partir du grand lac Doménon, sans autre
secours que celui du vulgaire alpenstock. Il est bien
entendu d'ailleurs qu'il faut être accompagné d'un

guide connaissant exactement la topographie de la
montagne et qu'on devrait renoncer à l'entreprise si le
ciel est voilé par des nuages.

La vue dont on jouit du sommet du Pic de Belledonne
est certainement une des plus belles qu'il soit donné
d'admirer dans les Alpes dauphinoises. Au nord-ouest,
on aperçoit les sommités des Bauges de Savoie, le lac
du Bourget, la Dent de Nivolet, la Dent du Chat, le Sa-
lève, la chaîne du Jura; à l'ouest, par dessus la Grande
Lance et le Colon, le massif de la Grande-Chartreuse
depuis le mont Granier et la Dent de Crolles jusqu'au
mont Rachais et au Saint-Eynard, au centre du massif
le Grand Som et le Charmant Som, puis, au delà de
la plaine dauphinoise, s'étendant jusqu'au Rhône, les
chaînes du Lyonnais, du Forez et du Vivarais qui ferment l'horizon; au sud-ouest les montagnes de Saint-
Nizier, la Moucherolle, le mont Aiguille et les hauts
plateaux du Royannais; au sud, au-delà de l'Infernet,
les massifs de Taillefer, l'Aurouse et l'Obiou; au sud-
est les prairies et glaciers du Mont-de-Lans, les glaciers de la Bérarde dominés par les sommités gigan-
tesques du Pelvoux; à l'est les montagnes de la Mau-
rienne et de la Tarantaise depuis le Thabor, le mont
Iseran et la Vanoise jusqu'au Petit Saint-Bernard; sur
le premier plan les beaux pâturages d'Oz, d'Huez et de
Brandes s'étalant au pied des Petites et Grandes Rousses
dont le sommet, l'Etendart, se dresse majestueusement
au-dessus de vastes glaciers; au nord-est la longue
chaîne étendue du mont Blanc au mont Rose; enfin au
nord, et tout près, les Sept-Laux et le Grand-Charnier
d'Allevard.

Un tel spectacle est de ceux qui produisent dans l'âme
une vive et durable impression ; il est d'ailleurs fécond
en enseignements, surtout si l'on a eu soin de choisir
un guide connaissant l'orographie des Alpes. Il est
certain, en effet, qu'il ne suffit pas pour connaître les
montagnes, de les avoir regardées du bas des vallées.
Il faut encore, si l'on veut acquérir des notions exactes
sur leur relief, les contempler d'un lieu élevé, et à ce
point de vue, on ne saurait trouver dans la chaîne des
Alpes dauphinoises un meilleur observatoire que le
Pic de Belledonne.

# VIᵉ HERBORISATION

**Le fond de la vallée depuis les hôtels d'Uriage jusqu'à
Vaulnaveys-le-Haut.**

Une exploration facile à faire entre toutes est celle
d'Uriage au bourg de Vaulnaveys-le-Haut. C'est plutôt
une promenade qu'une excursion proprement dite.

Comme on connaît déjà les plantes qui croissent le
long de cette route jusqu'au chemin de Prémol, commençons nos recherches à partir de l'hôtel du Louvre.
On trouve depuis ce point jusqu'à l'hôtel des Alberges
les espèces suivantes, soit dans les fossés, soit dans les
prés et les champs cultivés qui limitent la route :

Bidens tripartitus L.
Mentha rotundifolia L.
Papaver Rhœas L.
Daucus Carota L.
Brunella vulgaris Mœnch.
Inula dysenterica L.
Eupatorium cannabinum L.
Convolvulus sepium L.
Oxalis stricta L.
Lycopus europæus L.
Mentha arvensis L.
Origanum vulgare L.
Odontites serotina Rchb.
Euphorbia helioscopia L.
    —    verrucosa Lam.
Chlora perfoliata L.
Colchicum autumnale L.
Ononis spinosa L.

Tussilago Farfara, L.
Salvia pratensis L.
Sinapis arvensis L.
Achillea Millefolium L.
Mercurialis annua L.
Trifolium repens L.
    —    agrarium Schrb.
Erucastrum Pollichii G. G.
Trifolium pratense L.
Cirsium lanceolatum Scop.
    —    arvense Scop.
Cichorium Intybus L.
Polygonum aviculare L.
    —    Persicaria.
Potentilla reptans L.
Verbena officinalis L.
Plantago major L.
    —    media Bert.

Sonchus oleraceus L.
Dipsacus sylvestris Mill.
Salvia glutinosa L.

Urtica dioica L.
Plantago lanceolata L.

Une haie nous offre de magnifiques *Sambucus nigra* L. et *Cratægus oxyacantha* L. autour desquels s'enroulent les tiges sarmenteuses du *Clematis vitalba* L. et les mille réseaux rameux et inextricables du *Cuscuta minor* DC. sur l'*Urtica dioica* L.

Quelques ronces,*Rubus cæsius* L.,rampent à leur pied et recouvrent de leurs baies d'un beau noir bleu :

Euphorbia sylvatica Jacq.
Clinopodium vulgare L.
Picris hieracioides L.
Lamium maculatum L.
Ranunculus acris L.
     —    repens L.
Euphorbia Cyparissias L.
Hypericum perforatum L.
Centaurea Jacea L.
Lappa minor DC.
Anthriscus vulgaris Pers.
Bellis perennis L.
Glechoma hederacea L.
Polygonum hydropiper L.
Stellaria media Vill.
    —    Holostea L.

Sisymbrium officinale.
Geranium Robertianum L.
Senecio vulgaris L.
Viola hirta L.
    —    odorata L.
Rumex obtusifolius DC.
Barkhausia setosa DC.
Taraxacum dens leonis Desf.
Medicago lupulina L.
Convolvulus arvensis L.
Leontodon proteiformis Vill.
Medicago sativa L.
    —    falcata L.
Onobrychis sativa Lam.
Euphorbia platyphyllos L.
    —    amygdaloides L.

Un petit mur donne l'hospitalité à quelques touffes rabougries d'*Asplenium Ruta-muraria* L., et l'on observe encore, avant d'atteindre l'hôtel des Alberges :

Crepis virens Vill.
Lamium purpureum L.

Lamium amplexicaule L
Cerastium triviale Link.

| | |
|---|---|
| Scrophularia nodosa L. | Setaria viridis P. B. |
| Setaria verticillata P. B. | Saxifraga tridactylites L. |

Un monceau de décombres, et des terrains incultes qui s'élèvent à droite de la route, en face l'hôtel des Alberges, offrent à l'amateur de Flore :

| | |
|---|---|
| Amarantus retroflexus. | Sedum album L. |
| Lactuca virosa L. | Agrimonia eupatoria L. |
| Marrubium vulgare L. | Verbascum Thapsus L. |
| Malva rotundifolia L. | Lamium incisum Willd. |
| — sylvestris L. | Heliotropium europæum L. |
| Erigeron canadensis L. | Solanum ochroleucum Bast. |

Dès qu'on s'éloigne un peu de la route, on suit un chemin qui gravit les hauteurs sur la droite et l'on remarque alors :

| | |
|---|---|
| Capsella Bursa - pastoris Mœnch. | Vicia sepium L. |
| | Sonchus asper Vill. |
| Senecio erucifolius Huds. | Artemisia vulgaris L. |
| Teucrium Chamædrys L. | Centaurea serotina Bor. |
| Thymus Serpyllum L. | Helleborus fœtidus L. |
| Galium erectum Huds. | Bromus sterilis L. |

Mais ces coteaux cultivés n'offrent pas de plantes que nous n'ayons déjà trouvées à Saint-Martin d'Uriage, et nous pouvons revenir à la route de Vaulnaveys, où nos recherches seront plus intéressantes.

On voit apparaître :

| | |
|---|---|
| Eryngium campestre L. | Lotus corniculatus L. |
| Geranium rotundifolium L. | Luzula campestris D C. |
| Poterium muricatum Spach. | Lychnis dioica D C. |
| Lampsana communis L. | Chenopodium album L. |

Geranium columbinum L.
— molle L.
— dissectum L.

Poterium dictyocarpum Spach.

Quelques rochers se montrent çà et là au bord du chemin et abritent :

Gypsophila saxifraga Vill.
Erigeron acris L.
Stachys recta L.
Echium vulgare L.
Scabiosa patens Jord.

Rumex pulcher L.
Sedum dasyphyllum L.
Medicago falcata L.
Panicum Crus-galli L.
Cuscuta minor D C.

Les champs cultivés qu'on n'a cessé de côtoyer fournissent abondamment :

Raphanus Raphanistrum L.
Inula Conyza L.
Polygonum Convolvulus L.
Dactylis glomerata L.
Equisetum arvense L.
Linaria vulgaris Mœnch.
Hypericum perforatum L.

Specularia Speculum D C.
Silene inflata Sm.
Polygonum lapathifolium L.
Ranunculus bulbosus L.
Hypericum pulchrum L.
Leontodon hastilis L.
Polygonum mite Schr.

On remarque un buisson de *Rosa canina* L., et de *Cornus sanguinea* L. On approche d'un groupe de maisons qu'un circuit de la route avait jusqu'alors empêché d'apercevoir. De grands arbres, tels que *Juglans regia* L., notre magnifique Noyer de France, *Quercus pedunculata* Ehrh., aux troncs vigoureux, *Populus alba* L. et *Alnus glutinosa* Gærtn. abritent ces chaumières et les cachent aux regards indiscrets. Quelques *Salix alba* L. et *Salix vitellina* L. achèvent de donner un riant aspect à ce modeste hameau, le Guichard. La haie qui a pris naissance au pied de ces maisons est

formée de *Robinia pseudo-acacia* L., *Acer campestre* L.,
*Crátægus oxyacanthoides* Thuill. et d'autres arbustes déjà
cités. A l'ombre de ces arbrisseaux ont pris asile les
espèces suivantes :

Chelidonium majus L.
Circæa lutetiana L.

Chrysanthemum Parthenium Pers.
Geum urbanum L.

Les fossés de la route deviennent de plus en plus
profonds, et comme l'eau y abonde toute l'année, on y
rencontre la plupart des plantes aquatiques de la
plaine, quoiqu'on soit au pied des montagnes. Il ne
faut pas oublièr en effet que le vaste plateau de Champrousse, le pic de Belledonne, et la forêt de Prémol
nous dominent, et resserrent l'étroite vallée que nous
parcourons. On trouve donc sur les bords marécageux
de la route, et presque à l'entrée de Vaulnaveys, dont
nous approchons :

Hypericum quadrangulum L.
Lysimachia vulgaris L.
Epilobium lanceolatum Seb.
Veronica beccabunga L.
Lythrum Salicaria L.
Epilobium spicatum Lam.

Sium angustifolium L.
Mentha lanceolata Rchb.
—     aquatica L.
Epilobium hirsutum L.
Equisetum Telmateja Ehrh.
Althæa officinalis L.

et à mesure qu'on se rapproche de plus en plus de
l'entrée des premières maisons :

Verbascum nigrum L.
Geranium pyrenaicum L.
Chenopodium Vulvaria L.
Valerianella olitoria Poll.

Amaranthus Blitum L.
Borrago officinalis L.
Solanum nigrum L.
Parietaria erecta Mert. Koch.

Urtica urens L.

Valerianella Morisonii DC.

Blitum Bonus-Henricus Rchb.

On arrive alors à Vaulnaveys. C'est un charmant village, où l'on trouve tout ce qu'on peut désirer après une excursion botanique.

# VII<sup>e</sup> HERBORISATION

**Bois autour du château d'Uriage et des hôtels situés au
nord-est de l'Établissement thermal.**

Lorsqu'on veut connaître la florule d'une localité, il
est nécessaire d'en parcourir les diverses parties. Aussi
l'avons-nous fait pour toutes les stations intéressantes. S'il en existe qu'on peut négliger, comme le Marais, la Gorge et le Replat, parce qu'on y retrouve les
mêmes plantes que nous avons indiquées ailleurs, il
n'en est plus de même lorsqu'il s'agit des bois qui ombragent les flancs de la colline couronnée par le château d'Uriage.

Gravissons ce chemin ombragé de Chênes qu'on
trouve au pied des hôtels Monnet et Robin. Nous sommes aussitôt dans les bois, comme l'indiquent les belles
touffes jaunes et violettes de ces *Melampyrum sylvaticum* L. qui attirent nos regards. La série des plantes
que nous allons observer est nombreuse et variée.
Énumérons-les donc telles qu'elles se présenteront au
bord du chemin qui fait le tour de la colline et aboutit
derrière le château.

Parvenus à la petite prairie, où le chemin se bifurque, nous suivrons de préférence le délicieux petit chemin de gauche, où l'on trouve aussitôt :

| | |
|---|---|
| Ranunculus acris L. | Berberis vulgaris L. |
| Melampyrum sylvaticum L. | Castanea vulgaris Lam. |
| Primula officinalis Jacq. | Cratægus oxyacantha L. |
| — grandiflora Lam. | Evonymus europæus L. |

| | |
|---|---|
| Viola Reichenbachiana Jord. | Rosa sepium Thuill. |
| — Riviniana Rchb. | Hedera Helix L. |
| Coronilla Emerus L. | Digitalis parviflora All. |
| Carpinus Betulus L. | Campanula rotundifolia L. |
| Quercus pedunculata Ehrh. | — Trachelium L. |

On aperçoit la vallée du Sonnant à travers les éclaircies des Chênes et des Châtaigniers, qui composent la majeure partie de ces bois. Les talus qui s'élèvent à droite disparaissent sous un tapis de fleurs, tandis que ceux de gauche se cachent sous une pente rapide masquée aux regards par des touffes d'arbustes, tels que :

| | |
|---|---|
| Rubus vestitus Weihe. | Corylus Avellana L. |
| Tilia platyphylla Scop. | Acer campestre L. |
| Sambucus nigra L. | — opulifolium Vill. |

De nombreuses plantes, dont voici les noms, rampent, s'enroulent et s'élèvent à leur pied :

| | |
|---|---|
| Hieracium murorum L. | Teucrium Chamædrys L. |
| — umbellatum L. | — Scorodonia L |
| Euphorbia sylvatica Jacq. | Geranium nodosum L. |
| Urtica dioica L. | — Robertianum L. |
| Solidago Virgaurea L. | Taraxacum dens leonis Desf. |
| Fragaria vesca L. | Orobus tuberosus L. |
| Brachypodium pinnatum P.B. | Pulmonaria vulgaris Mer. |
| Agrimonia Eupatoria L. | Convallaria Polygonatum L. |
| Chærophyllum temulum L. | Calamintha ascendens Jord. |
| Circæa lutetiana L. | Lamium album L. |
| Vicia sepium L. | Galeobdolon luteum Huds. |
| — tenuifolia Roth. | Arum vulgare Lam. |
| Stachys sylvatica L. | Tamus communis L. |
| Convallaria maialis L. | |

On approche d'un petit pont jeté sur le torrent du Sonnant. Au printemps, le ruisseau se précipite en

petites cascades du sommet du plateau sur lequel s'é-
lève le château. Les bords rocailleux du torrent et la
fraîcheur que celui-ci entretient donnent l'existence à
une série de petites plantes, parmi lesquelles nous remarquons :

Glechoma hederacea L.

Geum urbanum L.

Tamus communis L.

Lychnis sylvestris Hoppe.

Chelidonium majus L.

Lactuca muralis Fres.

Stellaria media Vill.

— HolosteaL.

Galeopsis sulfurea Jord.

Pteris aquilina L.

On traverse alors le pont formé d'un tronc d'arbre
jeté d'une rive à l'autre et le torrent qu'on avait entendu
gronder apparaît dans toute sa beauté. Les eaux roulent et tombent de rochers en rochers, à l'ombre de
grands platanes, *Platanus occidentalis* L., de *Pinus sylvestris* L. et de *Fraxinus excelsior* L. Le chemin jusqu'alors suivi était plat ; dès ce moment on gravit une
pente douce parsemée de fleurs et de rochers. On se
trouve en présence d'une vaste clairière où abondent
*Salvia glutinosa* L. et *Pteris aquilina* L., en nombreuses
touffes verdoyantes. Un tout petit chemin à peine tracé
serpente le long du Sonnant et çà et là apparaissent :

Lactuca muralis Fres.

Helleborus fœtidus L.

Centaurea Jacea L.

Picris hieracioides L.

Lamium maculatum L.

Aquilegia vulgaris L.

Ajuga reptans L.

Oxalis stricta L

Calamintha ascendens Jord.

— Nepeta Link.

— Acinos Clairv.

Plantago lanceolata L.

— major L.

Bellis perennis L.

Chrysanthemum Leucanthe-
mum L.

Polygonum Persicaria L.
Brunella vulgaris Mœnch.
Cardamine sylvatica Link.
Euphorbia Cyparissias L.
Viola odorata L.

Lysimachia nemorum L.
—  nummularia L.
Vincetoxicum officinale Mœnch.
Vincetoxicum laxum G. G.

On monte toujours, ce qui permet de remarquer commodément, tellement l'ascension est facile :

Lychnis diurna Sibth.
Cerastium triviale Link.
Saponaria officinalis L.
Origanum vulgare L.
—  virescens Link.
Agrimonia Eupatoria L.
Dactylis glomerata L.
Verbena officinalis L.

Crepis setosa Hall.
Cirsium eriophorum Scop.
Hypericum quadrangulum DC.
Hypericum pulchrum L.
Salvia pratensis L.
Dipsacus sylvestris Mill.

Les pelouses qu'on vient de parcourir sont limitées vers le sommet par des bois de Noyers et de Châtaigniers qui remontent jusqu'au vaste plateau de Saint-Martin d'Uriage. Comme ces parties boisées ne nous offrent rien de particulier, nous aborderons immédiatement la petite terrasse du château.

Les vieux murs recouverts de lierre s'élancent au-dessus des arbres, et dominent le torrent. Il ne nous reste plus qu'un petit pont à traverser, en face d'une belle cascade qu'on admire toujours en passant, et nous voici en vue de l'entrée du vieux manoir de Saint-Ferriol.

Comme nous n'avons pas à nous occuper du château, nous nous contenterons de remarquer en passant :

Mentha rotundifolia L.
Humulus Lupulus L.

Lycopus europæus L.
Clematis Vitalba L.

et nous descendrons sur l'hôtel du Nord, en suivant la grande route de Saint-Martin, située à gauche.

Un vieux mur qui soutient les terrains supérieurs du chemin donne asile au *Ceterach officinarum* Vill., et le petit ruisseau qui coule à ses pieds est rempli de *Polygonum hydropiper* L. et d'*Epilobium roseum* Schreb.

Un tapis de Pervenches, *Vinca minor* L. et *Vinca major* L., que nous soupçonnons avoir été apportés là, s'y sont si bien acclimatées, qu'elles couvrent tout le talus.

On trouve dans les haies, les prés et les bois, tandis qu'on descend vers l'établissement, qui est tout à fait au bas du coteau :

Viburnum Lantana L.
Ligustrum vulgare L.
Cardamine hirsuta L.
Anthriscus vulgaris Pers.
Anthyllis vulneraria L.
Inula Conyza L.
Brachypodium pinnatum P. Beauv.
Vitis vinifera L. (sauvage).
Sarothamnus vulgaris Wimm.
Lotus corniculatus L.
Poterium dictyocarpum Spach.
Ononis repens L.
Salvia pratensis L.
Daucus Carota L.
Rubus rusticanus E. Merc.
Digitalis parviflora All.
Teucrium Scorodonia L.

On arrive alors derrière la villa Pellet. Là peut se terminer cette herborisation, car les plantes qu'on rencontre en ce lieu ont été déjà observées dans l'étude des prairies de l'établissement.

# TABLE DES MATIÈRES


Préface......................................................... VII

Aperçu topographique........................................... 1

Histoire....................................................... 7

    Uriage ancien.............................................. 18

    Uriage moderne............................................. 27

Climat......................................................... 32

Considérations sur l'origine géologique des sources
    d'Uriage .................................................. 32

Sources d'Uriage............................................... 42

Source saline et sulfureuse.................................... 42

Analyse chimique de la source sulfureuse d'Uriage.. 44

Classification des eaux d'Uriage............................... 58

Établissement thermal.......................................... 61

    Buvette de l'établissement................................. 65

    Salles de pulvérisation.................................... 65

    Pavillon de l'hydrothérapie................................ 66

    Bains des Indigents........................................ 67

Ressources locales........................... ... .......... 69
Divers modes d'emploi des eaux d'Uriage.... ...... 74
    Boisson..... ........................·..................... 75
    Bains.. ........................... ........... ., 81
    Douches..................................·............... 92
    Douches locales.............................. ....... 96
    Salles de pulvérisation......................... .. 98
    Salles d'inhalation.............................. .... 98
Applications locales.................................... 99
Source ferrugineuse. ........ .. .................. . 101


## DES INDICATIONS ET DES CONTRE-INDICATIONS DES EAUX D'URIAGE


Indications............................................ 107
Contre-indications.................................... 115


## PARTIE THÉRAPEUTIQUE.


Maladies de la peau.................................. 123
    Eczéma................................................ 149
    Acné.......................................... . 164
    Psoriasis .......... .............................. 171
    Erysipèle . .................................. ... 175
    Eruptions furonculeuses....................... .. 177
    Prurigo.............................................. 179
    Lichen....... ..................... ............... 180
    Pemphigus chronique........................... 181
    Urticaire ........................................ .... 182
    Lupus..... ...... ,,........................,.... 184

Ichthyose.......................................... 185

Herpès génital récidivant...................... 186

Lymphatisme et scrofulose........................ 191

Affections de l'appareil oculaire.................. 209

Affections des ganglions lymphatiques. ............. 218

Gommes scrofuleuses................... ............ 221

Affections des os...,...................... .......... 226

De l'inflammation chronique des fosses nasales. ... . 246

Rhumatisme .... ............................... 253

Maladies articulaires..,............... ............ 264

Coxalgie (coxite)................................ 265

Affections utérines.. ............................ 269

Affections vénériennes et syphilitiques...·.......... 282

Paralysies...................................... ..... 299

Paralysie atrophique de l'enfance. ................ 302

Spermatorrhée .... ......... .................... 303

Prostatorrhée....... ...................... ......... 305

Choix de la saison............................... 307

Durée du traitement thermal... .................. 309

Effets consécutifs .............................. ... 314

Médications adjuvantes........................... 316

Hygiène des baigneurs........................;... 318

Régime..... ...... ......................... ...... 320

Promenades, courses et excursions................. 323

Appendice.. ................................... 341

Notice sur la Faune des environs d'Uriage.......... 343

Florule d'Uriage et de ses environs................ 355

7660-83. — Corbeil. Typ. et stér. Crété.

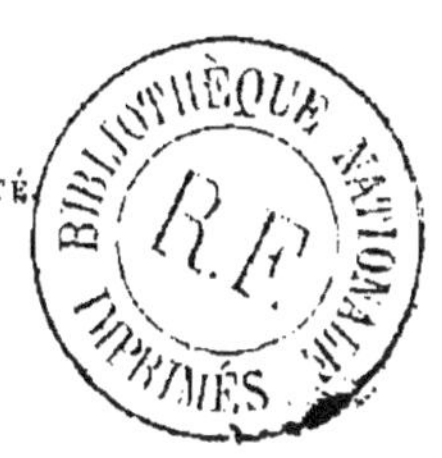

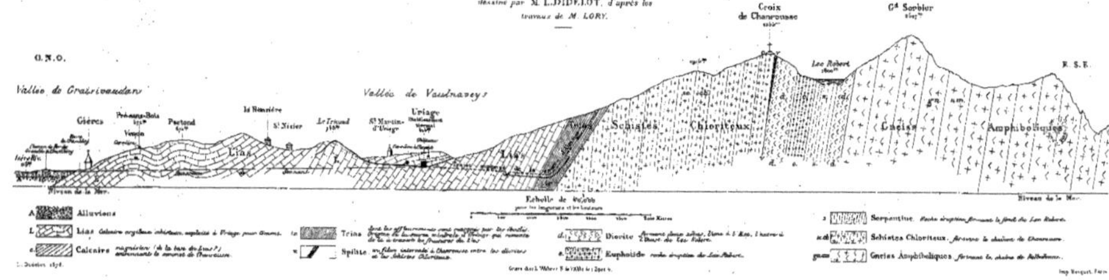

PROFIL GÉOLOGIQUE DES MONTAGNES D'URIAGE
de Gières à Uriage, Chanrousse et le Gd Sorbier.
dessiné par M. L. DIDELOT, d'après les
travaux de M. LORY.
O.N.O.
E.S.E.
Vallée de Graisivaudan
Vallée de Vaulnaveys
Gières
Prés-aux-Bois
Pactond
Venon
la Boucière
St Nizier
Le Triand
St Martin-d'Uriage
Uriage
Croix de Chanrousse
Lac Robert
Gd Sorbier
Lias
Lias
Schistes Chloriteux
Gneiss
Amphiboliques
Niveau de la Mer.
Niveau de la Mer.
Echelle de
pour les longueurs et les hauteurs
A Alluvions
L Lias
c Calcaire
tr Trias
sp Spilite
s Serpentine
sch Schistes Chloriteux
gam Gneiss Amphiboliques
Imp. Becquet, Paris.

## G. MASSON, ÉDITEUR

120, Boulevard Saint-Germain, en face de l'École de médecine, Paris.

DOUZIÈME ANNÉE

# LA NATURE

### REVUE DES SCIENCES

### ET DE LEURS APPLICATIONS AUX ARTS ET A L'INDUSTRIE

JOURNAL HEBDOMADAIRE ILLUSTRÉ

Honoré par M. le Ministre de l'Instruction publique d'une souscription pour les Bibliothèques populaires et scolaires.

### Rédacteur en chef : GASTON TISSANDIER

*Vingt et un volumes en vente.* Prix du volume broché. 10 fr.
Avec une reliure riche dorée sur tranche.......... 13 fr. 50

Le vingt-deuxième volume a commencé avec le numéro 548 (6 décembre 1883)

*La Nature* paraît le Samedi de chaque semaine. Chaque Numéro est formé de seize pages a deux colonnes, avec de nombreuses gravures dans le texte.

Le journal forme chaque année deux beaux volumes de bibliothèque, dont la collection est une véritable encyclopédie des découvertes et des travaux scientifiques de la France et de l'Étranger.

### PRIX DE L'ABONNEMENT

Paris. Un an (*deux volumes*). 20 fr. | Six mois (*un volume*).... 10 fr.
Departements. Un an (*deux vol.*). 25 fr. | Six mois (*un vol.*). 12 fr. 50

Chaque volume de *La Nature* contient environ 300 gravures sur bois, cartes et diagrammes.

*La Nature* publie toutes les semaines un Bulletin météorologique comprenant les courbes des variations de pression et de température d'après M. Renou, les observations quotidiennes exécutées par le Bureau météorologique ; une correspondance sur les principaux faits de l'histoire de l'atmosphère ; une Boite aux lettres ou sont insérées les Questions et les Réponses des abonnés entre eux, et qui forme un véritable service de renseignements mutuels.

9270-53. — Corbeil. Typ. et ster. Crete.